Heinz Goerke

Heilkunde im alten Potsdam

Heinz Goerke

Heilkunde im alten Potsdam

2002
Georg Olms Verlag
Hildesheim · Zürich · New York

Die Deutsche Bibliothek – CIP-Einheitsaufnahme
Ein Titeldatensatz für diese Publikation
ist bei der Deutschen Bibliothek erhältlich.

∞ ISO 9706

Printed in Germany
Gedruckt auf säurefreiem, alterungsbeständigem Papier
Herstellung: Druckhaus „Thomas Müntzer", Bad Langensalza
Umschlagentwurf: Prof. Paul König, Hildesheim
Layout: Franziska Land, Berlin
ISBN: 3-487-11626-X

Inhaltsübersicht

Vorwort

Unter den vielen Veröffentlichungen zur Geschichte der Stadt Potsdam vermisste man solche, die sich speziell mit der Entwicklung des Gesundheitswesens befassen. Lediglich kurze Hinweise zur Seuchen-, Krankenhaus- und Geschichte der Hof- und Leibärzte lassen sich finden. So lag es für den Verfasser als Medizinhistoriker, der selbst in Potsdam aufgewachsen ist, dort als Arzt an Krankenhäusern und in eigener Praxis tätig war, nahe, das in Jahrzehnten gesammelte und auch das in von ihm veranlassten Dissertationen zusammengetragene Material in monographischer Form vorzulegen.
Bei der Festlegung des zeitlichen Rahmens haben wir uns auf die Zeit bis 1945 beschränkt. Waren doch in den Jahren danach als Folge der Zerstörung durch Bomben und Beschuss, der Besetzung durch die Sowjetarmee, der Eingriffe der neuen politischen Machthaber und tiefgreifender Umwandlungen der Bevölkerungsstruktur das Erscheinungsbild und der Charakter der Stadt nachhaltig verändert worden.
Das „alte" Potsdam aber war als Stadt in baulicher, geschichtlicher und sozialer Beziehung eine Besonderheit und deshalb einmalig als Begriff. Es überrascht daher nicht, dass auch die Heilkunde lokale Besonderheiten aufweist.
Es war leider nicht möglich, alle biographischen Daten vollständig zu ermitteln, was auch und besonders für den letzten Zeitabschnitt gilt. Mangelnde Bereitschaft von Personenstandsbehörden, Auskünfte zu erteilen, aber auch lückenhafte Kenntnis bei noch lebenden Nachkommen von Ärzten sind dafür ebenso verantwortlich wie Verluste von Archivalien.
Für die Unterstützung bei der Ermittlung von biographischen Fakten und die Bereitstellung von Abbildungsvorlagen schulde ich Dank Prof. Dr. Eberhard Bassenge (Freiburg i. Br.), Frau Hannelore Betz (Berlin), Dr. Karl Hausmann (Bad Pyrmont), Prof. Dr. Hanns Hippius (München), den Herren Jürgen Hoeck (Potsdam) , Hartmut Knitter (Potsdam), Rechtsanwalt Bernhard Kaltenbach (Potsdam) und Michael Masius (München), Dr. Martin Negwer

(Berlin), Dr.Herbert Rosenbach (Karlsruhe), Frau Stella Schäfer (München), Priv.-Doz. Dr. Hans-Walter Schmuhl (Bielefeld), Dr. Dr. Manfred Stürzbecher (Berlin), Dr. Clemens Alexander Wimmer (Potsdam), Prof. Dr. Otto Winkelmann (Frankfurt/Main), Prof. Dr. Jörn Henning Wolf (Kiel), Dr. Michel Worseck (Potsdam) sowie mehreren Herren, die mir vor Jahrzehnten Auskünfte erteilt haben und inzwischen verstorben sind, deren Namen in den Anmerkungen aufgeführt wurden.

Die spezifische Gliederung des Textes und die vielfachen Rückgriffe auf Personennamen, die sich in verschiedenen Kapiteln zwangsläufig ergaben, ließen es geboten erscheinen, auf die Erfassung von Namen und Sachbegriffen in Registerform zu verzichten.

Die Zusage, auch dieses Buch in sein Verlagsprogramm aufzunehmen, die mir Herr Dr. h. c. mult. Walter Georg Olms schon frühzeitig gab, hat das Fortschreiten der Bearbeitung nachhaltig gefördert. Dies sei hier dankbar erwähnt.

München/Potsdam, im Februar 2002
Heinz Goerke

Vom „stedeken " zur Großstadt

Auch wenn Potsdam bereits die Tausendjahrfeier seiner ersten urkundlichen Erwähnung begehen konnte, so ist die Stadt doch erst im 17. Jahrhundert zu einer gewissen Bedeutung gekommen. In einer Urkunde von Kaiser Otto III. erscheint 993 erstmals die Bezeichnung „locus Poztupimi" zusammen mit „locus Geliti" und es besteht kein Zweifel daran, dass damit die heutigen Orte Potsdam und Geltow gemeint waren (1).
Anfang des 13. Jahrhunderts wurde die deutsche Burg Potsdam zur Sicherung des deutschen Siedlungsgebietes gegen die zurückgedrängten Slaven errichtet. Sie lag in der Gegend des späteren Alten Marktes, also in der unmittelbaren Nähe des Havelüberganges, den sie schützen sollte. In der Wendenzeit hatte es bereits eine Befestigungsanlage gegenüber der Nuthemündung gegeben, dort, wo später die Heiliggeistkirche errichtet wurde. Die dahin führende Straße hat deshalb auch den Namen Burgstraße erhalten. Im übrigen war die Umgebung Potsdams zu beiden Seiten der Havel von Sümpfen bedeckt, die bis ins 19. Jahrhundert hinein die Landschaft geprägt und auch die Bebauung behindert haben.
Im Schutz der neuen Burg siedelten sich deutsche Ackerbürger an, an der Burgstraße auch Fischer. Die wendischen Fischer behielten ihre Höfe in der Gegend der heutigen Kiezstraße. Wo die erste Brücke über die Havel erbaut worden ist, lässt sich nicht genau nachweisen. Erwähnt wird eine solche bereits 1307, doch ist später dann wieder von einer Fähre die Rede. Als „oppidum" ist Potsdam erstmals 1317, als „stedeken" 1404 bezeichnet worden, es besaß also bereits eine eigene Verwaltung und Gerichtsbarkeit. Eine Urkunde, aus der das genaue Datum der Verleihung der Stadtrechte hervorgeht, ist nicht überliefert.
Ein Jahr nach der Belehnung mit der Mark Brandenburg hat der Burggraf Friedrich von Nürnberg aus dem Hause Hohenzollern sich 1412 in Potsdam huldigen lassen, 1415 wurde er als Friedrich I. erster Kurfürst von Branden-

burg. Damals war Potsdam eine kümmerliche Ansiedlung, nicht zu vergleichen mit den wehrhaften Plätzen im Süden und Westen Deutschlands. Es soll nicht mehr als 50 Häuser gegeben haben, die Zahl der Bewohner dürfte 300 nicht überschritten haben. Im Jahre 1416 erlaubte der Kurfürst den Bau einer Brücke „gen dem Teltow", die in der Gegend der späteren Langen Brükke geschlagen wurde.

In der Burg Potsdam hatte ein Amtshauptmann als Vertreter des Landesherrn seinen Sitz. Die Ländereien und Gewässer der Umgebung waren im Eigentum oder Pfand von Klöstern, Kirchen oder adligen Grundherren. Die großen Verkehrswege gingen jedoch noch zu dieser Zeit an Potsdam vorbei und damit fehlten der Stadt wichtige Einnahmequellen.

Mit dem Einzug der ersten Hohenzollern in die Mark Brandenburg begannen auch die Bindungen der Stadt Potsdam an dieses Herrscherhaus, die ihre Entwicklung bestimmt und ihr Bild geprägt haben. Aber erst nach Ende des Dreißigjährigen Krieges wurden die engen Beziehungen zum Kurfürstenhause wirklich deutlich. Bis dahin hatte Potsdam lediglich den Charakter eines Dorfes mit unbefestigten Straßen und Knüppeldämmen, die die angrenzenden Sümpfe passierbar machten. Wir wissen wohl, dass die Stadt um die Mitte des 16. Jahrhunderts durch Brände verwüstet worden ist und dabei auch die Dokumente zur älteren Stadtgeschichte vernichtet wurden, und dass Kurfürst Joachim Friedrich 1598/99 die schon reichlich verfallene Burg für seine Gemahlin Katharina ausbauen ließ. Doch wurde nur ein Teil des Gebäudes bewohnbar gemacht und 1611 ist sie, zusammen mit dem Landbesitz des Amtes Potsdam, an Dietrich von Haacke verpfändet worden.

Während des Dreißigjährigen Krieges hatte die Stadt, die 1623 über 198 Häuser verfügte, was etwa 1700 Einwohnern entsprach, schwer unter den durchziehenden Truppen zu leiden, daneben unter Hungersnot, Teuerung und Seuchen. Bei Kriegsende lebten weniger als 700 Menschen in der Stadt. Bis in die Gegenwart haben sich die gerade noch auszumachenden Erdwälle auf dem Brauhausberg erhalten als Reste des Lagers, das 15 000 schwedische Soldaten im Mai 1631 aufgeschlagen hatten. Sie befanden sich unter ihrem König Gustav II. Adolf (1594–1632, reg. 1611–1632) auf dem Marsch durch die Mark Brandenburg, um in die großen kriegerischen Auseinandersetzungen einzugreifen, bei denen der Konfessionsstreit den Anstoß zu machtpolitischen Auseinandersetzungen um die Vorherrschaft in Mitteleuropa bildete. In diesem Jahr 1631 starben in Potsdam 471 Personen, davon allein 308 an der Pest. Nur 18 Kinder wurden in diesem Jahre geboren(2). Was im übrigen die Stadtgeschichte vor dem Ende dieses Krieges betrifft, muss man Richard Boschan zustimmen: „In Potsdam erinnert nichts, kein Haus und kein Stein, nicht einmal ein Grabstein an die Zeit vor 1650“ (3).

Im Jahre 1660 konnte Kurfürst Friedrich Wilhelm (1620–1688, reg. 1640–1688), dessen militärische und politische Leistungen ihm den Ehrennamen „Der Große Kurfürst“ einbrachten, Schloss und Amt Potsdam in seinen Besitz bringen. In den folgenden Jahren erwarb er auf der Insel Potsdam die Dörfer Bornim, Bornstedt, Golm, Grube und Geltow, sowie auf dem linken Havelufer Drewitz und Glienicke aus den Händen adliger Familien und errichtete die Herrschaft Potsdam.

In den Jahren 1660 bis 1666 wurde das Potsdamer Schloss wieder hergestellt und bewohnbar gemacht. 1666 entstand auch das Predigerwitwenhaus, das 1827 durch einen Neubau ersetzt wurde, also nicht, wie vielfach behauptet, das älteste Haus der Stadt ist. Nach 1671 hat der Große Kurfürst in jedem Jahr auch längere Zeit in Potsdam residiert. Daher ist sein Erlass von 1685, mit dem er die Aufnahme kalvinistischer Hugenotten in Brandenburg zusicherte, als „Edikt von Potsdam“ zu einem Begriff toleranten staatsmännischen Handelns geworden.

Aber auch die Stadt selbst hat der Kurfürst nachhaltig gefördert. Sie hatte dies auch dringend nötig. Waren doch von den 198 Häusern, die 1623 vorhanden gewesen waren, lediglich noch 50 voll benutzbar und konnten besteuert werden, 29 wurden als „verarmt“ und 118 als „wüst“, d.h. verlassen, bezeichnet (4). In wenigen Jahren wurde der Wiederaufbau vollzogen, die zerstörte Havelbrücke erneuert (1662–1664), eine neue Stadt- und Kirchenordnung (1671) erlassen (5)und die Bebauung begann über ihre bisherigen Grenzen hinauszugehen. Zwischen dem Schloss und dem Fischerkiez wurde die „Kurfürstliche Freiheit“ mit Straßenzeilen bebaut, die bis in die Gegenwart erhalten geblieben sind, auch wenn die ursprünglichen Bauten später durch Neubauten ersetzt wurden. Dieses neue Stadtviertel entstand auch als Ersatz für die Häuser, die bei der Erweiterung des Schlosses niedergelegt worden waren.

Erste Manufakturen wurden von befähigten Kolonisten errichtet, insbesondere Tuchmachereien und Töpfereien. Ausgebaut wurden bereits vorhandene Unternehmen, so auch die jenseits der Havel gelegenen Glashütten in Drewitz und auf dem Hakendamm. 1679 pachtete der bekannte Alchemist

Johann Kunckel (1630–1703) die Drewitzer Glashütte. Durch die Entdekkung des Goldrubinglases begründete er seinen unternehmerischen Erfolg. 1685 wurde ihm vom Kurfürsten die Pfaueninsel übereignet, wo er seine Glasherstellung fortsetzte. Doch schon bald geriet er in Ungnade und verließ das Kurfürstentum. In Schweden kam er noch einmal zu Ehren und wurde dort sogar unter dem Namen Kunckel von Löwenstern in den Adelsstand erhoben.
Nach 1681 mussten die Potsdamer Bürger ihre Straßen erneuern und die hölzernen Knüppel durch Steine ersetzen. Feldsteine wurden aus der Gegend von Lehnin herbeigeholt und jeder Bürger hatte die Straße vor seinem Hause selbst zu pflastern. Aus Holland berief der Kurfürst einen Landschaftsgärtner, der den Auftrag erhielt, die Insel Potsdam durch Alleen und Gartenanlagen zu verschönern. Auch Obstplantagen und Weingärten wurden angelegt, „Lustschlösser" entstanden in Glienicke und Caputh.
Die Bedeutung der Zuwanderer aus verschiedenen europäischen Ländern für das Kurfürstentum Brandenburg kann nicht hoch genug eingeschätzt werden. Auch Potsdam selbst hat vielen dieser vorwiegend protestantischen Flüchtlinge Obdach geboten, so einigen der im bereits erwähnten Edikt von 1685 eingeladenen Hugenotten, deren erste Ankömmlinge der Große Kurfürst selbst am 10. Januar 1686 in Potsdam empfangen konnte. Die von diesen Glaubensflüchtlingen begründete französische Gemeinde hat bis in die jüngere Zeit eine wichtige Rolle im wirtschaftlichen und kulturellen Leben der Stadt gespielt. Ihren baulichen Mittelpunkt erhielt sie 1752 mit der Französischen Kirche, bis in die Gegenwart ein unübersehbares Symbol. Die Gemeinde verfügte auch über eine eigene Verwaltung und Gerichtsbarkeit.
Als 1688 Friedrich III. (1657–1713; reg. als König Friedrich I. 1701–1713) die Nachfolge seines Vaters als Kurfürst antrat, hatte Potsdam bereits den Charakter einer Residenzstadt. Unter diesem neuen Herrscher, dessen Vorliebe für eine prunkvolle fürstliche Hofhaltung sich schon bald zeigte, ganz besonders nach seiner Krönung zum König „in Preußen" im Jahre 1701, hat auch Potsdam deutlich an äußerem Glanz gewonnen. Der Ausbau des Stadtschlosses, das durch das Fortunaportal zur Marktseite hin einen architektonisch wohlgelungenen Abschluss erhielt, stand im Vordergrund. Die Gartenanlagen, die bereits unter dem Großen Kurfürsten angelegt worden waren, wurden im Stil der Zeit zu einem Lustgarten erweitert, wobei der Neptuns-

teich entstand. Auch der Bau einer neuen Straße nach Berlin zur besseren Verbindung der beiden Residenzstädte ist damals begonnen worden.
Zur Garnison- und Soldatenstadt wurde Potsdam aber erst unter Friedrich Wilhelm I. (1688–1740; reg. 1713–1740). Sofort nach Übernahme der Regierung verlegte er seine „roten Grenadiere" aus Mittenwalde in die Havelresidenz. Die Soldaten mussten in Bürgerquartieren untergebracht werden, was wegen der Körpergröße der „langen Kerls" oft auf Schwierigkeiten stieß, da sie nicht in normale Betten passten. Aus dem Lustgarten wurde ein Exerzierplatz und nur noch der Name blieb erhalten. Große Teile der alten Stadt wurden abgerissen und neue Häuser sind erbaut, die Scheunen vor die Stadtmauern verlegt worden, so dass geschlossene, eher schon städtisch anmutende Straßenbilder entstanden. Im Jahre 1720 war die Erneuerung der alten Stadt abgeschlossen. Nördlich des begradigten Stadtkanals, der aus Entwässerungsgräben entstanden war, erfolgte nun die Erweiterung der Stadt. Dass man dafür Sümpfe trockenlegen musste, beeindruckte den König wenig. Die „Neustadt" reichte bis zur heutigen Charlottenstraße, die damals den Namen Pflugstraße trug. In ihrem Verlauf wurde die erste Stadtmauer errichtet. Einbezogen in diese erweiterte Stadt wurden auch die beiden Fischerkieze. Die Stadtmauern und die Palisaden an der Havel dienten keineswegs in erster Linie dem Schutz der Bewohner, sie waren vielmehr dafür gedacht, die Soldaten am Desertieren zu hindern. Die mit allen erdenklichen Mitteln in ganz Europa betriebene Anwerbung der Söldner mit schnell vertanenem Handgeld, Bedrohung und nicht selten auch gewaltsamer Verschleppung, vor allem, wenn es sich um Menschen von besonderer Körpergröße handelte, war der Hauptgrund dafür, dass viele Soldaten sich dem Dienst durch Flucht zu entziehen versuchten. Die gleich hinter Ferch gelegenen Dörfer Klaistow, Kanin und Busendorf, die damals zu Sachsen gehörten, waren beliebte Ziele für Deserteure aus Potsdam. Aber auch dort waren sie vor den Häschern des Königs keineswegs geschützt. Allerdings war die Stadt Potsdam inzwischen so vergrößert und abgesichert, dass weitere Truppenteile in die Stadt verlegt werden konnten. Im Jahren 1723 lagen bereits 10 Kompanien in Potsdam und die Stadt war somit zur Soldatenstadt geworden, eine Bezeichnung, die ihr dann für mehr als zwei Jahrhunderte zu Recht zustand. Zwei Gebäude, die in unmittelbarem Zusammenhang mit dieser neuen Aufgabe standen, wurden 1722 errichtet: das Militärwaisenhaus und die Gewehrfabrik, für die fachlich erfahrene Arbeiter aus Lüttich angeworben wurden.

Die große Poststraße, die bis dahin von Berlin über Saarmund und Beelitz weiter nach Leipzig geführt hatte, wurde 1724 über Potsdam gelegt.
Mit der Vergrößerung der Stadt zogen neue Menschen hinzu: Deutsche, Holländer, Franzosen, Schweizer und Dänen, unter ihnen viele Bauhandwerker, dazu angeworbene Grenadiere aus allen europäischen Staaten. Potsdam beherbergte ein buntes Völkergemisch mit vielen Sprachen und Konfessionen, fragwürdige neben tüchtigen, sesshafte neben unsteten Personen, Abenteurer und Glücksritter, aber auch schon wenige Menschen von Geist und Bildung. Nach den Soldaten entwickelte sich die Handwerkerschaft immer mehr zu einer wichtigen Einwohnergruppe. Auch die Kaufleute erhielten zunehmenden Einfluss, insbesondere nachdem weitere Manufakturen entstanden waren, die von den Insassen des Großen Militär-Waisenhauses als billige Arbeitskräfte profitierten. Zahlreiche Brau-, Brenn- und Schankgerechtigkeiten wurden erteilt, um den Bedürfnissen der Militär- und Zivilbevölkerung zu genügen.
Dem gottesfürchtigen Soldatenkönig, dem „Vater“, um ihn so zu nennen, wie ihn Jochen Klepper als Romanfigur bezeichnet hat (6), der nun Gläubige auch anderer Konfessionen in seiner Residenz wohnen hatte, war es landesväterliche Pflicht auch genügend Kirchen zu schaffen. Neben der alten Stadtkirche St. Katharinen, die 1724 als Neubau den Namen Nikolaikirche erhielt, wurden zwei weitere protestantische Gotteshäuser gebaut: 1721/22 die Garnisonkirche und 1726 bis 1728 die Heiliggeistkirche. Die Garnisonkirche wurde schon 1731 bis 1735 durch einen Neubau ersetzt, der bis zum 14. April 1945 eines der Wahrzeichen der Stadt gewesen ist. Auch die erste katholische Kirche nach Einführung der Reformation entstand 1722 in der Nähe der Gewehrfabrik. Dieses Gotteshaus musste dann bereits 1738 vergrößert werden. Die große Peter- und Pauls-Kirche auf dem Bassinplatz ist allerdings erst 1870 fertig gestellt worden. Der Soldatenkönig ließ übrigens auch für die Grenadiere, die sich zum Islam bekannten, einen Gebetsraum zur Verfügung stellen.
Im Jahre 1722 hat Bartholomäus Neumann die erste Druckerei in Potsdam eröffnet, aus der die spätere Sommersche, schließlich Krämersche und gegenwärtig Steffensche Buchdruckerei hervorgegangen ist. Im gleichen Jahr erhielt die Stadt auch eine neue Verfassung und damit einen Magistrat, der aus beamteten und ehrenamtlich tätigen Mitgliedern bestand.

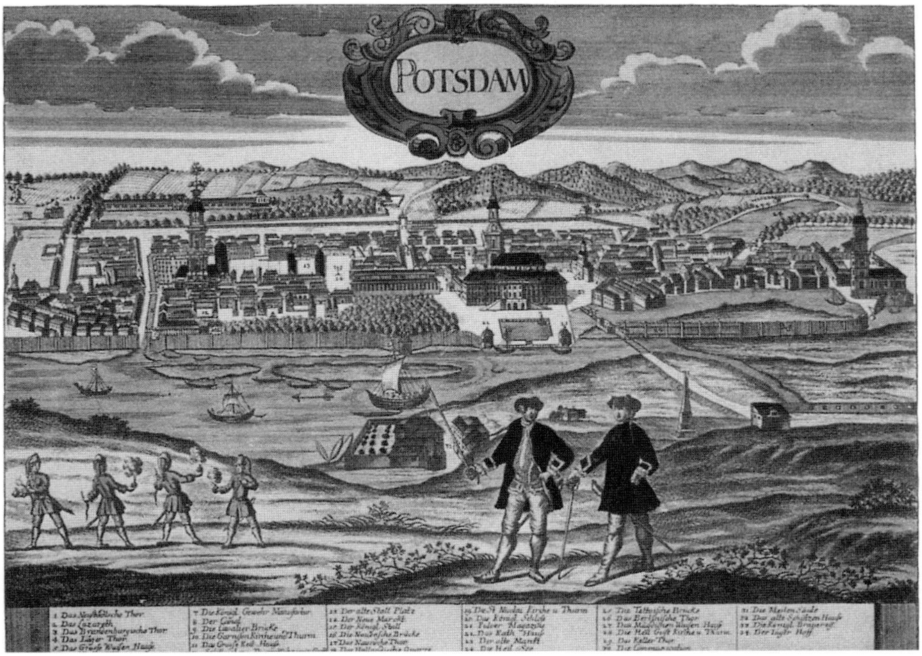

Potsdam um 1735. Beginn der Zweiten Stadterweiterung. Blick vom Brauhausberg. Kupferstich v. Chr. F. Feldmann

Auf Befehl des Königs nahm 1732 die zweite planmäßige Stadterweiterung ihren Anfang. Der Souverän war wiederum der Bauherr. Die neue Stadtmauer wurde nach Westen und Norden hinausgeschoben bis zur heutigen Schopenhauerstraße, der Hegelallee, der Kurfürsten- und der Hebbelstraße. Sie bekam Tore im Verlauf der wichtigsten Ausfahrtsstraßen: das Brandenburger, das Jäger- und das Nauener Tor. Das Jägertor ist als einziges aus dem Jahre 1733 erhalten geblieben, das Brandenburger Tor wurde 1770 und das Nauener Tor 1755 erneuert, letzteres erhielt erst 1867 das heutige Mittelstück. Zu dem Neubaugebiet gehörte auch das Holländische Viertel, das seine Entstehung Anregungen verdankt, die der König 1732 auf einer Reise in die Niederlande bekommen hatte.
Die Wohnhäuser, die in der Zeit Friedrich Wilhelms I. entstanden, waren solide Fachwerkbauten, manche mit durch Steine verkleideten Fassaden, bei denen Zweckmäßigkeit im Vordergrund stand. Zweck war die Unterbringung von Soldaten, wofür vielleicht auch die Stuben in den Dachgauben gedient haben, die noch heute an zahlreichen Gebäuden der Potsdamer Innenstadt zu sehen sind. Während die Stadt Potsdam bei Regierungsantritt des Soldatenkönigs 200 Häuser und etwa 1500 Einwohner besaß, waren es bei Beginn der zweiten Stadterweiterung über 550 Häuser mit 5 600 Bewohnern und am Ende seiner Regierungszeit (1740) gab es 1154 Häuser und fast 12000 Einwohner, von diesen waren etwa 3500 Soldaten (7).
Im Jahre 1738/39 ließ der König die Große Stadtschule als repräsentativen Steinbau in der damaligen „Nauensche Straße“, heutigen Friedrich-Ebert-Straße, errichten, womit die seit dem Mittelalter in Potsdam nachweisbare Lateinschule endlich die erforderlichen Räumlichkeiten erhielt. Sie wurde 1812 zum Gymnasium erhoben, hatte aber offensichtlich auch schon früher den Zugang zum Universitätsstudium erlaubt. 1878 erhielt dieses Gymnasium den Neubau in der Kurfürstenstraße und den Namen Viktoria-Gymnasium. Das heutigen Helmholtz-Gymnasium geht also in direkter Linie auf die Potsdamer Pfarrschule des 13. Jahrhunderts zurück, die dann als Lateinschule zur gehobenen Ausbildungsstätte geworden war (8).
Der Sohn des Soldatenkönigs, Friedrich II. (1712–1786; reg. 1740–1786), den die Welt schon bald „den Großen“ nannte, hat der Stadt ein äußeres Bild baulicher Schönheit und Geschlossenheit verschafft, das ihr trotz harter Eingriffe bis heute geblieben ist. Dieser große Preußenkönig, vielseitig begabt und selbst als Schriftsteller und Musiker schöpferisch tätig, war allen Kün-

sten gegenüber, nicht zuletzt der Baukunst, aufgeschlossen. Er hat sich mit seinen in Potsdam errichteten Schlössern, öffentlichen Bauten und Bürgerhäusern ein persönliches Denkmal gesetzt. Man darf deshalb von einem friderizianischen Potsdam sprechen. Daran ändert nichts, dass auch unter seinen Nachfolgern prachtvolle Gebäude hinzugekommen sind, durch den Luftangriff am Ende des Zweiten Weltkriegs bedeutende Bauwerke zerstört wurden, erhaltungswürdige Substanz in den Nachkriegsjahrzehnten unter politischen Zwängen abgerissen wurde und stilbrechende Neubauten der Stadtsilhouette fremde Akzente gegeben haben. Noch heute kann man sagen, dass Potsdam unter den Fürstenresidenzen Europas durch Friedrich den Großen auch als Bauensemble eine Sonderstellung erhalten hat.
Während seiner Regierungszeit sind die Schlösser Sanssouci (1745–1747) und Neues Palais (1763–1769) neu errichtet worden. Es wurden Ersatz- und Umbauten vorgenommen am Stadtschloss (1744–1751), am Marstall (1746), für das Rathaus (1753–1755), die Gewehrfabrik (1769) und das Militärwaisenhaus (1771–1778). Die zweigeschossigen Fachwerkgebäude der Gewehrfabrik wurden durch viergeschossige massive Steinbauten ersetzt, die, nachdem 1855 die Gewehrfabrik nach Berlin verlegt worden war, zu Kasernenzwecken verwendet worden sind. Die umfangreichen Ersatzbauten für das Große Militärwaisenhaus waren nicht nur notwendig, weil die Fachwerkbauten nicht den städtebaulichen Vorstellungen des Königs entsprachen, die Anzahl der Waisenkinder war auch im Gefolge des Siebenjährigen Krieges erheblich angestiegen (9).
Die beiden Häuser an der Breiten Straße mit Front zum Lustgarten, Schloßstraße Nr. 13 und 14, sind die ersten Bürgerhäuser, die unter Friedrich II. errichtet worden sind. Die Entwürfe dafür stammen von Georg Wenzeslaus von Knobelsdorff (1699–1753), dem Schöpfer des Schlosses Sanssouci. Insgesamt sind in der Regierungszeit Friedrichs des Großen 671 Bürger- und Manufakturhäuser in Potsdam gebaut worden. Eine noch größere Zahl von Gebäuden, die unter dem Soldatenkönig errichtet worden waren, erhielt neue Fassaden, wobei der König in vielen Fällen selbst entschied, welche vor allem italienischen Palastbauten als Vorbilder zu dienen hatten.
In diesen Jahrzehnten wurde Potsdam zum Zentrum des Seidenbaus in Preußen. Schon unter Friedrich Wilhelm I. hatte es Anpflanzungen von Maulbeerbäumen gegeben, die nun zu ausgedehnten Plantagen erweitert wurden. Die Seiden- und Samtfabriken spielten eine wichtige Rolle für die Stadt. Aber

auch andere Textilfabrikationen wurden gefördert. Seit 1751 wurden böhmische Weber in der Kolonie Nowawes angesiedelt, die 1756 der Potsdamer Gerichtsbarkeit unterstellt wurde. Eine große Bedeutung erlangte mit dem Anwachsen der Garnison und der Zunahme der Zivilbevölkerung auch das Brauwesen. Bereits unter dem Großen Kurfürsten war die spätere Königsbrauerei gegründet worden. Eine städtische und viele private Brauereien entstanden im 18.Jahrhundert, wobei die Herstellung von Braunbier als Alltagsgetränk bis ins 20. Jahrhundert große Bedeutung hatte.
Von den vielen öffentlichen Zwecken dienenden Gebäuden, die Potsdam dem großen Preußenkönig verdankt, sind der 1753 der Nikolaikirche vorgesetzte Portikus, das 1776 errichtete Haus Am Kanal, das 1817 Sitz der Preußischen Oberrechnungskammer wurde, der Kopfbau des Langen Stalls (1781), ebenso wie einige Kasernenbauten bemerkenswert. Die für das Militär- und das zivile Gesundheitswesen verwendeten Bauwerke sollen an anderer Stelle erwähnt werden. Am Ende der Regierungszeit Friedrich II. dienten 1081 Potsdamer Bürgerhäuser zur Unterbringung von Soldaten, daneben gab es einzelne Gebäude, die als „Kasarmen für beweibte Militärs" benutzt wurden. Ein Fünftel der Mannschaften der Garderegimenter war verheiratet, somit „beweibt", außerdem bestanden Soldatenehen auf Zeit, also vom Vorgesetzten erlaubte Konkubinate, die vielfach unter kläglichen Umständen geführt wurden, oft zerbrachen und die daraus hervorgegangenen Kinder unbetreut zurückließen. Für diese war dann das Militärwaisenhaus letzter Zufluchtsort (10).
Gegen Ende der Regierungszeit Friedrichs des Großen gab es in Potsdam 28500 Einwohner, von diesen waren 9 000 Militärpersonen einschließlich 2400 Soldatenfrauen und -kindern. Es war also jeder vierte Einwohner Soldat (11).
Der Nachfolger Friedrichs des Großen, sein Neffe Friedrich Wilhelm II. (1744–1797; reg. 1786–1797), hat das Potsdamer Stadtbild durch die Anlage des Neuen Gartens und den Bau des Marmorpalais (1787–1792) sowie des Kutschstalls am Neuen Markt (1787–1790), des „Dem Vergnügen der Einwohner" zugedachten Schauspielhauses (1793–1798) und der Alten Hauptwache (1795–1797) bereichert. Ein für die Stadt bedeutsames und folgenreiches Ereignis war die Vernichtung der Nikolaikirche und der nahegelegenen Bürgerhäuser durch einen Brand am 3. September 1795. Ein Neu-

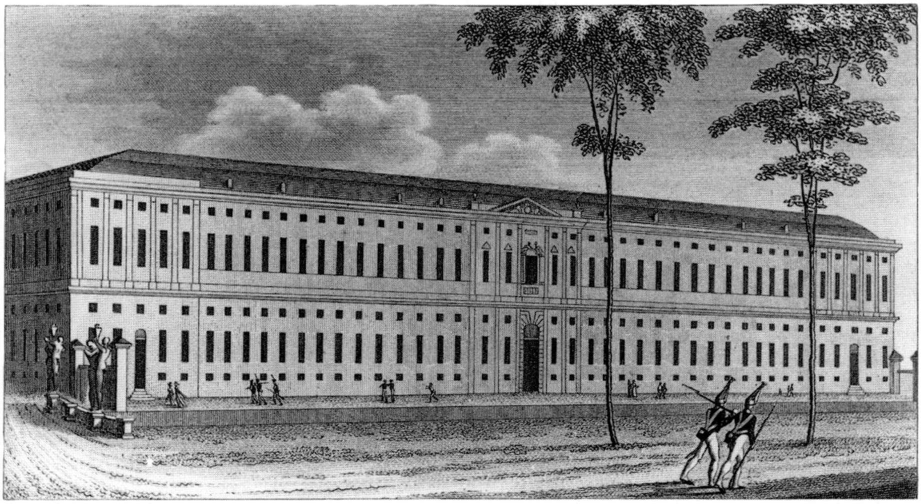

Großes Militärwaisenhaus. Neues Knabenhaus (1772). Front nach Osten zum Stadtkanal. Zeichnung u. Kupferstich v. Wachsmann

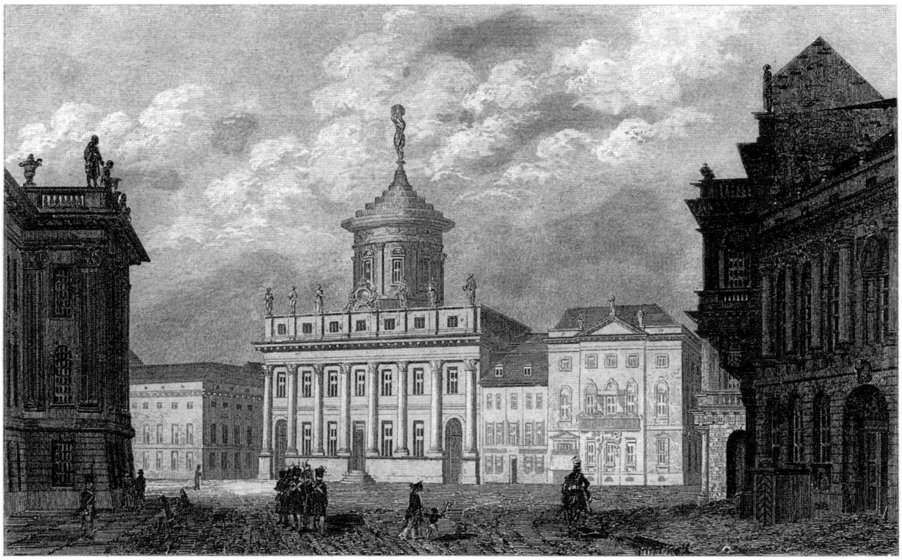

Rathaus und Alter Markt um 1840. Stahlstich v. Lemaitre

bau konnte erst 1839 fertiggestellt werden, die das Kirchenschiff deckende Kuppel wurde von 1843 bis 1850 erbaut.
Nach den für die Stadt verheerenden Folgen der napoleonischen Kriege, der französischen Besatzungszeit und des Zusammenbruchs der staatlichen Ordnung und des Wirtschaftslebens, wurde durch die vom Reichsfreiherrn Karl vom Stein (1757–1831) veranlassten Reformmaßnahmen der Aufbau eines neuen Preußens eingeleitet. Die neue Städteordnung begründete die kommunale Selbstverwaltung. In Potsdam wurde 1809 die erste Stadtverordnetenversammlung gebildet, zu deren Vorsteher der Buchhändler Carl Christian Horwath (1752–1837) gewählt wurde. Er hatte 1778 ein Privileg als Buchhändler in Potsdam erhalten und betätigte sich auch erfolgreich als Verleger. Seit 1800 wurde von ihm auf der Messe in Leipzig ein besonderes Verrechnungssystem für den Buchvertrieb eingeführt. Er gilt deshalb als der eigentliche Begründer des Börsenvereins der deutschen Buchhändler (1825) (12).
Im Jahre 1809 erhielt die neu gebildete Kurmärkische Regierung ihren Sitz in Potsdam, 1817 wurde die Königliche Oberrechnungskammer in die Stadt verlegt. Dies bedeutete den Beginn der Entwicklung zu einem Verwaltungszentrum und damit wurde Potsdam auch „Beamtenstadt". Die preußische Oberrechnungskammer hat von 1871 bis 1919 auch die Aufgaben des Rechnungshofes des Deutschen Reiches wahrgenommen, für den 1907 ein Neubau in der Dortustraße errichtet wurde, in dem nach 1922 diese wichtige Reichsbehörde Einzug hielt
Im 19. Jahrhundert haben die fünf Preußenkönige, seit 1871 als Deutsche Kaiser, deutlich weniger persönlichen Einfluß auf die Baumaßnahmen genommen, die das Stadtbild beeinflussten, als ihre Vorgänger. Eine Ausnahme bildete lediglich Friedrich Wilhelm IV. (1795–1861; reg. 1840-1861, seit 1857 regierungsunfähig). Selbst künstlerisch und wissenschaftlich befähigt, beeindruckt von den romantischen Strömungen der Zeit, war er bereits als Kronprinz dem großen Baumeister Karl Friedrich Schinkel (1781–1841) freundschaftlich verbunden und diese Wertschätzung übertrug sich auch auf dessen Schüler. Der erste (1800) entstandene Schinkelbau in Potsdam ist der kleine Pomonatempel auf dem Pfingstberg. Das wohl eindrucksvollste Bauwerk, das der große Baumeister selbst in Potsdam geschaffen hat, das Zivilkasino (1821–1825) in der Dortustraße, auf der Westseite zwischen Brandenburger und Charlottenstraße, ist durch Luftkriegsschäden (1945) und Abriss der Ruine verloren gegangen. Erhalten blieben die Schlösser Charlotten-

hof (1824–1826) und Glienicke (1825/26). Durch spätere Ersatzbauten verschwand auch die von Schinkel entworfene, aus Backstein gebaute Glienicker Brücke(1831–1835), die die alte Holzbrücke ersetzte. Von Schinkels Schülern hat vor allem Ludwig Persius (1803–1845) in Potsdam wichtige Spuren hinterlassen. Nicht allein die Kuppel der Nikolaikirche ist sein Werk, 1841 bis 1844 entstand unter seiner Leitung die Heilandskirche in Sakrow, die, ebenso wie die von ihm entworfene Friedenskirche (1845–1849), Ausdruck der Bemühungen Friedrich Wilhelms IV. ist, die Potsdamer Landschaft durch Bauten in italienischem Stil, aus dem Traumland der Romantiker, zu verschönen. Die Orangerie (1851–1860) und das unvollendet gebliebene Belvedere auf dem Pfingstberg (1849–1852, 1860–1865) wurden von den Schinkelschülern Friedrich August Stüler (1800–1865) und Ludwig Ferdinand Hesse (1795–1876) nach Vorgaben des Königs erbaut. Von einem weiteren bedeutenden Baumeister aus diesem Kreis, Ferdinand Heinrich Ludwig von Arnim (1814–1866), legen noch heute einige Bauten aus dieser Zeit Zeugnis ab, so der normannische Wartturm (1842) neben dem Wasserbehälter auf dem Ruinenberg und einige Villen im toskanischen Stil.

Der Wiederaufbau der preußischen Armee nach den Befreiungskriegen war verbunden mit einer zunehmenden Kasernierung. Bis dahin hatte es neben denen für die „beweibten" Soldaten lediglich zwei Kasernenbauten in Potsdam gegeben, nämlich das 1751 von Georg Wenzeslaus von Knobelsdorff errichtete Gebäude am Ostabschnitt des Stadtkanals für die Leibschwadron der Garde du Corps und eine Unterkunft am Berliner Tor, die Friedrich der Große 1773 für die „Reitende Exerzierbatterie" der Artillerie bauen ließ. Seit 1826 entstanden nun Kasernenbauten, die zu einer erheblichen Erweiterung der Stadt führten (13). Mit der 1812 erfolgten Verlegung des Kadettenhauses von Stolp in Pommern erhielt das Gelände des früheren Waisenhauslazaretts an der Straße nach Saarmund eine neue Zweckbestimmung. Von 1831 bis 1889 entstanden auf diesem Gelände verschiedene neue Gebäude, 1907 bis 1911 der prachtvolle Neubau, in dem nach 1920 die Staatliche Bildungsanstalt (Stabila), ein Realgymnasium mit Internat, Unterkunft fand, aus der 1933 eine Nationalpolitische Erziehungsanstalt (Napola) wurde. Heute ist dort die Landesregierung Brandenburg untergebracht. Der erste große Kasernenbau wurde in der Jägerallee 1826 bis 1828 für die Unteroffizierschule errichtet. Die Unterkünfte für das Leib-Garde-Husaren- Regiment an der Ostseite der Neuen König-(heute Berliner)Straße konnten 1842 bezogen

werden. Nachdem die Gebäude der Gewehrfabrik durch Umbauten als Kasernen verwendet werden konnten (1864), rückten die ersten Kompanien des 1. Garde-Regiments zu Fuß dort ein. Das II. Bataillon des Regiments verblieb in Bürgerquartieren im Holländischen Viertel. Weitere Bauten auf dem Gelände an der Priesterstraße (1878, 1884, 1911) erlaubten schließlich die Unterbringung des gesamten Regiments. Die Kasernen für das 3. Garde-Ulanen-Regiment in der Jägerallee entstanden 1868 bis 1876, für das 1. Garde-Ulanen-Regiment am Ruinenberg 1886 bis 1889. Das Garde-Jäger-Bataillon bezog 1864 eine Kaserne in der Elisabethstraße, die heute das östliche Teilstück der Charlottenstraße bildet. An der Chaussee nach Nedlitz wurden 1892 bis 1895 die Kasernements für das II. und IV. Feld-Artillerie-Regiment errichtet. Die 1834 bis 1836 am Luisenplatz erbaute Kaserne diente anfangs als Unterkunft für Garde-Ulanen, 1894 wurde sie der Leibgendarmerie zugewiesen. Das ansehnliche Gebäude, das nach dem Ende des Ersten Weltkriegs der Finanzverwaltung übertragen wurde, stellt noch heute einen Blickfang am Beginn der Brandenburger Vorstadt dar.
Ein besonderes Stadtviertel bildet die russische Kolonie Alexandrowka am südlichen Rande des Pfingstberges, die 1824 bis 1826 für 12 von ursprünglich 62 russischen Sängern eines Soldatenchores errichtet wurde. Bis vor wenigen Jahrzehnten lebten noch Nachkommen dieser zuerst als Gefangene, dann als Verbündete nach Potsdam gekommenen Männer in diesen Häusern.
Ein für die Stadt Potsdam wichtiges Ereignis war die 1838 erfolgte Fertigstellung der ersten Eisenbahn in Preußen, der zweiten in Deutschland, die fortan die beiden Residenzstädte Berlin und Potsdam verband und den Anfang des nicht zuletzt auch aus strategischen Gründen zügig durchgeführten Ausbaus eines alle Landesteile verbindenden Schienennetzes bildete.
Der von alters her wichtige Havelübergang, die Lange Brücke, wurde von 1822 bis 1825 dadurch verbessert, dass die bisherige Holzbrücke durch eine Eisenkonstruktion ersetzt wurde, 1888 ist dann ein repräsentativer Neubau errichtet worden, der den Besuchern mit Blick auf Stadtschloss und Lustgarten einen eindrucksvollen Zugang zur Stadt eröffnete.
Auch wenn Potsdam als Residenz und durch seinen Bestand an prachtvollen Gebäuden eine ansehnliche Stadt war, so gab es doch auch in der zweiten Hälfte des 19. Jahrhunderts noch viele Stallungen sogar in der Innenstadt. Dass Pferde gehalten wurden, als Zugtiere für Kutsch- und Geschäftswagen,

aber auch als Reittiere, zeigen noch heute vorhandene Hausdurchfahrten und längst anderen Zwecken zugeführte Stallgebäude. Doch gab es auch Rinder, Ziegen und Schweine in nicht geringer Zahl (14).
Seit 1861 ist eine erhebliche Erweiterung der Stadt durch die Errichtung neuer Wohngebiete in den Vorstädten erfolgt. Die Einwohnerzahl nahm zu und erreichte 1871 die Zahl von 43 834, von denen 5 475 Militärangehörige waren (15). Im Jahre 1906 lebten 62 000 Personen in Potsdam, von denen 7 000 der Garnison angehörten (16). Durch die Eingemeindung von Bornstedt, Bornim, Eiche und Nedlitz am 1. Juli 1935 und der Stadt Babelsberg sowie von Drewitz, Bergholz-Rehbrücke, Geltow, Grube, Krampnitz, Fahrland, Golm und Nattwerder am 1. April 1939 erreichte die Zahl der zivilen Bewohner 136 165, womit aus Potsdam eine Großstadt geworden war.
Die Errichtung größerer Wohngebäude durch Privatpersonen, aber auch bereits durch Wohnbaugesellschaften, hat seit dem letzten Drittel des 19. Jahrhunderts den Vorstädten einen spezifischen Stadtcharakter verliehen. Dabei haben die Berliner, die Nauener und die Jägervorstadt durch die Entstehung von Villenvierteln einen eigenen Stil erhalten, während die Teltower Vorstadt durch einige größere Industriebetriebe, u.a. das weiträumig gebaute Reichsbahnausbesserungswerk, sich mehr dem Bild von Babelsberg, entstanden aus Nowawes und Neuendorf, mit seinen zahlreichen Fabrikgebäuden angeglichen hat.
Insgesamt haben bis zum Ende des Ersten Weltkriegs, und auch noch danach, der preußische Adel, naturgemäß angezogen durch die Bedeutung der Stadt als Residenz, daneben die Beamtenschaft das zivile Leben der Stadt geprägt. Aber auch Bedienstete der oberen Reichsbehörden in Berlin nahmen ihren Wohnsitz nicht selten in Potsdam, ebenso Vertreter von Wissenschaft und Kunst. Es gab jedoch auch in Potsdam selbst wissenschaftliche Einrichtungen. Auf dem Gelände des Telegraphenberges, der seinen Namen von der dort 1833 errichteten 4. von insgesamt 61 Stationen der optischen Telegraphenverbindung zwischen Berlin und Koblenz erhalten hat, wurde 1868 ein Geodätisches Institut, 1875/76 ein Astrophysikalisches Observatorium und 1888 bis 1892 das Meteorologische Observatorium errichtet (17). Eine hochrangige wissenschaftliche Einrichtung war auch das 1919 im Gebäude der 1899 bis 1902 erbauten Kriegsschule auf dem Brauhausberg eingezogene Reichsarchiv, aus dem nach 1935 die Forschungsanstalt für Kriegs- und Heeresgeschichte sowie die Heeresarchive hervorgingen, die im April

1945 mit der Masse ihrer wertvollen Bestände dem Luftangriff auf Potsdam zum Opfer fielen (18).
Nach Ende des Ersten Weltkriegs blieb Potsdam auch als eine der größten Garnisonen der Reichswehr eine Soldatenstadt. Einige militärische Institutionen jedoch wurden, so wie die Kriegsschule, anderen Zwecken zugeführt. Beliebt war die Stadt nun auch als Ruhesitz höherer Offiziere. Immerhin haben um 1930 über 60 ehemalige Generale in Potsdam gelebt, darunter namhafte Heerführer aus dem Ersten Weltkrieg. Mit dem Aufbau der Wehrmacht entstanden nach 1935 neue Kasernen an der Nedlitzer Straße und auf dem Bornstedter Feld, in Eiche, Wildpark und Krampnitz.
Mit dem Jahre 1945 endet der diese Abhandlung betreffende Zeitabschnitt. Potsdam hatte als Großstadt im Deutschen Reich eine gewisse Sonderstellung, die sich nicht nur aus ihren traditionellen Wurzeln herleitete. Die Stadt besaß mit Ausnahme des Lokomotivwerks von Orenstein und Koppel, das in der Peripherie von Babelsberg lag, keine durch Großbauten ins Auge fallenden Industrieunternehmen. Damit bot sie ein Milieu, das sich ganz wesentlich von dem anderer Großstädte unterschied, es war das unverkennbare „alte Potsdam“.

„Großes Sterben“ und „faule Fieber“ – Bemerkungen zur lokalen Seuchengeschichte

Die berüchtigten drei apokalyptischen Reiter – Krieg, Hunger und Seuchen - haben auch Potsdam nicht verschont, selbst nicht im abgelaufenen Jahrhundert. Wer hier das Ende des Zweiten Weltkriegs erlebt hat, den Hunger der unmittelbaren Nachkriegsjahre und das epidemische Auftreten von Fleckfieber – ein besonderes Fleckfieberkrankenhaus musste in der Gemeindeschule in der Kurfürstenstraße eingerichtet werden – weiß wovon gesprochen wird. Im Mittelalter und bis ins 17. Jahrhundert haben große Pestepidemien alle Länder Europas überzogen. Das Auftreten der Beulenpest, die durch die charakteristischen Symptome gegen andere epidemische Fieber fast immer abgegrenzt werden kann, war als der „schwarze Tod“ und das „große Sterben“ ein unheimliches Ereignis, dessen Ursache erst 1894 entdeckt wurde. Der japanische Bakteriologe Shibasaburo Kitasato (1852–1931), ein Schüler Robert Kochs, und Alexandre-John-Emile Yersin (1863–1923), Schüler Louis Pasteurs, fanden den Erreger der Pest. Bis dahin war das Auftreten dieser Seuche mit vielen Spekulationen verknüpft gewesen. Strafe Gottes für sündhaftes Leben wurde ebenso vermutet wie die Schuld einzelner Personen oder ganzer Bevölkerungsgruppen unterstellt wurde, so z. B. von Juden – im 14. Jahrhundert auf der Krim auch von Christen –, Zigeunern, Bettlern oder Landstreichern, was dann Anlass zu deren Verfolgung wurde. Schon früh war erkannt worden, dass die Krankheit übertragbar ist, nicht nur dadurch bestätigt, dass in der Umgebung Erkrankter andere Personen befallen wurden, sondern vielfach der Ausbruch der Seuche durch die Einreise von Fremden ausgelöst wurde, die aus bereits betroffenen Gebieten kamen (19).

Da Potsdam im Mittelalter weder für den Schiffs- noch den Straßenverkehr von Bedeutung war, erklärt es sich, dass erst 1579 die Pest erstmals aufgetreten sein soll. In späteren Jahren (1598, 1599, 1611, 1612, 1613 und 1621) wird sie dann in den Kirchenbüchern als Todesursache erwähnt (20).

Die schwerste Pestepidemie hat Potsdam im Jahre 1631 betroffen, während in den Jahren davor die Stadt selbst nur 1626/27 einige Pesttote aufzuweisen hatte, die Mark Brandenburg aber an vielen Orten in diesen Jahren unter der Seuche zu leiden hatte, „sindemal man fast keine stadt, und selten ein dorff wuste, darinnen nicht die pestilentz regiret hette", wie es in der Potsdamer Pfarrchronik heißt (21). Vom Juni 1631 bis zum Februar 1632 wütete die Pest in der Stadt, in den Sommermonaten gleichzeitig mit Durchfallerkrankungen. Ganze Familien starben aus. Auch Pfarrer Martin Francke verlor seine elfjährige Tochter und eine Magd an der Seuche, die in diesen wenigen Monaten nahezu täglich einen, an manchen Tagen auch mehrere Bewohner der Stadt aus allen Bevölkerungsschichten dahinraffte. So wird berichtet, dass auch der „Diakon Andreas Schultze, der Rathskämmerer Peter Behrendt", der Amtsmüller, der Kunstpfeifer und Angehörige fast aller Handwerksberufe, sowie 18 Soldaten und eine Soldatenfrau an der Pest verstarben (22). Insgesamt ließen in Potsdam, wie schon erwähnt, bei dieser Epidemie 308 Menschen ihr Leben. Die Stadt verlor damit mehr als jeden dritten Einwohner. In diesen Zeiten des „schwarzen Todes" haben beispielsweise Breslau 1633 und zwei Jahre später München, das damals etwa 15 000 Menschen in seinen Mauern hatte, die Hälfte ihrer Einwohner an dieser Seuche verloren. Einen Arzt hat es damals in Potsdam nicht gegeben. Ein Barbier, der wahrscheinlich auch wundärztliche Kenntnisse besessen haben dürfte, gehörte zu den Pesttoten. Damit verlor die Stadt einen Heilkundigen und es gab lediglich noch einen Apotheker, wobei es sich um den 1623 erstmals verzeichneten, 1633 verstorbenen Christoph Pannonius gehandelt haben dürfte (23). Übrigens sind einige Gewerke in der Stadt ganz ausgestorben, einzelne Ämter blieben für Jahre unbesetzt.
Francke hat über die Maßnahmen, die in Potsdam in diesen Jahren gegen die Seuche ergriffen wurden, eingehend berichtet. Wenn in einem Hause die Pest festgestellt worden war, wurde es „zugeschlagen", also mit Brettern vernagelt, um den Kontakt mit den Bewohnern zu verhindern. Deshalb haben die Angehörigen der an der Pest Verstorbenen die Leichen immer wieder in den Häusern, auf Höfen oder in Gärten verscharrt. Dass Pesthäuser verlassen wurden und die Menschen aus der Stadt flüchteten, in Hütten und Scheunen oder auf den Havelwiesen kampierten, war die Folge. Wohnungslose Hinterbliebene der Pestopfer wurden auf Veranlassung des Rates der Stadt in der städtischen Ziegelscheune, die vor der Stadt nahe der Pirschheide lag,

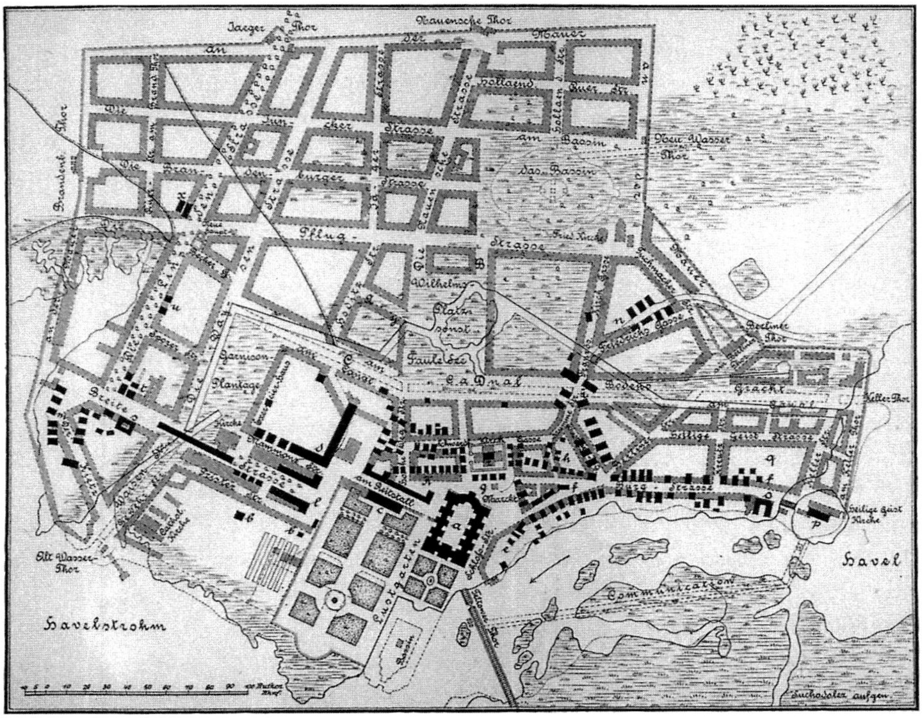

Potsdam im Jahre 1683
Vorhanden waren die schwarz gezeichneten Gebäude.
Die schraffierten Flächen zeigen die Erweiterung der Stadt bis 1800.
Beilage 3 der Garnisonbeschreibung Potsdam. Berlin 1900

zwangsweise untergebracht und dort auch verpflegt. Wer aus verdächtigen Orten an den Stadttoren eintraf, erhielt in Pestzeiten keinen Einlass. Eigene Pesttotengräber brachten die Verstorbenen zumeist bei Nacht zum Friedhof, wo sie „ohne sang und klang“ begraben wurden. Wie überall lebten also auch in Potsdam die Menschen in Pestzeiten unter außergewöhnlichen Umständen. Niemand hätte sich vorstellen können, dass Beerdigungen ohne Sterbegesänge und Glockengeläut, also ohne die Mitwirkung von Kirche und Pfarrer hätten vollzogen werden können. Doch während des „großen Sterbens“ wurde diese Art des Abschieds vom Diesseits zur Regel.
Die überlieferten Zahlen der Gemeindemitglieder in diesen Pestjahren des Dreißigjährigen Krieges zeigen, dass sich die Verluste durch die Seuchentoten in den Folgejahren durch Zuzug von Personen aus der Umgebung wieder ausgeglichen haben. Diese flüchteten vor den marodierenden Soldaten und viele blieben für immer in der Stadt (24). Aus den Kirchenbüchern ist bekannt, dass sich 1631 in Potsdam nur 19 Paare trauen ließen, im folgenden Jahr dagegen 42. Dabei ist der hohe Anteil verwitweter Eheschließender im Jahre 1632 aufschlussreich. Es heirateten 14 Junggesellen Witwen, 12 Witwer Jungfrauen und 16 Witwer schlossen die Ehe mit Witwen. Die Zahl der Geburten erreichte dann auch schon in den Jahren 1633 und 1634 immerhin 30 bzw. 42 und hielt sich in dieser Größenordnung bis zum Ende des großen Krieges (25).
Auch in den Jahren 1637, 1638 und 1639 gab es einzelne Pestfälle. So berichtete Pfarrer Francke von einer eingeschleppten Erkrankung im Jahre 1638: „Hanß Hentze, der kunstpfeiffer,starb den 6. Octobris, und ward den 7. ejd. begraben von seiner eigen fraue, weill man vermuttet, dass er an der peste gestorben, denn er von Brandenburg nach dem Werder gereisett“ (26).
In Europa ist die Pest epidemisch zuletzt in den ersten zwei Jahrzehnten des 18. Jahrhunderts aufgetreten. Nach Preußen gelangte sie aus dem Osten. Aus Polen kam sie nach Schlesien, wütete 1709 in Danzig, wo über 30 000 Menschen ihr Leben verloren, etwa jeder zweite Einwohner, und bedrohte auch die Mark Brandenburg (27). Am 14. November 1709 erließ König Friedrich I. ein „Pest-Reglement“, in dem die behördlichen Maßnahmen bestimmt wurden, die beim Auftreten der Seuche zu treffen waren. Dazu gehörte auch die Anweisung, sowohl „für Dero Residentzien“ als auch „andere Städte, Flekken und Dörfer“ besondere „Lazareth-Häuser“ zu errichten. Vom Bau eines solchen Gebäudes in der Residenzstadt Potsdam ist nichts überliefert. In Ber-

lin jedoch wurde 1710 außerhalb der Stadt, vor dem damaligen Spandauer Tor, ein größeres Fachwerkgebäude errichtet, das – da die Pest glücklicherweise die Stadt verschonte – als Spinn- und Arbeitshaus, dann als Garnisonlazarett verwendet wurde (28). Aus diesem Gebäude ist die heutige Charité hervorgegangen, die ihren Namen 1727 dadurch erhielt, dass König Friedrich Wilhelm I. auf einem Gesuch des „Lazareths und Hospitals vor dem Spandower Thor“ um Steuerermäßigung die Randbemerkung schrieb „Es soll das Hauß die charite heissen“ (29). Es reicht also die Geschichte dieser berühmten Krankenanstalt, die im 19. Jahrhundert zu einem Zentrum der Weltmedizin wurde, zurück in die Zeit, in der die Pest die Existenz ganzer Völker und Staaten bedrohte.

Doch es war nicht die Pest allein, die durch seuchenhaftes Auftreten die Menschen in Angst und Schrecken versetzte. Andere Krankheiten, die zumeist als „bösartige Fieber“ oder „Typhus“-Erkrankung nach ihrem hervorstechenden Symptom, hohem lang anhaltendem Fieber und Benommenheit, benannt wurden, traten in den Sommermonaten immer wieder in Epidemieform auf. Vielfach waren sie mit Darmstörungen, vorwiegend Durchfällen verbunden. Es hat sich dabei um Typhus- und Paratyphusinfektionen gehandelt. Immer wieder traten aber auch Ruhrerkrankungen auf, die durch die bluthaltigen Durchfälle als besondere Krankheiten erkannt wurden. Insgesamt aber war erst seit den achtziger Jahren des 19. Jahrhunderts mit den Erkenntnissen der bakteriologischen Forschung eine Differenzierung dieser „Fieber“ möglich. Über die Rolle, die diese Krankheiten im Mittelalter und bis ins 17. Jahrhundert zahlenmäßig in Potsdam gespielt haben, weiß man nicht viel. Es steht aber fest, dass sie für die Sterblichkeit in den Sommermonaten von Bedeutung waren. Bis zum Ende des 19. Jahrhunderts, bevor nach Entdeckung der Typhus- und Paratyphuserreger auch Impfstoffe entwickelt worden waren, verstarben noch bis zu 30% der Erkrankten (21).

Als besonderes „Fieber“ wurde schon seit alters her von Ärzten und Laien eine Erkrankung angesehen, die sich durch die Besonderheit des Fieberverlaufs auszeichnet, das „Wechselfieber“. Dabei handelte es sich um Malariaerkrankungen, die bis weit in das 19. Jahrhundert hinein auch in Potsdam, vor allem in den Frühjahrsmonaten, häufig auftraten. Nachdem die Wasserversorgung der Stadt durch den Bau eines Wasserwerks (1876) und die Abwasserbeseitigung durch Anlage einer Schwemmkanalisation (1888 u. 1895) neuen hygienischen Erkenntnissen entsprechend verbessert war, sind die wesentlichen Ursachen für die Verbreitung von Darminfektionskeimen beseitigt worden. Die im 19. Jahrhundert erfolgten Maßnahmen zur Havelregulierung, die Zuschüttung des Bassins (1871–76) und die Trockenlegung stadtnaher Sumpfgebiete verringerte die Lebensmöglichkeiten der Anophelesmücken, der Überträger der Malariaerreger, und damit verlor auch diese Krankheit ihre Bedeutung. Als während des Zweiten Weltkriegs durch den Einsatz deutscher Soldaten in Malariagebieten wieder Plasmodienträger in den Potsdamer Raum kamen, was auch für Angehörige der sowjetischen Besatzungstruppen in der Nachkriegszeit galt, konnten sich auch die hier nach wie vor vorhandenen Anophelesmücken wieder infizieren und die Krankheit auf Menschen übertragen. Noch in den ersten Nachkriegsjahren sind ahnungslose Potsdamer an Malaria erkrankt, die nie selbst in Malariagebieten gewesen waren.

Auch wenn das äußere Erscheinungsbild einer weiteren, mit hohem Fieber verlaufenden Krankheit, sich von anderen fieberhaften epidemischen Erkrankungen unterscheiden lässt, so ist diese dennoch bis um die Mitte des 19. Jahrhunderts zumeist als „Typhus“ bezeichnet worden. Gemeint ist das Fleckfieber, auch Flecktyphus genannt. Diese bevorzugt durch Läuse übertragene Infektionskrankheit ist dadurch gekennzeichnet, dass meist in der ersten Krankheitswoche ein kleinfleckiger Hautausschlag auftritt. Sie ist nicht bakteriell verursacht, sondern durch Erreger, die als Rickettsien bezeichnet werden und sich im Gegensatz zu Bakterien nur in lebenden Zellen vermehren. Die Sterblichkeit ist sehr hoch und lag vor Einführung der Antibiotika bei bis zu 50%, bei älteren Personen sogar noch höher.

Unter den Berichten über Seuchen in Potsdam im 18. Jahrhundert verdienen Hinweise auf eine „pestartige Epidemie“ im Großen Militärwaisenhaus im Jahre 1727 besondere Beachtung. Die Krankheit brach im November aus. Ihr fielen viele Zöglinge zum Opfer, genaue Zahlen fehlen jedoch. Überliefert ist nur, dass ein Prediger und 9 Lehrer bereits im ersten Monat verstarben. Die Rede war von einem „bösartigen Nerven- oder Faulfieber“, doch ist nichts bekannt über die Krankheitserscheinungen und man muss vermuten, dass es sich bei der hohen Mortalität um Fleckfieber gehandelt hat. Unmittelbar nach Ausbruch der Epidemie wurden die Zöglinge mit ihren Betreuern auf Befehl des Königs aus Potsdam evakuiert und nach Lehnin verlegt, wo sie in den Räumen des ehemaligen Klosters untergebracht wurden. Sie

verblieben dort bis zum März 1728. Auch in Lehnin sollen noch zahlreiche Zöglinge und Betreuer verstorben sein (22).
Wenn von Typhusepidemien gesprochen wird, so sind vielfach Erkrankungen an klassischem Typhus und Fleckfieber gleichzeitig aufgetreten. Vor allem in Kriegszeiten brachten Verlausung und Verschmutzung, beengte Wohnverhältnisse und Nahrungsmangel, aber auch der Durchzug von Soldaten, Kriegsgefangenen und Flüchtlingen Seuchenausbrüche mit sich, die sich auch auf die ansässige Bevölkerung verheerend auswirkten. Während der Jahre der französischen Besatzung von Oktober 1806 bis Juni 1808 waren offenbar die gesundheitlichen Verhältnisse in Potsdam nicht nachhaltig beeinträchtigt. Im August und September 1813 und in den folgenden Monaten, insbesondere nach den Schlachten von Großbeeren, Dennewitz und Leipzig wurden Tausende von verwundeten und erkrankten Soldaten, sowohl Preußen als auch verbündete Russen und gefangene Franzosen in Potsdam in Notunterkünften, Kasernen und verschiedenen öffentlichen und privaten Gebäuden versorgt und betreut. Die Sterblichkeit war hoch, nicht nur bei den Verwundeten, die durch Wundinfektionen, dem berüchtigten „Hospitalbrand", zugrunde gingen, außerdem herrschten auch typhöse Fieber. Im Rückblick kann man annehmen, dass es sich sehr wahrscheinlich sowohl um Typhus und Paratyphus als auch um Fleckfieber gehandelt haben dürfte. Berichte von Ärzten über diese Epidemien gibt es nicht. Mehr als 3 000 Tote sind auf dem Alten Friedhof in Massengräbern beigesetzt worden. Bis in die Gegenwart erinnert ein Denkmal an die „Zweitausend tapferen und siegreichen Vaterlandsverteidiger", die „im großen Jahr der Befreiung 1813 an den Tagen von Groß-Beeren, Dennewitz und Leipzig verwundet, erkrankt, hier mit Liebe gepflegt, im Tode beweint, auf diesem Gottesacker bestattet" worden waren. Aus diesem Text, der an dem Monument zu lesen ist, das am 19. Oktober 1815 feierlich eingeweiht wurde, geht hervor, dass die Toten des Gegners nicht in das Gedenken einbezogen worden sind. Es sollen etwa 1 000 Franzosen und mit ihnen verbündete Deutsche, vor allem Württemberger, in den Massengräbern auf dem Alten Friedhof ihre letzte Ruhestätte gefunden haben (23).
Typhus- und Paratyphuserkrankungen sind in Potsdam immer wieder in Schüben aufgetreten, auch nachdem die erwähnten Verbesserungen der Wasserversorgung und der Abwasserbeseitigung erfolgt waren. So ist beispielsweise

noch im August 1928 in der Stadt selbst und in den umgebenden Gemeinden eine Häufung von Typhuserkrankungen festgestellt worden (24).
Dass die Pocken, im Volksmund auch als „Blattern" bezeichnet, zu den Krankheiten gehörten, die in allen europäischen Ländern vorkamen, man mit ihnen leben musste, galt auch für Potsdam. Die verschiedenen Verlaufsformen waren bekannt, manche mit hoher Sterblichkeit verbunden, andere nicht sehr typisch und oft mit den weniger gefährlichen Windpocken leicht zu verwechseln. Von den erkrankten Erwachsenen starb jeder fünfte, Kinder waren stärker gefährdet. Die nach dem Überstehen der Erkrankung verbleibenden Pockennarben waren häufig zu sehen und im 18. Jahrhundert dürfte die gesamte erwachsene Bevölkerung in Mitteleuropa die Krankheit im Kindesalter durchgemacht und dadurch zumeist lebenslange Immunität gegenüber einer Neuinfektion erlangt haben. An verschiedenen Orten in Preußen sind Schutzimpfungen bereits seit der Mitte des 18. Jahrhunderts vorgenommen worden, wobei Pockeninhalt von Erkrankten auf Kinder verimpft wurde, zuerst durch den Magdeburger Physikus Dr. Kessler 1755 (25). Dieses im Orient seit Jahrhunderten übliche Verfahren der Pockeninokulation hatte über Konstantinopel den Weg nach England gefunden und war dadurch in Europa bekannt geworden. Friedrich der Große befahl 1775 die Einführung des Verfahrens und erlaubte dem englischen Arzt Dr. William Baylies Inokulationen vorzunehmen und veranlasste ihn, mehrere preußische Kreisärzte, die damals die Amtsbezeichnung „Kreisphysicus" führten, über das Vorgehen zu instruieren. Doch kam es bei diesen Inokulationen nicht selten zu schweren Erkrankungen und Todesfällen, so dass sich diese Maßnahme nicht durchsetzen konnte (26). Anders wurde es erst als nach 1800 die Impfung mit Kuhpockenlymphe auch in Preußen nach dem von Edward Jenner in England entwickelten Verfahren auf freiwilliger Basis eingeführt wurde. Die erste Kuhpockenimpfung in Preußen nahm der Kreisphysikus Dr. Johann Karl Sybel in Brandenburg /Havel bereits im November 1799 mit aus England erhaltenem Impfstoff vor. Den gleichen Impfstoff bekam auch Ernst Ludwig Heim, der bekannte und populäre Berliner Arzt, der am 1. Februar 1800 die erste Impfung von drei Kindern vornahm (27). Diese und andere Erfahrungen veranlassten die oberste preußische Medizinalbehörde, das Ober-Collegium medicum et sanitatis, zu einer Prüfung und zu einem Bericht an den König, in dem dann die Gründung von Impfeinrichtungen empfohlen wurde. Am 21. Oktober 1802 befahl der König die Schaffung von Impfanstalten. Die

Denkmal auf dem Alten Friedhof für die in Potsdam 1813 verstorbenen Verwundeten und Kranken

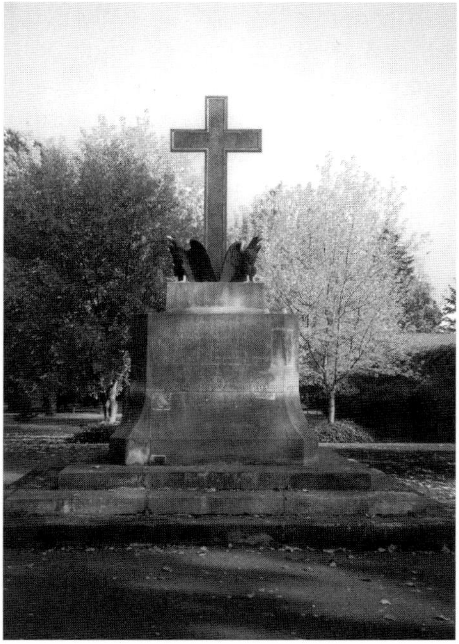

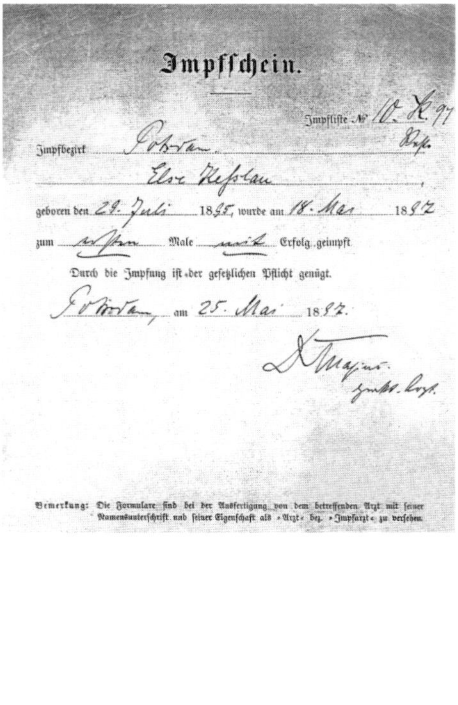

Impfschein.

Impfliste № 10. K. 97

Impfbezirk Potsdam Bez.

Else Kesslau,

geboren den 29. Juli 1895, wurde am 18. Mai 1897

zum ersten Male mit Erfolg geimpft

Durch die Impfung ist der gesetzlichen Pflicht genügt.

Potsdam, am 25. Mai 1897.

Dr. Masius.
prakt. Arzt.

Bemerkung: Die Formulare sind bei der Ausfertigung von dem betreffenden Arzt mit seiner Namensunterschrift und seiner Eigenschaft als »Arzt« bez. »Impfarzt« zu versehen.

Bescheinigung über vollzogene Pockenerstimpfung, ausgestellt von Dr. Max Masius, Potsdam 1897

erste dieser Einrichtungen nahm am 5. Dezember 1802 im Friedrichs-Waisenhaus in Berlin ihre Tätigkeit auf. Ihr Leiter, Dr. Bremer, vakzinierte in Gegenwart des Geheimrats Hufelands, des königlichen Leibarztes, mehrere Kinder (28). Schon bald wurde vorgeschlagen, die Pockenimpfung aufgrund der Ergebnisse zu einer Pflichtimpfung zu machen. Aber in Preußen konnte man sich nur dazu entschließen, diesen Zwang bei Militärpersonen anzuwenden, die vor ihrer Einstellung nicht geimpft worden waren (1826) (29). Aus Potsdam ist bekannt, dass im Armenhaus vor dem Berliner Tor Räume für die Absonderung von männlichen und weiblichen Pockenkranken bereitgestellt wurden. Aus dem Schriftwechsel der Armenhausdirektion ist zu entnehmen, dass in den dreißiger Jahren des 19. Jahrhunderts nach Auftreten von Pockenerkrankungen bei Kindern, die im Armenhausareal untergebracht waren, auf Anordnung des Stadtphysikus die noch nicht betroffenen Kinder geimpft worden sind (30). So wurde auch andernorts verfahren, auch wenn durchaus berechtigte Bedenken gegen eine solche Schutzmaßnahme erhoben wurden. Vereinzelte Pockenfälle hat es auch in den folgenden Jahrzehnten in der Stadt gegeben. Ein epidemisches Auftreten erfolgte 1871 und 1872, was für die Medizinalbehörden eine böse Überraschung darstellte. Die Pockenepidemie „hatte eine Ausdehnung und Bösartigkeit erreicht, welche seit der Einführung der Schutzpockenimpfung kaum noch für möglich gehalten" worden war. In Potsdam verstarben 1871 insgesamt 157 Personen und 1872 immer noch 71, im folgenden Jahr nur noch 2 an der Krankheit. Wenn man eine Sterblichkeit von etwa 20 % annimmt, so hatte es ungefähr 1200 Erkrankungen gegeben. Aber die Gesundheitsverwaltung ging davon aus, dass viele Erkrankungen verheimlicht wurden (31). Bemerkenswert ist, dass nur 6 Militärpersonen an Pocken erkrankten, der Impfzwang also offensichtlich wirksam gewesen war (32). Noch 1889 sind in Potsdam 2 Pockenfälle aufgetreten, von denen einer tödlich verlief. Die Ansteckungsquelle konnte nicht ermittelt werden (33). Mit dem Reichsimpfgesetz vom 8. April 1874 wurde die Impfung der Kinder im ersten Lebensjahr und die Wiederimpfung im 12. Lebensjahr gesetzlich vorgeschrieben. Seit dieser Zeit sind nur noch vereinzelte Pockenerkrankungen, nicht zuletzt während der Weltkriege, aufgetreten. Der schließlich in den ersten Jahrzehnten nach dem Zweiten Weltkrieg weltweit erreichte Impfschutz hat dazu geführt, dass die Pocken 1977 von der Weltgesundheitsorganisation als erloschen erklärt wurden.

Noch im 18. Jahrhundert sind die heute auch den Laien bekannten Krankheitsbilder der Diphtherie, des Scharlachs und der Masern nicht genau von den „Fiebern“ unterschieden worden. Lediglich Erkrankungen an typischen Formen der Diphtherie mit Membranbildungen und Tod durch Ersticken wurden mit der Bezeichnung „Halsbräune“ oder „Stickfluß“ als besondere Krankheiten erkannt.
Scharlach- und Diphtherieerkrankungen sind im 18. Jahrhundert in Potsdam vor allem im Großen Militärwaisenhaus und im 19. Jahrhundert ebendort und im Kadettenhaus gehäuft aufgetreten, aber auch sonst in der Bevölkerung. 1889 mußte das Kadettenhaus wegen einer Scharlachepidemie geschlossen werden und im Februar 1899 wurde die Hälfte aller Kadetten auf Wunsch der Eltern aus dem gleichen Grunde beurlaubt (34).
Die als asiatische Cholera bezeichnete Krankheit ist seit 1817 in Indien aufgetreten, von wo sie nach Europa eingeschleppt worden ist. 1831 erreichte sie Österreich und die später zum Deutschen Reich gehörenden Staaten (35). In Preußen veranlassten sichere Nachrichten über das Auftreten des „cholera morbus“ in Rußland bereits seit Dezember 1830 durchgreifende Maßnahmen zur Abwendung der Krankheit. Eine Absperrung der Grenzen von der Memel bis zur Südspitze Oberschlesiens durch aktive Truppeneinheiten, die seit Ende Mai 1831 vollzogen wurde, und die Errichtung von Quarantänestationen, als „Kontumazanstalten“ bezeichnet, vermochten jedoch nicht, den Ausbruch der Seuche zu verhindern. Der Inhalt einer „Instruktion für die Bezirkskommissionen über das bei Annäherung der Cholera und beim Ausbruchs derselben in der Stadt Potsdam zu beachtende Verfahren“ (36) zeigt, mit welchen administrativen und sanitätspolizeilichen Maßnahmen man sich zu schützen versuchte und wie sehr in das Leben der Bevölkerung eingegriffen worden ist. Die Kommissionen, die für die einzelnen Bezirke der Stadt eingesetzt wurden, bestanden aus Ärzten, Offizieren, Polizeibeamten und anderen Bürgern. Sie waren verpflichtet durch persönliche Inaugenscheinnahme die Reinlichkeit der Häuser, Höfe und Wohnungen zu überprüfen, die Bewohner zu veranlassen, ihre Wohnungen durch „Räucherungen“ zu desinfizieren und Badewannen und wollene Decken bereit zu halten. Kein Toter durfte ohne ärztlichen Begräbnisschein beigesetzt werden. Bei Vorkommen einer choleraverdächtigen Erkrankung musste der Arzt der Kommission „alle Ausgänge der Wohnung des Kranken und des Hauses“ verschließen und den Mietern die Hausschlüssel abnehmen. „Weder Personen noch Tiere

noch Gegenstände“ durften aus dem Haus oder der betroffenen Wohnung herausgelassen werden. Der Arzt sollte entscheiden, ob der Kranke im Hause verbleiben konnte oder ins Krankenhaus überführt werden musste. Das betroffene Haus wurde durch eine Warnungstafel mit der Aufschrift „Cholera“ gekennzeichnet. Nur Ärzten und Geistlichen war der Zutritt gestattet. „Alle entbehrlichen Haustiere sollten getötet, Hunde an die Leine gelegt und dem Federvieh die Flügel gestutzt werden“. Die Räume, in denen sich Kranke befanden, mussten täglich durch „Chlor- oder Salpetersäure-Räucherung“ desinfiziert werden. Die Überführung Erkrankter ins Lazarett „geschah in Tragkörben durch vier Träger, die mit einem Oberkleide von schwarzer Wachstuchleinwand, einer desgleichen Mütze und ledernen, in Öl getränkten Handschuhen bekleidet waren.“

„Zur Verpflegung der Bewohner abgesperrter Häuser wurden Straßendiener angestellt, die sich mindestens zweimal vor- und zweimal nachmittags vor den Häusern zu melden hatten, und stets einen Blechlöffel, eine Schachtel und eine eiserne Zange mit sich führen mußten.“ Vor der offenen Haustür musste eine Bank quer aufgestellt werden, auf der Bestellzettel und Geld abgelegt wurden. Die „Straßendiener“ durften die Bestellzettel und das Papiergeld nur mit der eisernen Zange ergreifen, mussten beides mit „Chlor durchräuchern“, in eine Schachtel stecken und dann in einem Desinfektions„lokal“ nochmals reinigen lassen. Geld in Münzform musste von den eingesperrten Bewohnern in ein Gefäß mit Essig getan werden, aus dem die „Straßendiener“ es mit ihrem Löffel entnehmen sollten. Die bestellten Lebensmittel wurden dann auf den Bänken wieder abgelegt.

Kranke, die die Cholera überstanden hatten, und Personen aus Häusern, in denen ein Kranker verstorben war, mussten noch 20 Tage in Quarantäne („kontumaziert“) bleiben. Für nur 10 Tage wurden diejenigen der Isolierung unterworfen, die in Häusern gelebt hatten, aus denen ein Cholerakranker ins Krankenhaus gebracht worden war.

Eine anschauliche Darstellung der beim Militär üblichen Maßnahmen in dieser Cholerazeit ist aus der Potsdamer Unteroffizierschule überliefert (37). Unter dem Jahre 1831 wird berichtet: „Zum ersten Male in Europa auftretend, erschien in diesem Jahre ein schlimmer Feind innerhalb der Grenzen unseres Vaterlandes – die Cholera. Trotz energischer Vorsichtsmaßregeln hatte sie auch Eingang in die Tore unserer Stadt gefunden.

Umfassende Vorkehrungen zur Abwehr und Verhaltensmaßregeln im Falle eines Auftretens innerhalb der Kaserne waren auch vom Kommando der Schulabteilung getroffen und in eingehenden Befehlen angeordnet worden. Wurde ein Cholerakranker aus der Stube hinausgeschafft, so ertönte das Signal <Kolonne formieren !> niemand durfte die Stube, in der er sich gerade befand, verlassen; diejenigen, welche sich auf Flur oder Treppen aufhielten, mußten die nächste Stube betreten. <Wer auf dem Hof ist, bleibt auf demselben, und zwar mindestens 20 Schritt vom Portal entfernt>. Erst auf Signal <Schwärmen> welches gegeben wurde, nachdem der Cholerakranke einige Zeit das Haus verlassen hatte, durften die Zöglinge, nachdem in sämtlichen Räumen die Fenster geöffnet waren, sich wieder frei bewegen.
Erst gegen Ende des Jahres verließ das Schreckensgespenst, die Cholera, nachdem sie zahlreiche Opfer gefordert, die Mauern unserer Stadt".
Wie hoch die Zahl der Erkrankten in diesem ersten Cholerajahr in Potsdam war, wissen wir nicht, zweifellos aber waren es viele und bei der hohen Mortalität von etwa 50% waren die Menschen von Angst und Schrecken erfüllt. Die Choleralazarette wurden ebenso wie die Schlösser, in denen die königlichen Prinzen und Angehörige des Hofes abgesondert lebten (38), durch Militärposten gesichert. Überhaupt spielte das Militär bei der Bekämpfung der Cholera eine nicht geringe Rolle, so auch bei der Grenzsicherung und der Organisation der Quarantänestationen in den östlichen Teilen des Königreiches. So war es verständlich, dass auch viele Militärpersonen an der Cholera erkrankten und nicht wenige daran verstarben. Auch der beliebte Generalfeldmarschall Graf Gneisenau wurde im August 1831 in Posen ein Opfer der Krankheit, in Berlin erlag der Philosoph Georg Friedrich Hegel im November des gleichen Jahres der Cholera.
In den Jahren 1848, 1852 und 1855 traten wieder vereinzelte Cholerafälle in Potsdam auf, eine größere Epidemie gab es im Kriegsjahr 1866 mit 571 Erkrankten, von denen 350 verstarben. Der Verein für die Geschichte Potsdams musste die Julisitzung in jenem Jahr ausfallen lassen, weil es nicht ratsam war, wegen der „in der Stadt zahlreiche Opfer fordernden Cholera" eine Versammlung abzuhalten (39). Eine weitere Epidemie traf die Stadt 1873. In den Monaten August und September erkrankten 88 Einwohner, von denen 39 verstarben. Zehn Jahre später fand Robert Koch in Indien den Erreger der Krankheit. Damit war es möglich, die Infektionsquellen zu ermitteln und entsprechende Gegenmaßnahmen zu ergreifen.

Bei der letzten großen Choleraepidemie 1892/93, bei der allein in Hamburg 16 956 Menschen erkrankten, von denen 8 605 zu Tode kamen, traten in Potsdam drei Fälle Ende Oktober und Anfang November 1893 auf, von denen nur ein Kranker überlebte. Alle Erkrankungen traten in zwei an der Havel in der Burgstraße gelegenen Häusern auf. Sie wurden auf den Gebrauch von Havelwasser zurückgeführt, in dem man auch Choleraerreger bakteriologisch nachweisen konnte (40). Der Ausbruch der Epidemie hatte übrigens 1892 bereits eine „amtliche Besichtigung der Stadt, welche unter Zuziehung des Geh. Medizinalraths Professor Dr. Robert Koch stattfand" veranlasst. Als gesundheitlich bedenklich wurden ermittelt: der Zustand des Stadtkanals, das Vorhandensein noch vieler Latrinengruben, die ungenügenden Entwässerungseinrichtungen und die schlechte Reinigung der Abwässer. Die Stadtobrigkeit veranlasste die Beseitigung des Schlamms aus dem Stadtkanal, warnte die Bevölkerung vor dem Genuss ungekochten Havelwassers und ließ eine strengere Überwachung der nicht an die Kanalisation angeschlossenen Grundstücke durchführen, auf denen die Abwässer in Gruben oder Tonnen aufgefangen wurden. Besonderen Kontrollen wurden die aus Hamburg auf dem Wasserwege anreisenden Personen unterworfen (41).
Welche Bedeutung die Lungentuberkulose für die Volksgesundheit gehabt hat, ist heute kaum noch jemandem bewusst. Auch wenn die Krankheit zur Jahrtausendwende nicht ganz verschwunden ist, so ist sie doch seit der Mitte des vorigen Jahrhunderts sehr stark zurückgedrängt worden. Wirksame antibiotische und chemotherapeutische Behandlungsverfahren haben dazu geführt, dass sie von der Bevölkerung in den modernen Industriestaaten nicht mehr als Bedrohung empfunden wird. Das war im 19. Jahrhundert noch ganz anders. Die „Lungenschwindsucht" gehörte zu den häufigsten Todesursachen, ganze Familien wurden von dieser Krankheit ausgelöscht und lebenslanges Siechtum war vielfach der Preis für das Überleben. Die Entdeckung des Tuberkelbazillus durch Robert Koch im Jahre 1882 gilt als eines der ganz großen Ereignisse in der Geschichte der Medizin. Man konnte nun damit rechnen, in absehbarer Zeit nicht nur die Ansteckungswege der Lungenschwindsucht aufzudecken, sondern auch geeignete Heilmittel zu finden (42). Nachdem es möglich war, durch den Erregernachweis die Diagnose der Lungentuberkulose zu sichern, erlaubten verwertbare Statistiken auch die tatsächliche Gefährdung der Bevölkerung durch diese Krankheit zu erkennen. Für Potsdam ergibt sich, dass in den Jahren von 1889 bis 1897 bei einer

Einwohnerzahl von im Durchschnitt 56 500 die Zahl der jährlichen Todesfälle 1 170 betrug, von denen 173 – beide Zahlen als Durchschnittswerte errechnet – durch „Tuberkulose“ verursacht worden waren. Wenn man davon ausgeht, dass sich unter den Zahlen für „Lungenkatarrh“, „Lungen- und Brustfellentzündung“, „andere Lungenerkrankungen“ und „Altersschwäche“ noch ein erheblicher Anteil an tuberkulös verursachten Fällen verbirgt, so ergibt sich, dass keine andere Krankheit einen so hohen Einfluss auf die Gesamtsterblichkeit hatte (43). Die Maßnahmen der Gesundheitsbehörden und der Einrichtungen der Sozialversicherungen, die in den letzten zwei Jahrzehnten des 19. Jahrhunderts wirksam wurden, haben überall in Deutschland zum Rückgang der Erkrankungen und Todesfälle an Lungentuberkulose geführt. Seit der Mitte des Jahrhunderts hatten sich bereits Behandlungen in Spezialheilstätten als wirksam erwiesen. Nach 1895 sind dann die großen Volksheilstätten errichtet worden, in waldreichen Gegenden, getragen von den großen Versicherungsanstalten. Nicht weit entfernt von Potsdam wurde in Beelitz durch die Landesversicherungsanstalt Berlin die größte dieser Heilstätten in Deutschland erbaut und 1902 in Betrieb genommen. Die berühmten Anlagen in Beelitz-Heilstätten waren zunächst nur für 600 Kranke vorgesehen, aber alle Dienstbereiche wurden schon für eine Erweiterung auf 2 000 Betten ausgelegt (44). Dass diese großen Heilstätten heute nicht mehr benötigt werden, bestätigt am eindrucksvollsten wie erfolgreich die Maßnahmen der Prävention und der Arzneimitteltherapie gewesen sind. Nicht vergessen sollte man dabei, dass es im Jahre 1933 im Deutschen Reich immerhin über 300 Tuberkuloseheilstätten mit insgesamt 17 000 Betten für Erwachsene und 14 000 für Kinder gegeben hat.
Die Bewohner Potsdams sind von mehreren größeren Grippeepidemien betroffen worden, bei denen die Zahl der Erkrankten nicht mit Sicherheit nachgewiesen ist. Man muss jedoch davon ausgehen, dass bis zu drei von vier Einwohnern erkrankten. Die Sterblichkeit war niedrig, jedoch das öffentliche Leben stark beeinträchtigt. Die erste dieser „Influenza“-Epidemien fiel in die Jahre 1889 bis 1893 und erreichte ihren Höhepunkt in den Wintermonaten. Beim Zusammentreffen mit anderen Krankheiten waren auch lebensbedrohliche Zustände nicht so selten. Im Januar 1892 soll es in fast jeder Potsdamer Familie einen Grippekranken gegeben haben (45). Nicht anders war es bei der Epidemie 1918 bis 1921, die allein in Europa fast so viele

Todesopfer forderte wie die Kampfhandlungen des Ersten Weltkriegs auf beiden Seiten.

Bei diesen Grippeepidemien konnten manche Behörden, Betriebe und Schulen ihre Tätigkeit nicht mehr aufrecht erhalten, wodurch das Leben in der Stadt nachhaltig gestört wurde. Eine größere Epidemie im Winter 1926/27 machte sogar die Aufstellung von zwei Baracken auf dem städtischen Krankenhausgelände erforderlich.

Masern, Röteln und andere Infektionskrankheiten, die vielfach als Kinderkrankheiten eingeordnet werden, sind auch in Potsdam gelegentlich gehäuft aufgetreten. Eine erhebliche Aufregung in der Potsdamer Bevölkerung verursachte im Frühjahr 1930 der Nachweis von 7 Fällen von Papageienkrankheit, der durch ein Virus verursachten Psittakose, die erstmals 1929 in Deutschland aufgetreten ist (46).

Auch wenn sie nicht zu den seuchenhaft auftretenden Krankheiten gehören, so kommt doch den Geschlechtskrankheiten gerade in einer Garnisonstadt eine nicht geringe Bedeutung zu. Von den Polizeibehörden wurden auch in Potsdam die Prostituierten zweimal wöchentlich ärztlichen Kontrollen zugeführt. Es waren in der Stadt beispielsweise im Jahre 1896 der sittenpolizeilichen Aufsicht 45 weibliche Personen unterworfen(47). Erkrankte wurden in eine besondere Abteilung im Siechengebäude des Krankenhauses zur Behandlung eingewiesen, die später der Spezialabteilung für Haut- und Geschlechtskrankheiten zugeordnet wurde. Nach der Entdeckung des Syphiliserregers, der Spirochaeta pallida, im Jahre 1905 und der bald entwickelten Möglichkeit durch Erkennung von Antikörpern im Blutserum den Nachweis einer Infektion zu erbringen, ließen sich auch die verschiedenen Stadien der Syphilisinfektion deutlich abgrenzen. Mit der Einführung des Salvarsans im Jahre 1910 wurde eine erfolgversprechende Therapie möglich (48). Doch es dauerte noch Jahrzehnte bis die letzten an Spätschäden, der „Rückenmarkschwindsucht“ (Tabes dorsalis) und der progessiven Paralyse, leidenden Kranken ganz aus den Kliniken und ärztlichen Sprechstunden verschwanden.

Häuser für Kranke – Hospital, Armenhaus, Kranken- und Heilanstalten

Der heiligen Gertrud war das 1486 in Potsdam errichtete Hospital geweiht, einer Heiligen, die als Patronin für zahlreiche Spitäler in Norddeutschland und Skandinavien nachzuweisen ist. Sie lebte im 7. Jahrhundert, war eine Tochter Pippins d. Ält. und bis zu ihrem Tode im Alter von 33 Jahren 7 Jahre lang Äbtissin des Klosters Nivelles in Brabant. Geretrudis, wie ihr zeitgenössischer Name war, ist schon bald von den Vertretern der Karolingerdynastie dem Volk als eine Wundertäterin empfohlen und dann von der Kirche heilig gesprochen worden. Gestiftet wurde das Potsdamer *St. Gertruds-Hospital* von dem Magdeburger Domherrn Dr. Moritz von Schönow (Schönau), dessen Familie in Golm begütert war. Die Stiftung wurde bestätigt vom Bischof Joachim von Brandenburg (50). Moritz von Schönow gehörte zu den ersten Potsdamern, die eine Universität besucht haben. Im Jahre 1455 war er in Erfurt als Student eingeschrieben (51).

Das Hospital mit einer dazu gehörigen Kapelle lag auf den Grundstücken, die dann für die Predigerhäuser der Garnisonkirche in der späteren Priester-(Henning-von-Tresckow-)Straße Nr. 9 und 10 in Anspruch genommen wurden. Dieses Hospital war die erste öffentliche Krankenanstalt in Potsdam, allerdings eine Einrichtung, die, wie alle Hospitalanlagen der Zeit, für die Unterbringung von Alten und Invaliden ebenso diente wie für die Aufnahme von Gebrechlichen und Kranken. Die Mehrzahl dieser Patienten waren chronisch Kranke, die sich nicht selbst versorgen und deren Familien sie nicht betreuen konnten. Nur selten kam es vor, dass Hospitaliten das Haus geheilt wieder verlassen konnten. Durch Arbeiten im Hause, aber auch durch das Sammeln von „milden Gaben“ in der Stadt und in den benachbarten Dörfern mussten die Bewohner des Hospitals ihren Beitrag leisten. Man weiß nichts über die Größe und das Personal dieser Einrichtung, in der eine medizinische Betreuung nicht stattgefunden hat, es waren diese Hospitäler reine Verwahr-

anstalten. Auch hat es zu dieser Zeit keine Wundärzte in der Stadt gegeben und erst seit der Zeit des Großen Kurfürsten standen dessen Leibärzte, die allerdings für die Betreuung von Hospitalbewohnern nicht in Betracht kamen, auch für die Behandlung von wohlhabenden Bürgern zur Verfügung. Dieses St. Gertruds-Hospital war eine kirchliche Einrichtung und blieb es auch, nachdem das Kurfürstentum Brandenburg unter Joachim II. Hektor (1505–1571; reg.1535–1571) 1539 zum Protestantismus übergetreten war. Das Haus ist durch Brände mehrmals unbrauchbar geworden. Es wurde jedoch immer wieder instand gesetzt. Im Jahre 1625 berichtete der Stadtpfarrer Francke: „Etwa vor 5 jahren ist allhier das hospital von bösen buben angesteckt und abgebrandt worden; die drey jahr, als ich bin pfarrer gewesen, habe ich mich aufs höchste bemühet, dass ein neues möchte aufgebauet werden, aber alles was ich nur mit predigen, bitte, vermahnen, klagen etc. fürgenommen, ist alles umbsonst und vergebens gewesen"(52). Die Hospitalkasse hatte sich der Magistrat angeeignet. Das dann nach 1626 erneut instand gesetzte Haus brannte 1662 vollständig aus. 1679 veranlasste der Große Kurfürst eine landesweite Kollekte zur Errichtung eines Neubaus. Dieser entstand auf einem Grundstück vor dem Berliner Tor, das teilweise dem St. Gertrudspital als Garten gehört hatte und zum größten Teil von 1683 bis 1753 als Begräbnisplatz der Nikolaigemeinde diente (53).Wegen Baufälligkeit musste dieses „Stadt-Armenhaus" 1756 abgebrochen werden.
In den sechziger Jahren bemühten sich Potsdamer Bürger, die Mittel für einen Neubau zu beschaffen. Eine Sammlung wurde veranstaltet, jedoch reichten die Mittel nicht aus, was vor allem auf die Teuerung im Gefolge des Siebenjährigen Krieges zurückzuführen war. Doch hatte der König ein Einsehen. Er stellte die benötigten Geldmittel zur Verfügung und ließ auf dem gleichen Grundstück mit Front zur Neuen Königstraße (heute: Berliner Straße) ein dreigeschossiges Gebäude errichten, das am 14. April 1945 durch den alliierten Luftangriff zerstört worden ist. Über dem Eingang des am 14. Oktober 1774 in Betrieb genommenen Hauses war zu lesen: „FRIDERICVS REX CIVIBUS EGENIS MDCCLXXIV", es sollte also den „armen" und „bedürftigen" Bürgern der Stadt dienen. Es war, wie Manger in seiner Baugeschichte schrieb, die Absicht des Königs „eine Armenanstalt von der solidesten Art allhier zu fundieren ... worinnen nicht nur alte unvermögende Leute auf Lebenszeit versorget, Kranke gepflegt und geheilet, würklich Arme, solange sie nach ihrem Vermögen, durch Arbeit darinnen noch etwas verdie-

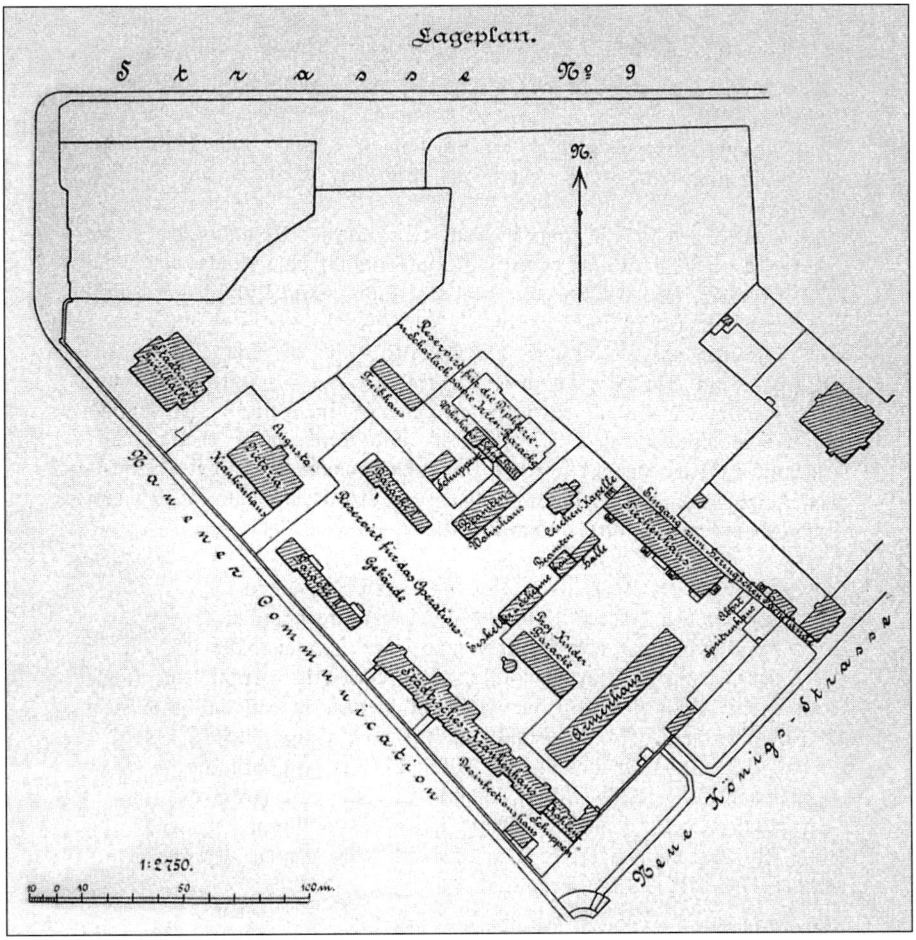

Lageplan Städtisches Krankenhaus 1900.
Aus: Garnisonbeschreibung Potsdam. Berlin 1900

nen könnten, aufgenommen, muthwilligen Landstreichern und Bettlern aber daselbst ihre tägliche Arbeit angewiesen werden könnte“ (54).
Der massive, nur teilweise unterkellerte Bau verfügte über 60 Räume, die von Mittelkorridoren ausgingen, es war also ein Gebäude vom Kasernentyp. Für den Betrieb waren die unter dem Datum des Eröffnungstages erlassenen Bestimmungen für das neu in Potsdam errichtete „Armen-Directorium“ maßgeblich. In der dafür vom König verfügten „Fundations-Instruction“ (55) wird die Zusammensetzung dieses Gremiums geregelt, das nunmehr für alle das Armenwesen betreffenden Angelegenheiten zuständig war. Die bisher dafür verantwortliche Polizeidirektion ist nicht mehr in diesem Kreise vertreten. Der Vorsitz wurde dem „Commissario loci“ übertragen, dem vom König eingesetzten Ortskommissar. Dazu kamen der Erste Bürgermeister, weitere Magistratsmitglieder, die ersten Prediger jeder Kirche und zwei oder mehr Bürger, die jährlich neu gewählt werden durften. Dem Stadt-Physikus und dem Stadt-Chirurgus wurde aufgetragen, im *„Hospital-Armen-Hauß, Lazareth und Arbeits-Hauß“* regelmäßig Kranke zu besuchen und zu behandeln. Dem Direktorium war es überlassen, je nach Kassenlage den beiden Behandlern auch „ein mäßiges Doceur zuzubilligen“. Die zur Überwachung der Bettler eingesetzten „Armen-Vögte“, die es bisher schon gab, sollten fortan dem Direktorium unterstehen. Genaue Anweisungen wurden bezüglich der Einweisung von Bettlern ins Armen- oder Arbeitshaus erlassen sowie von nicht in Potsdam wohnhaften Vagabunden. Bettelnde Kinder sollten ins Armenhaus eingewiesen werden, bettelnde Soldatenkinder dagegen an das „große Waysen-Hauß abgegeben und von demselben, sie seyn ehelich oder unehelich, ohnweigerlich aufgenommen werden“. Die Königliche Brauerei in Potsdam wurde verpflichtet, „dieses Hospital, Armen-Hauß, Lazareth und Arbeits-Hauß“ mit dem im Hause benötigten Bier preisgünstig zu versorgen.
Die Aufgaben dieses Hauses als Krankenanstalt behandelt § 15, Abs. 3:

> „Noch soll ein gantz abgesonderter Theil dieses Gebäudes zu einem Bürger-Lazareth bestimt seyn, worin nicht nur dürftige Krancke Bürger und Bürgerinnen und andere Einwohner der Stadt und Vorstädte, mit allen Bedürfnißen versorgt, sondern auch durch den Stadt-Physikus und Chirurgus ohnentgeldlich curiret werden sollen. Und obgleich Krancke aus dem Armen- und Arbeits-Hause ebenfalls in dieses Lazareth gebracht werden müßen; so sollen doch für dieselben besondere Zimmer bestimt und es so eingerichtet werden, dass Leute,

> die mit verschiedenen Kranckheiten behaftet sind, nicht zusammen gebracht und die reconvalescirenden von den übrigen abgesondert werden.
> Es hat ferner dabey sein verbleiben, dass die Charité und das Irren-Hauß zu Berlin gehalten ist, übele Krancke und Wahnsinnige Persohnen, welche von dem hiesigen Policey-Directorio dahin geschickt werden, ohne Weigerung anzunehmen".

Es folgen weitere Bestimmungen über die Versorgung mit Arzneimitteln, die aus der „Haupt-Armen-Casse" bezahlt werden mussten, sodann über die Möglichkeit, durch Aufnahme von kranken Handwerkergesellen und Lehrlingen eine finanzielle Beteiligung der Zünfte zu erhalten. Dem Armen-Direktorium wurde es überlassen, „zur Aufsicht in diesem Lazarett einen beständigen Krancken-Aufwärter zu bestellen". Geregelt wurden auch die Aufgaben und Entlohnung des Hauspersonals: ein „Oeconomie-Commissar", ein Prediger, wechselweise lutherischer oder reformierter Konfession, ein „Speise-Vater", ein „Werck-Meister" als Aufseher über das Materialmagazin und die Arbeit im Arbeitshaus, ein „Zucht-Meister" als eine Art Hauspolizist, sowie ein „Nacht- und Thor-Wächter" und ein Hausknecht. Alle diese Bedienstete hatten Anrecht auf freie Wohnung, Brennholz und Kostgeld oder Speisung im Hause.
Zur Finanzierung wurde bestimmt, dass der Haupt-Armen-Kasse alle bisher der Armenkasse der Stadt zugeflossenen Gelder zugehen sollten und dazu von der „Magistrats-Cämmerey" die für das bisherige Bürgerlazarett vorgesehenen 200 Taler, die für das „Lazareth zu Glienicke" angesetzten 51 Taler sowie die Bauunterhaltskosten für das bisherige „Hospital- und Lazareth-Gebäude" in Höhe von 351 Talern. Dazu erhielt das Armen-Direktorium den durch die Insassen des Armen- und Arbeitshauses erarbeiteten Verdienst und alle für Arme anfallenden Spenden und Vermächtnisse.
Insgesamt enthalten die 27 Paragraphen der Instruktion eine zuverlässige Arbeitsanweisung sowie erstaunlich detaillierte Regeln für den Betrieb und die Kontrolle der Bestimmungen. Sie lassen ein wichtiges Kriterium der Betreuung kranker Menschen im 18. Jahrhundert erkennen, dass nun, nicht mehr wie in den Jahrhunderten davor, als die Verwahrung der Patienten im Vordergrund stand und deshalb eine strenge Trennung von Siechen, Bettlern, erkrankten Armen und Hilflosen nicht möglich und auch nicht nötig

gewesen war, ein Teilbereich für Kranke vorgesehen werden konnte, die auch der Betreuung des Stadtarztes oder des Stadtwundarztes unterlagen. Doch war die Betreuung auch Schwerkranker in der eigenen Wohnung, wenn es nur irgend möglich war, die Regel. Auch wundärztliche Eingriffe im Hause des Patienten vorzunehmen, war ebenso üblich wie die Tätigkeit der Hebammen bei Entbindungen in den Wohnungen der werdenden Mütter. Erst mit der Entwicklung der neuen chirurgischen Techniken, der antiseptischen und aseptischen Wundbehandlung im 19. Jahrhundert, wurde auch für begüterte Bürger die Behandlung in Krankenhäusern notwendig. Die besonderen Bedürfnisse wurden dann jedoch in Privatkliniken und mit der Schaffung von Privatstationen in öffentlichen Krankenhäusern sichergestellt.

Aufschlussreich sind die Zahlen, die über die Insassen des Armenhauses, des Arbeitshauses und des Lazaretts für das Jahr 1789/90 überliefert sind (56). Im Armenhaus waren 46 Männer, 87 Frauen und 21 Kinder untergebracht, im Arbeitshaus 27 Männer und 38 Frauen. Im Armenhaus waren im Berichtszeitraum 32 Abgänge durch Tod oder Entlassung zu verzeichnen. Im Arbeitshaus war der Wechsel der Insassen sehr hoch, da viele z.B. wegen Bettelei nur für wenige Wochen eingewiesen wurden. In dem gleichen Berichtszeitraum wurden 64 männliche Lazarettpatienten betreut, von denen 23 verstarben, 31 dieser Kranken kamen aus dem Armen- und 7 aus dem Arbeitshaus. Von den 108 weiblichen Lazarettkranken starben 34. Aus dem Armenhaus kamen 57 Kranke, aus dem Arbeitshaus 9. Von insgesamt 57 Verstorbenen wurde für 6 Altersschwäche, 6 Schlagfluß (Schlaganfall), für 10 „Auszehrung“ und 6 Lungen- bzw. Brustkrankheit, für 6 verschiedene „Fieber“, die restlichen unterschiedliche Diagnosen bzw. Befunde als Ursache angegeben. Die hohe Sterblichkeit von einem Drittel der Kranken war in Anbetracht der Tatsache, dass viele dieser Kranken aus dem Armenhaus kamen, dort also bereits als hilfsbedürftig aufgenommen worden waren und der zeitbedingten geringen Behandlungsaussichten, auch bei einfacheren Erkrankungen, nicht überraschend.

Das Potsdamer Armenhaus war ein Mehrzweckgebäude, das noch erstaunlich lange auch als Krankenversorgungseinrichtung dienen sollte. Vergleicht man mit anderen deutschen Residenzstädten weltlicher und geistlicher Herren, so sind um die gleiche Zeit bereits Bemühungen um die Schaffung von Einrichtungen zur alleinigen Krankenpflege an anderen Orten nachzuweisen. Als in Potsdam noch der Typ des „Waisen, Toll-, Kranken-, Zucht- und

Arbeitshauses“ gebaut wurde, wie er z. B. in Pforzheim 1714 bis 1725 durch den Marggrafen Karl-Wilhelm von Baden-Durlach (57) errichtet worden war, wurde andernorts diese Organisationsform in der 2. Hälfte des 18. Jahrhunderts mehr und mehr verlassen. So ließ in dem Friedrich dem Großen verwandtschaftlich verbundenen Herzogtum Braunschweig der regierende Herzog Karl I. (1713–1780; reg. 1735–1780)in den Jahren 1764 bis 1780 ein prachtvolles „Armenkrankenhaus“ erbauen, in dem es getrennte Abteilungen für chirurgische, innere und geburtshilfliche Patienten gab (58). Man muss allerdings im Hinblick auf Potsdam berücksichtigen, dass in der nahe gelegenen anderen Residenzstadt, in Berlin, bereits mit der Charité eine Krankenanstalt bestand, die, wie auch die erwähnte Instruktion für das Potsdamer Armendirektorium (§ 15, Abs. 3) bestätigt, als besonders qualifizierte Versorgungseinrichtung anzusehen war, in die man von Potsdam Schwerkranke und „Wahnsinnige“ verlegen konnte. Aus diesem Grunde hat das Armenhaus in Potsdam keinen „Tollhaus“-Bereich erhalten. Auch der Neubau des Charitégebäudes, der noch von Friedrich dem Großen genehmigt worden war, sich dann aber von 1785 bis 1800 hinzog und schließlich eine eindrucksvolle Anlage für 800 Betten, einen dreigeschossigen Bau mit zwei Seitenflügeln, ergab, folgte dem auch in anderen Ländern (Österreich, Frankreich, Dänemark, Schweden) entwickelten Prinzip, eine große Krankenhausanlage für alle Untertanen im Lande in der Hauptstadt zur Verfügung zu stellen. Dass die Berliner Charité bis zum Ende des Zweiten Weltkriegs nicht nur der Berliner Bevölkerung sondern einem weiten Einzugsgebiet hochqualifizierte medizinische Versorgung gewährleistete, bestätigt diesen Leitgedanken aus dem 18. Jahrhundert. Dies gilt übrigens auch für andere, nicht nur die erwähnten europäischen Staaten.
Schon 1792 fehlte es an Platz und ein neues, ebenfalls dreistöckiges Gebäude wurde nordöstlich des Armenhauses errichtet und diente als Arbeitshaus, in späterer Zeit als Siechenhaus. In diesem Gebäude befand sich aber auch eine durch zwei Etagen reichende Kapelle, die 1901 nach einem Brandschaden stilvoll restauriert worden ist. Durch diesen 1796 fertig gestellten Neubau, der von dem Gontardschüler Hofbaurat Andreas Ludwig Krüger geschaffen wurde, konnte das Hauptgebäude in verstärktem Maße für Kranke, Alte und Gebrechliche in Anspruch genommen werden (59). Dieses Gebäude von 1792, dessen Dachgeschoss 1936 ausgebaut wurde, und in dieser Zeit der geburts-

hilflich-gynäkologischen Abteilung diente, hat die Zeiten überdauert und dient noch heute Krankenhauszwecken.
Noch 1813 ist die Versorgung der 16 000 zivilen Einwohner Potsdams durch dieses „*Lazareth im Stadtarmenhaus*“ wie folgt definiert (60):

> „Außer den Kranken der übrigen Abtheilungen des Stadtarmenhauses (des Hospitals, des eigentlichen Armenhauses und des Arbeitshauses) werden auch Arme aus der Stadt, die mit ansteckenden Krankheiten behaftet sind, kranke Dienstboten, welche von den Herrschaften, oder kranke Gesellen und Lehrlinge, die von den Zünften für ein geringes Monatsgeld untergebracht werden können, hier verpflegt“.

In den Jahren 1848 bis 1851 ließ die Stadt ein neues Krankenhaus erbauen, das parallel der ehemaligen Stadtmauer, an der „Nauener Communication“, der späteren Türkstraße, seinen Platz erhielt. Der 74 Meter lange und 12 Meter tiefe Ziegelbau mit einem Keller- und drei oberirdischen Geschossen hatte 22 Fensterachsen und konnte in 28 Zimmern 156 Kranke aufnehmen. Die Krankenzimmer lagen ausnahmslos auf der Südwestseite, einseitig an den Korridoren. Außerdem gab es Räume für die Verwaltung, die Apotheke und für das Personal. Durch Erweiterungs- und Umbauten ist dieses Haus im Laufe der folgenden Jahrzehnte den zeitgemäßen Anforderungen angepasst worden. Es erhielt im zweiten Obergeschoss einen nach Norden ausgerichteten Operationssaal, Ende der fünfziger Jahre wurde Gasbeleuchtung eingeführt. In den achtziger Jahren sind die Bade- und Toiletteneinrichtungen modernisiert worden. Zur Erhöhung der Kapazität wurden zwei Baracken erbaut, die anfangs nur in den Sommermonaten, nach 1890 mit Heizung ausgestattet, ganzjährig benutzt werden konnten. Um 1890 wurde das Krankenhaus auch voll an die städtische Wasserversorgung und die Kanalisation angeschlossen. Vorher war die Abwasser- und Abfallentsorgung mit Senkgruben und Tonnen erfolgt (61).
Im Jahre 1900 verfügte das *Städtische Krankenhaus* über 266 Betten in insgesamt 42 Krankenräumen, davon 30 Betten in der Männer- und 32 Betten in der Frauenbaracke. Auf jeweils 12 Kranke kam 1 Toilette, insgesamt waren 6 Badezimmer mit 1 bis 2 Wannen vorhanden. Für das Jahr 1869 zeigt die Liste der behandelten Krankheiten aufschlussreiche Zahlen (62). Insgesamt wurden 1308 Personen aufgenommen, unter ihnen waren 22 Schwangere und Wöchnerinnen sowie 15 Neugeborene. Von allen Aufgenommenen ver-

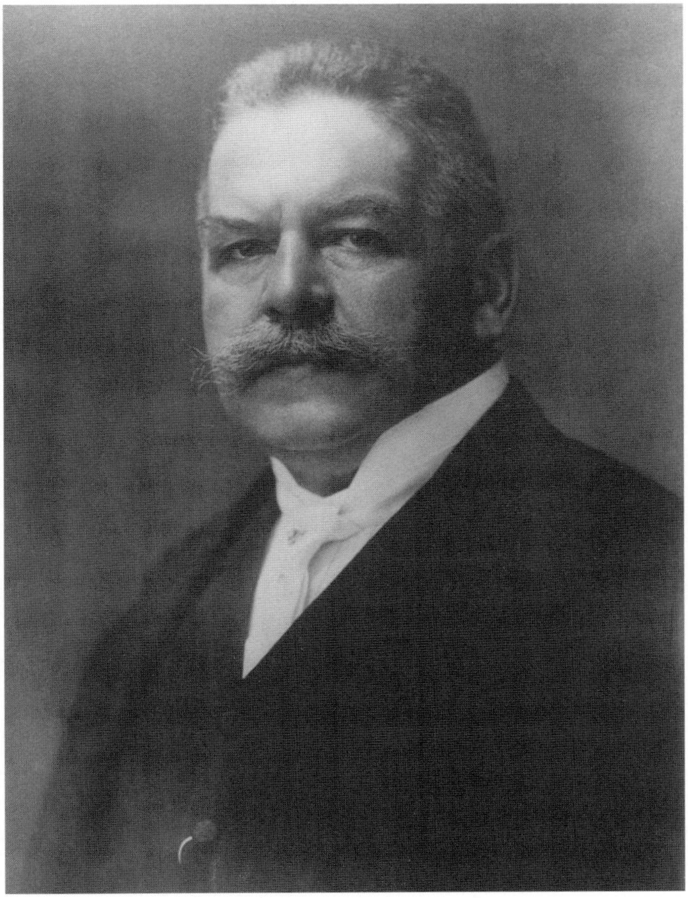

Dr. Paul La Pierre (1854 – 1914), Chefarzt des Städtischen Krankenhauses 1882 – 1912.

starben 131. Behandelt wurden 21 Patienten mit „Altersschwäche", von denen 15 starben, 21 an „Wechselfieber", 14 an „Typhus"(4 Tote), 25 an Pokken (2 Tote), 91 an „constitutioneller Syphilis", 71 an „Syphilis,Tripper etc.", 20 an „Scrophulose"(3 Tote), 22 an „Delirium alcoholicum" (6 Tote), an „Apoplexie" (Schlaganfall) waren 6 Patienten erkrankt, von denen 4 verstarben. Es wurden 44 „Geistesgestörte" aufgenommen, von denen 8 starben. 207 Patienten wurden wegen Krankheiten der Atmungsorgane behandelt, von denen 38 von „Lungenschwindsucht etc." befallene Personen verstarben. Mit 113 Fällen war die Zahl der an „Magenkatarrh, febris gastrica" Erkrankten verhältnismäßig groß, allerdings starben nur 6 Personen an „Gastritis". 26 Nierenkranke und 16 Augenkranke wurden versorgt. An der Spitze der Einzeldiagnosen aber stand die „Krätze" mit 227 Fällen. Unter „Äußere, chirurgische Krankheiten" enthält die Statistik 207 Kranke, von denen 11 verstarben, von 8 Kranken mit „Carcinom" überlebten nur 2.

Für die Jahre 1879 bis 1884 (63) sind die Patientenzahlen und die Verweilzeiten aufschlussreich. Die Zahl der behandelten Kranken lag 1879 bei 1 263, von denen 138 verstarben, die Verweildauer lag bei 26 Tagen. Sie erreichte 1883 1 941, dabei waren 230 Verstorbene zu verzeichnen. Die Verweildauer erreichte im Jahre 1884 bei Frauen 51 und bei Männern 46 Tage. Getrennt ausgewiesen sind nun auch eine Irrenabteilung und die Entbindungsstation mit 18 bzw. 12 Betten. Die Gesamtbettenzahl belief sich auf 185 Betten, davon 91 für männliche und 94 für weibliche Kranke, von denen jeweils 10 für Kinder zur Verfügung standen. Es gab einen Leitenden Arzt und 2 Assistenzärzte, die Krankenpflege lag in den Händen von 15 Diakonissen aus dem Mutterhaus Bethanien in Berlin, eines „ausgebildeten" Wärters für die „Irrenstation" und 5 Krankenwärtern für die allgemeine Abteilung. Es gab keine Trennung in „äußere" und „innere" Abteilung. Leitender Arzt war seit 1882 Dr. Paul La Pierre (1854–1914), der sich einige Jahre vorher in Potsdam als praktizierender Arzt niedergelassen hatte. Er hat das Krankenhaus bis 1912 geleitet und war in dieser Position und als Geheimer Sanitäsrat eine bestimmende Persönlichkeit im zivilen Medizinalwesen Potsdams. Noch Jahrzehnte nach seinem Tode erinnerten sich alte Potsdamer dieses Arztes, der in seiner eleganten Kutsche, die mit zwei Rappen bespannt war, zu Krankenbesuchen zu fahren pflegte. Einige Angaben aus dieser Zeit (1884) verdienen wohl noch Beachtung, so die, dass der tägliche Pflegesatz 1 Mark für Erwachsene und 0,50 Mark für Kinder betrug und die Feststellung, dass in dem

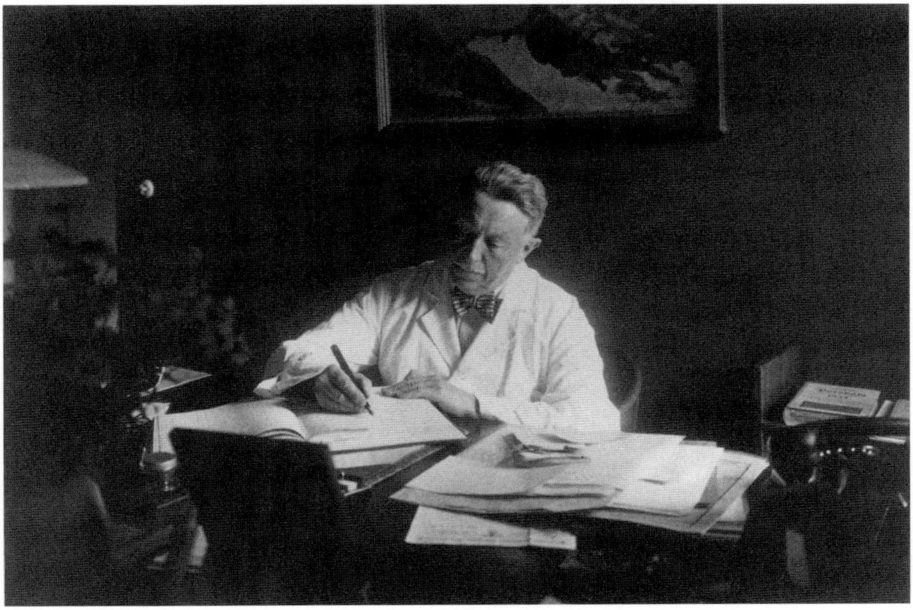

Prof. Dr. Fritz Rosenbach (1878–1943), Chirurg , Chefarzt und Ärztlicher Direktor des Städtischen Krankenhauses 1912–1943

zum Krankenhaus gehörenden Siechenhaus 1884 20 männliche und 29 weibliche Sieche und Krüppel untergebracht waren, von denen 3 männliche und 7 weibliche verstarben.
Die Entwicklung der Medizin, insbesondere der Chirurgie, in der zweiten Hälfte des 19. Jahrhunderts erlaubte es auch besser gestellten Personen vielfach nicht mehr, sich im eigenen Hause ärztlich und pflegerisch betreuen zu lassen. Es entstanden überall in mittleren und großen Städten Krankenanstalten für „bemittelte" Patienten. Auch auf dem Gelände des Städtischen Krankenhauses wurde ein solches Gebäude nördlich des Haupthauses errichtet. Es wurde ebenfalls an der „Nauener Communication" (später: Türkstraße), hinter der Stadtmauer, die dort niedergelegt wurde, gebaut. Das aus Keller-, Erd- und Obergeschoss bestehende, etwa 30 Meter lange Haus aus Klinkerbausteinen verfügte über 14 Krankenzimmer, davon 4 der „ersten Klasse" mit einem Bett, die übrigen für Patienten „zweiter Klasse" waren als Zweibettzimmer ausgelegt. Beheizt wurden diese Zimmer mit Kachelöfen, die von den Fluren aus befeuert wurden. Zwischen jeweils zwei Krankenzimmern stand ein Raum mit einem „Wasserklosett" zur Verfügung. Im Kellergeschoss waren die Kochküche und die Wäscherei untergebracht. Für die Krankenpflege standen drei Schwestern aus dem Berliner Mutterhaus Bethanien und ein „Kranken-Wärter" zur Verfügung. Das Haus nahm am 1. Oktober 1890 als *„Auguste Viktoria-Krankenhaus"* den Betrieb auf, trug somit den Namen der Kaiserin, die auch der Eröffnungsfeier beiwohnte. Für die Jahre 1897 bis 1899 sind die Belegungsdaten überliefert (64). Die durchschnittliche Verweildauer lag zwischen 35 und 37 Tagen, von den zur Verfügung stehenden 24 Betten waren im Durchschnitt 12 belegt.
Im Jahre 1912 verfügte das Städtische Krankenhaus über 298 Betten, davon 160 in der Chirurgischen, 100 in der Inneren und 38 in der Infektionsabteilung. Leitender Arzt war bis zu diesem Jahr Geh. Sanitätsrat Dr. La Pierre, die inneren Kranken wurden vom Oberarzt Dr. Max Schmid (1880–1948) betreut, beiden standen 3 Assistenzärzte zur Seite. Als Pflegekräfte gab es 15 Diakonieschwestern und 7 Pfleger. Der Pflegesatz in der I. Klasse betrug 8,– Mark, in der II. 4,– und in der III. Klasse 2,50 Mark pro Tag (65). Im gleichen Jahr fand ein Wechsel in der ärztlichen Leitung statt. Am 1. Juli 1912 wurde Dr. Fritz Rosenbach (1878–1943), seit 1911 Privatdozent für Chirurgie an der Friedrich-Wilhelms-Universität in Berlin, zum „Leiter der Äußeren Abteilung " bestellt, der bisherige Oberarzt Schmid wurde „Leiter der

Inneren Abteilung". Damit wurde die fachliche Gliederung der Krankenanstalt vollzogen, wie sie überall in größeren Städten zu dieser Zeit schon die Regel war.
Fritz Rosenbach, der einer namhaften Göttinger Arztfamilie entstammte, war nach einer Assistentenzeit am Pathologischen Institut der Berliner Charité von 1902 bis 1904 in gleicher Funktion in die dortige Chirurgische Klinik eingetreten, deren Leitung gerade von Prof. Dr. Otto Hildebrand (1858–1927) übernommen worden war. Hier erfuhr Rosenbach eine vorzügliche Ausbildung auf dem Gesamtgebiet der Chirurgie. Er konnte sich dann in Potsdam in wenigen Jahren bereits einen ausgezeichneten Ruf als erfolgreicher Operateur und gütiger, unermüdlich tätiger Arzt verschaffen. Im Ersten Weltkrieg hat er auch in den Lazaretten der Stadt segensreich gewirkt. Seinen Bemühungen und der hohen Anerkennung, die seine Leistungen gefunden hatten, war es zu verdanken, dass die Stadt Potsdam sich in den zwanziger Jahren entschloss, das Krankenhaus durch einen Neubau zu erweitern. In den Jahren 1924 bis 1928 entstand nach Plänen des Stadtarchitekten R. Mohr ein umfangreicher Gebäudekomplex mit einer vorbildlichen Operationsabteilung, Laboratorien und einer Röntgeneinrichtung. Das Städtische Krankenhaus wurde damit zu einem der am besten ausgestatteten Krankenhäuser am Rande der Reichshauptstadt. Im Jahre 1931 wurde auch eine selbständige geburtshiflich-gynäkologische Abteilung geschaffen, die Dr. Herbert Stachow unterstellt wurde. Stachow verstarb 1937 im 40. Lebensjahr. Sein Nachfolger wurde Dr. Eberhard Schulze. Seit 1931 gab es auch eine Abteilung für Haut- und Geschlechtskrankheiten, deren Leitung Dr. Fritz Ueberschär (1890–1951) erhielt, der ihr bis über das Kriegsende hinaus vorstand. Die Abteilungen des Krankenhauses wurden mit Oberarzt- und Assistenzarztstellen ausreichend ausgestattet. Oberarzt der Chirurgischen Abteilung war Ende der zwanziger Jahre Dr. Paul-Gerhard Hecker (1897–1981), später Dr. Max Johannsen(1908–1973), der 1944 Nachfolger von Prof. Rosenbach wurde (66). Die Leitung der Inneren Abteilung bekam im Jahre 1934 Dr. Niels Poczka (1901–1962), ein Schüler des berühmten Münchener Klinikers Friedrich von Müller (67). Der bisherige Leiter dieser Abteilung, Dr. Schmid, hatte seinen Posten verlassen müssen und übernahm die ärztliche Leitung eines Sanatoriums in Bad Liebenzell im Schwarzwald.
Da es in Potsdam im 19. Jahrhundert eine zunehmende Anzahl von „bemittelten" Bewohnern gab, überrascht es nicht, dass nicht nur das erwähnte

Auguste Viktoria- Krankenhaus für diesen Personenkreis errichtet wurde, sondern bereits im Jahre 1846 eine dafür vorgesehene Anstalt entstanden war. Es handelte sich um eine Stiftung des Potsdamer Kaufmanns und Stadtältesten August Friedrich Eisenhart (1773–1846), der durch geschickte Geschäfte in den Jahren der Kontinentalsperre (1806–1812) ein riesiges Vermögen zusammengebracht hatte, von dem er einen erheblichen Betrag von fast 200000 Talern der Stadt Potsdam für wohltätige Stiftungszwecke vermachte. Davon sollte auch ein Krankenhaus für „bemittelte" Bürger geschaffen werden. Durch Umbau von zwei Gebäuden auf einem Grundstück an der Ecke Eisenhart- und Behlertstraße entstand die *Eisenhartsche Heilanstalt*. Diese Krankenanstalt mit 36 Betten, von denen 24 für männliche Kranke vorgesehen waren, stellte 6 Betten in der I. und II. Klasse zur Verfügung. Die Pflegesätze betrugen 1885 in der I. Klasse 4,– Mark, in der II. 2,– und in der III. Klasse 1,– Mark (68). Betreut wurden die Kranken durch zwei Ärzte und zwei Diakonissenschwestern aus dem Berliner Bethanien-Mutterhaus, sowie von zwei Krankenpflegern. Im Jahre 1912 wurden 20 Betten in der Chirurgischen und 30 Betten in der Inneren Abteilung ausgewiesen, die Pflegesätze hatten sich verdoppelt (69). Die Verwaltung dieses Stiftungskrankenhauses lag in den Händen des Magistrats. Dieses Krankenhaus, das bis Kriegsende bestanden hat und seit den zwanziger Jahren bevorzugt als Frauenklinik genutzt wurde, erfreute sich eines besonders guten Rufs. Es stand lange Jahre unter der Leitung von Dr. Otto Bathe, der vorher eine kleine private Entbindungsanstalt in der Roonstraße(Hans-Thoma-Straße) 12 betrieben hatte, die in den dreißiger Jahren an die beiden Potsdamer Gynäkologen Dr. Werner Hoeck (1894–1945) und Dr. Otto-Heinrich Caspary vermietet wurde. Diese einzige Privatklinik der Stadt war Eigentum einer GmbH, deren Anteile einer größeren Gruppe von Potsdamer Ärzten gehörten. Die Stadt Potsdam hat ihren Dank für die großherzigen Stiftungen Eisenharts 1909 mit der Aufstellung seiner Porträtbüste als Denkmal ausgedrückt, das vor seinem ansehnlichen Wohnhaus an der Ecke Charlotten-(früher: Elisabeth-)straße und Berliner Straße stand. Dieses Haus wurde 1972 abgerissen und eine Sandsteinkopie des verloren gegangenen Denkmals ist an der Stelle aufgestellt worden, wo sich bis zur Zerstörung die Eisenhartsche Heilanstalt befunden hatte (70).

Eine bemerkenswerte Geschichte weist das *St. Josefs-Krankenhaus* auf, das 1872 eröffnet wurde und als Eigentum der Potsdamer katholischen Pfarrge-

meinde bis in die Gegenwart eine wichtige Rolle für die stationäre Krankenbehandlung der Potsdamer Bevölkerung spielt (71). Im Jahre 1862 trat der Pfarrer der Potsdamer katholischen Gemeinde Franz Xaver Beyer (1826–1892) an die Leitung des Ordens der Borromäerinnen in Trier mit der Bitte heran, Schwestern zur Betreuung des von ihm im November des Vorjahres eröffneten Waisenhauses nach Potsdam zu entsenden. Die vier Waisenkinder waren in Räumen der Gewehrfabrik untergebracht, auf deren Hof sich auch die kleine katholische Kirche befand. Am 1. Mai 1862 begannen drei Borromäerschwestern ihren Dienst in den mehr als dürftigen Räumen der alten Gewehrfabrik. Die Zahl der Waisenkinder war innerhalb eines Jahres bereits auf 29 angestiegen. Da die Gewehrfabrik zu Kasernenzwecken umgebaut werden sollte, musste ein Bauplatz für den Neubau eines Waisenhauses gefunden werden. Zu günstigen Bedingungen konnten 1866 die Grundstükke Zimmerstraße 3 und 4 mit einem großen Gelände, einem früheren Holzbearbeitungsplatz der Zimmerleute, das bis an die Allee nach Sansscouci heranreichte, durch die Gemeinde erworben werden. Hier wurde ein Waisenhausgebäude errichtet mit Front zur Allee nach Sanssouci, das als „St. Josef-Waisenhaus “ im Oktober 1868 bezogen wurde. Es bot Platz für 50 Waisenkinder und 8 Ordensschwestern. Diese Erwerbungen und Baumaßnahmen waren nur möglich dank der Zuwendungen wohlhabender Mitglieder der katholischen Gemeinde, unter denen der Generaldirektor der Königlichen Gärten Peter Joseph Lenné (1789–1866) in der Frühzeit als besonders großzügiger Wohltäter ebenso genannt werden muss wie der Fürst Leopold von Hohenzollern(1835–1905). Aber auch später haben sich begüterte katholische Offiziere der Potsdamer Garderegimenter als freigebige Förderer der sozialen Anliegen ihrer Gemeinde erwiesen.
Als 1872 ein Neubau für das Waisenhaus an der Zimmerstrasse bezogen werden konnte, wurde das Gebäude an der Allee nach Sanssouci zu einem Krankenhaus mit 25 Betten umgebaut und erhielt den Namen „St. Josefs-Krankenhaus“. Durch Anbauten in den Jahren 1876/77 und 1884/85 erhöhte sich die Bettenzahl zuerst auf 90, dann auf 150.
Im Jahre 1885 wurden bei einer Bettenzahl von 90 an Pflegepersonal 18 Borromäerschwestern und 3 männliche Pflegekräfte beschäftigt. Als leitender Arzt war Dr. Rudolphi († 1890) tätig, neben ihm zeitweilig auch Stabsarzt Dr. Gustav Alberti (1848–1905) (72). Im Jahre 1895 wurde Dr. Alberti, inzwischen als Oberstabsarzt a. D. aus dem aktiven Militärdienst ausgeschie-

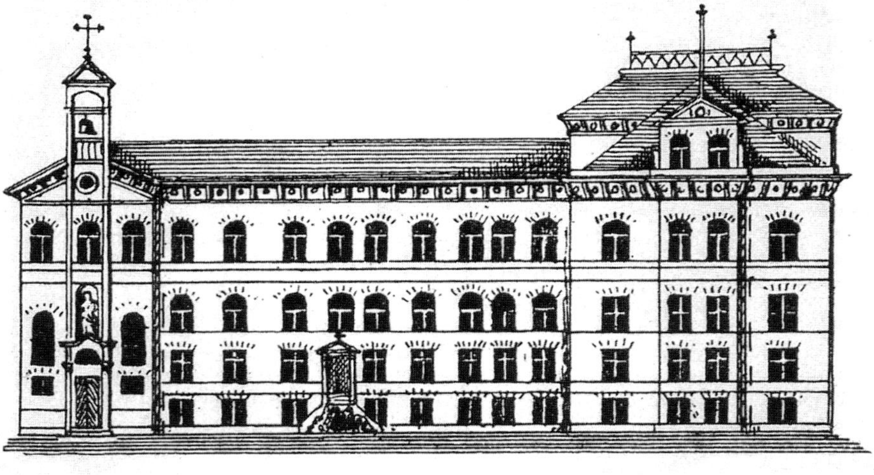

St. Josefs-Krankenhaus (um 1890), Ansicht von der Allee nach Sanssouci

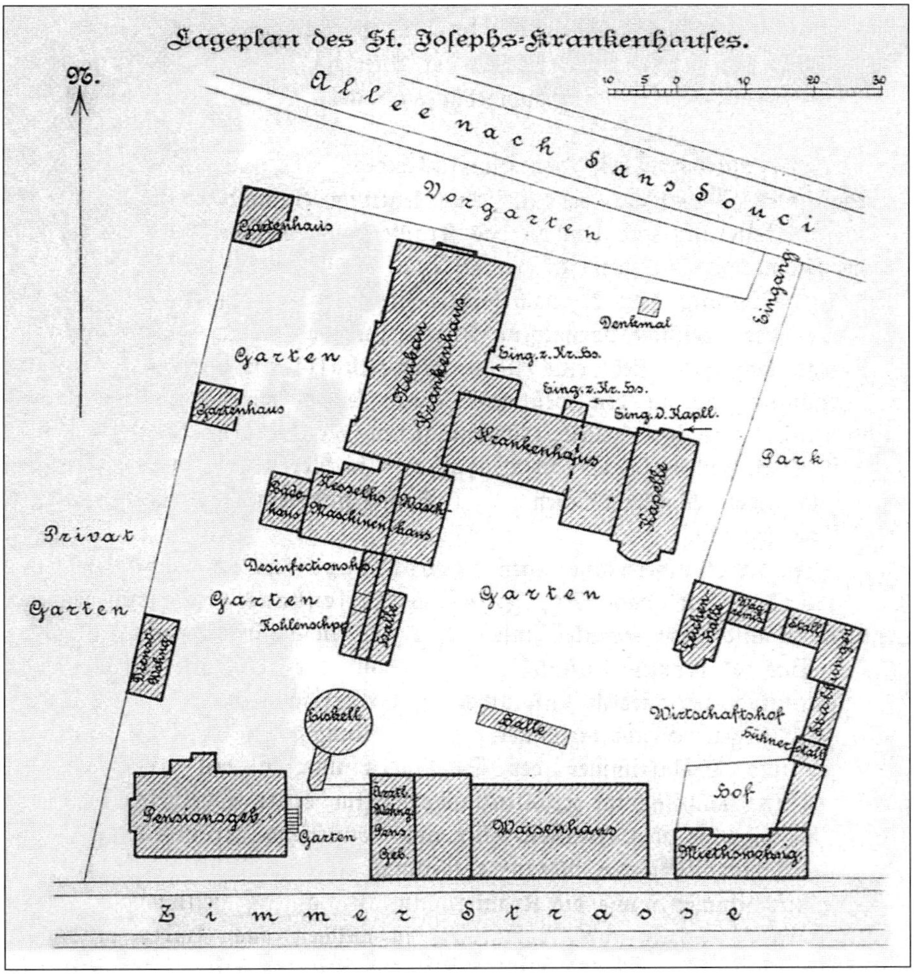

Lageplan St. Josefs-Krankenhaus 1900
Aus: Garnisonbeschreibung Potsdam. Berlin 1900

den, zum Leiter des Krankenhauses ernannt. Er erhielt 1898 den Professortitel. Im Jahre 1905, nach dem Tode Albertis, wurden die 4 allgemeinen Krankenstationen einer Chirurgischen und einer Inneren Abteilung fest zugeordnet. Neuer Leiter der Inneren Abteilung mit der Dienstbezeichnung Oberarzt wurde der Oberstabsarzt Dr. August Widenmann (1865–1949), der 1909 mit der Verleihung des Professortitels ausgezeichnet wurde. Er gab dieses Amt 1910 auf, da er als Leibarzt des Deutschen Kronprinzen diesen auf seiner Ceylon- und Indienreise begleiten durfte. Sein Nachfolger im St. Josefs-Krankenhause wurde der Stabsarzt an der Unteroffizierschule Potsdam Dr. Karl Géronne (1874–1930). Die Leitung der Chirurgischen Abteilung erhielt 1911 Dr. Stefan Wermuth († 1925), der bereits seit 1891 im Hause tätig war. Auffällig ist die enge Verbindung der leitenden Ärzte zum aktiven Sanitätsoffizierkorps, die bis in die dreißiger Jahre des 20. Jahrhunderts beibehalten wurde. Nachfolger von Dr. Wermuth wurde 1917 der Oberstabsarzt Dr. Konrad Pochhammer (1873–1932), der seine chirurgische Ausbildung an den Chirurgischen Universitätskliniken in Greifswald und der Berliner Charité erfahren hatte. Nach Dr. Géronne erhielt der Generaloberarzt a.D. Dr. Lothar Bassenge(1873–1937), der vorher als Obermedizinalrat am Versorgungskrankenhaus in Potsdam Lungenkranke betreut hatte, die Leitung der Inneren Abteilung. Bassenge schied 1935 aus gesundheitlichen Gründen aus seinem Amt. Ihm folgte Dr. Aloys Krumeich, der 1942 zur Wehrmacht einberufen wurde und nicht wieder in sein Amt zurückkehrte. Die chirurgischen Chefarztstelle erhielt 1932 Dr. Wolfgang Roller (1895–1942), der bereits seit 1922 als Oberarzt am Krankenhaus tätig war. Seine Nachfolge erhielt Dr. Hans Schrank (geb. 1899), der über das Kriegsende hinaus den Posten bekleidet hat (73).
Während des Ersten Weltkrieges sind bis zu 200 Betten für Verwundete im St. Josefs-Krankenhaus bereit gestellt worden. Die Schwerverwundeten wurden auf einer chirurgischen Station untergebracht, Leichtverwundete und Rekonvaleszenten in den Gebäuden an der Zimmerstraße, vor allem im früheren Waisenhausbau.
Aus den Mitteln der Hoffbauer-Stiftung wurde das *Krankenhaus Hermannswerder* erbaut, dessen Geschichte eng mit der Person des berühmten Chirurgen Ernst von Bergmann (1836–1907) verbunden ist. Ernst von Bergmann, seit 1882 ordentlicher Professor für Chirurgie an der Friedrich-Wilhelms-Universität zu Berlin und Direktor der Chirurgischen Universitätsklinik in

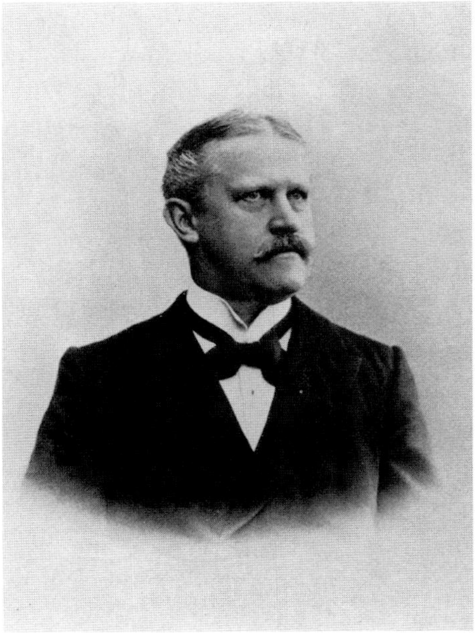

Prof. Dr. Gustav Alberti (1848–1905). Chefarzt des St. Josefs-Krankenhauses von 1895–1905

Hermannswerder bei Potsdam

Hoffbauer-Stiftung

Gegründet 1901

Mädchen-Erziehungsheime (300 Plätze)

Säuglingsheim, Kindergarten, Grundschule, Lyzeum, Oberlyzeum, Einjährige Frauenschule, Hauswirtschatts-Seminar

Evangel. Diakonissen-Mutterhaus

im Kaiserswerther Verband

Großes modernes Krankenhaus

(130 Betten)

Anzeige der „Hoffbauer-Stiftung“ in „Potsdamer Jahresschau 1927“

der Ziegelstraße, hatte sich ein großes Gartengrundstück in Potsdam an der Havel gekauft, wo 1890 der Bau der prächtigen Villa begonnen wurde, die noch heute in der Berliner Straße an diesen bedeutenden Mitbürger Potsdams erinnert, der auf dem Alten Friedhof seine letzte Ruhestätte gefunden hat. Dieses Haus, in dem Ernst von Bergmann lediglich zu den Wochenenden wenige Stunden der Erholung gefunden hat, das er aber als seinen Altersruhesitz liebevoll geplant hatte, war für die Familie von Bergmann ein wichtiger Ort froher Feste und Ferienwochen (74). So bestand eine persönliche Beziehung des großen Chirurgen zu Potsdam, die heute dadurch fortgeführt wird, dass das Klinikum der Stadt nunmehr seinen Namen trägt.
Zu den Patienten, die Ernst von Bergmann seit Beginn seiner Berliner Tätigkeit eng verbunden waren, gehörte der erfolgreiche Geheime Kommenzienrat Hermann Hoffbauer (1819–1884), der mit seiner Frau Klara geb. Becker (1830–1909), da kinderlos verheiratet, sein großes Vermögen einer wohltätigen Stiftung zuführen wollte. Bei der Abfassung seines Testaments ließen sich Hoffbauers durch Ernst von Bergmann beraten (75). Nach dem Tode Hermann Hoffbauers konnte Bergmann die Witwe dazu bewegen, schon zu ihren Lebzeiten die Stiftung tätig werden zu lassen. So wurde 1890 mit dem Bau der Häuser auf der Halbinsel Tornow begonnen, auf der unter anderen Gebäuden auch ein Krankenhaus errichtet wurde, das nach dem Vornamen des Stifters, wie auch die gesamte Anlage den Namen „Hermannswerder“ erhielt und sogar als Gutsbezirk zu einer selbständigen Verwaltungseinheit wurde. Am 15. Oktober 1901 wurden die Einrichtungen der Hoffbauer-Stiftung eröffnet. Die Leitung des Krankenhauses erhielt, dem Wunsch von Klara Hoffbauer entsprechend, ihr langjähriger Arzt Dr. Paul La Pierre, der schon als Leiter des Städtischen Krankenhauses erwähnt wurde (76). Doch dies erschien Ernst von Bergmann, vom Kaiser zum Kurator der Stiftung bestellt, nicht die für das Haus zweckmäßige Lösung. Nach mühevollen Verhandlungen mit Frau Hoffbauer stimmte diese der Ernennung von Dr. Heinrich Wolff (1872–1933) zu, der seit 1896 Assistent an der Chirurgischen Universitätsklinik in der Berliner Ziegelstraße gewesen war. Er übernahm dieses Amt 1902. Das Verhältnis zu seinem Vorgänger entwickelte sich gut, zumal er nach wenigen Jahren als Schwiegersohn mit Paul La Pierre in familiäre Verbindung kam. Wolff erwarb sich in wenigen Jahren Anerkennung als tüchtiger Chirurg und aufopfernder Arzt, auch bei der Stifterin. Ihm ist es zu verdanken, dass das Haus mit 130 Betten, von denen 60 für chirurgische, 40 für

innere und 30 für infektiöse Kranke vorgesehen waren, von der Bevölkerung Potsdams besonders geschätzt und gern aufgesucht wurde. Während des Ersten Weltkriegs wurde in Hermannswerder ein Lazarett für 150 Schwerverwundete eingerichtet, dem Wolff vorstand, der auch noch zwei Reservelazarette und ein Offiziersgenesungsheim ärztlich zu versorgen hatte (77). Wolff, der sich als Assistenzarzt und später als Klinikleiter intensiv mit Röntgendiagnostik befasst hatte, zu einer Zeit, als Strahlenschäden noch wenig bekannt und Schutzmaßnahmen kaum üblich waren, ist an den Spätfolgen dieser Tätigkeit verstorben. 1931 wurden ihm wegen einer bösartigen Geschwürsbildung an der linken Hand zwei Finger amputiert. Doch das Strahlenkarzinom hatte bereits Metastasen gesetzt und schließlich mußte Anfang 1933 der linke Arm im Schultergelenk abgesetzt werden. Doch das Leiden ging weiter und nach wenigen Monaten erlöste ihn der Tod. Nachfolger wurde 1934 Dr. Wolfgang Stintzing (geb. 1890), der von 1914 bis 1919 Assistenzarzt bei Prof. Wolff und von 1922 bis 1934 Chefarzt des Krankenhauses in Meldorf/Holstein gewesen war. Im Zweiten Weltkrieg wurde das Krankenhaus Hermannswerder als Reservelazarett verwendet, die Zahl der zivil genutzten Betten dadurch sehr stark reduziert.
Die um 1900 getroffene Feststellung: „In Potsdam selbst sind für Geisteskranke und Epileptische weder öffentliche noch Privatanstalten vorhanden" bezieht sich auf das damalige Stadtgebiet, wo Geisteskranke nur vorübergehend im Städtischen und im St. Josefs- Krankenhaus untergebracht wurden, bis sie dann in eine Provinzialanstalt eingewiesen werden konnten. Die erste Provinzialirrenanstalt war 1801 in Neuruppin eröffnet worden(78). Außerhalb Potsdams, an der Straße nach Saarmund, entstanden jedoch seit der Mitte des 19.Jahrhunderts mehrere Anstalten, die 1894 in die Trägerschaft der Provinzialverwaltung überführt wurden. Als Einrichtung der evangelischen Kirche war 1865 das *Wilhelmstift* gegründet worden, eine „Erziehungsanstalt für bildungsfähige blödsinnige Kinder" aus der Provinz Brandenburg, bevorzugt evangelischer jedoch auch solche anderer Konfession. Diese „Idiotenanstalt" wurde anfangs durch Spenden, Vermächtnisse und Sammlungen finanziert. Sie bot Platz für 110 Insassen, davon 75 Knaben, ärztlicher Leiter war ein Stabsarzt Dr. Reger, 7 „Wärter" und 9 „Wärterinnen" versorgten die Kranken. Belegt war das Stift 1874 mit 47 Knaben und 22 Mädchen, 1884 mit 70 Knaben und 27 Mädchen(79). Im Jahre 1912 war die Anstalt nicht mehr nur für Kinder vorbehalten, sondern verfügte inzwischen über 375

Betten „für männliche und weibliche Schwachsinnige und Idioten", für deren Betreuung neben drei Ärzten 16 Pfleger und 39 Pflegerinnen zur Verfügung standen (80).
In den Jahren 1884 bis 1886 wurde auf einem benachbarten 100 Morgen (25,5 Hektar) großen, von der Forstverwaltung erworbenen Grundstück eine *Heil-, Pflege- und Erziehungsanstalt für Epileptische* erbaut. Vorgesehen war sie für die Aufnahme von jugendlichen Epileptikern in einer Erziehungsanstalt, für erwachsene Kranke, die arbeitsfähig waren, und für „der Pflege bedürftige arbeitsunfähige Asylisten". Über ihre Eröffnung erfuhr die Öffentlichkeit im Sommer 1886 (81):

> „Am 3.Juli wurde in Anwesenheit des Kronprinzen und der Kronprinzessin die bei Potsdam in der Nähe der Försterei Plantagenhaus errichtete Heil- und Pflegeanstalt für Epileptische eröffnet. Zu den bereits fertiggestellten zwei Häusern für je 20 männliche und weibliche Kranke wird noch ein größeres drittes kommen, zu dem bereits der Grundstein gelegt ist. Als Anstaltsarzt fungiert Dr. La Pierre, der Arzt des Städtischen Krankenhauses in Potsdam unter Mitwirkung von Geh. San. Rat Dr. Laehr in Schweizerhof".

Dass dieser Anstalt der Chirurg La Pierre als Leiter vorstand, bestätigt die noch nicht streng vollzogene Abgrenzung der Fächer. Der ihm als fachlicher Berater beigegebene Dr. Heinrich Laehr (1820–1905) hatte 1855 zwischen Zehlendorf und Teltow das „Asyl Schweizerhof", eine Privatheilanstalt für weibliche Geisteskranke, errichtet, das sich zu einer vorbildlichen Einrichtung entwickelt hatte. Er war also ein ausgezeichneter Fachmann (82). Im Jahre 1912 verfügte die Potsdamer Epileptiker- Anstalt nach erheblichen Ausbaumaßnahmen über 653 Betten, für deren Versorgung 5 Ärzte sowie 58 Pfleger und 44 Pflegerinnen zur Verfügung standen. Zum gleichen Areal gehörte auch das *Bethlehemstift,* eine „Provinzial-Erziehungsanstalt für geistig minderwertige Fürsorge-Zöglinge", ein 1905 errichteter Neubau mit 40 Betten. Die Zöglinge waren im Alter zwischen 9 und 17 Jahren.
1911 errichtete der Provinzialverband noch das *Mädchen-Heil- und Erziehungsheim Helenenhof* für 20 erwachsene und 30 schulpflichtige „psychopathische Fürsorgezöglinge" (83).
Im Jahre 1912 war Sanitätsrat Dr. Oskar Kluge († 1930) Direktor der Landesanstalt, wie die zusammengefassten Einrichtungen dann genannt wurden.

Der damalige Oberarzt der Epileptikeranstalt Dr. Kurt Gallus wurde 1926 sein Nachfolger, 1929 erfolgte seine Ernennung zum Landesmedizinalrat. Ihm folgte am 1. Mai 1934 Dr. Hans Heinze (1895–1983), seit 1935 Dozent für Neurologie und Psychiatrie an der Friedrich-Wilhelms-Universität in Berlin. Er wurde 1943 zum außerplanmäßiger Professor ernannt. Zu dieser Zeit war er bereits Direktor der *Landesanstalt in Görden bei Brandenburg*, und als solcher maßgeblich an den Euthanasieaktionen der nationalsozialistischen Machthaber beteiligt (84).
Von dem großen Grundstück, das für die Anstalt für Epileptische erworben worden war, wurden 80 Morgen für einen eigenen landwirtschaftlichen Betrieb verwendet, der für die arbeitsfähigen Erwachsenen unter den Kranken eine ansprechende Arbeitstherapie bieten und dabei die Versorgung der Anstalt mit Milch, Eiern, Fleisch, Gemüse und Kartoffeln sicherstellen konnte. Dieses bei allen Heil- und Pflegeanstalten für Geisteskranke und geistig Behinderte übliche Vorgehen hatte sich bewährt und bot wirtschaftliche Vorteile, wie auch die Entsendung von arbeitstauglichen Kranken zu benachbarten Landwirtschaftsbetrieben gegen Entgelt.
Da sich unter den mehr als 1 100 Insassen der *Landesanstalt Potsdam* eine erhebliche Anzahl Schulpflichtiger befand, wurde 1930 auf einer nordwestlich des Anstaltsgeländes vom Kleinen Exerzierplatz abgetrennten Fläche ein geräumiges Schulhaus erbaut. Die ärztliche Betreuung und die Verwaltung waren seit 1894 mit der Übernahme durch den Provinzialverband schrittweise zentralisiert worden, ebenso wie die Bewirtschaftung.
Dass seit etwa 1937 die Zahl der Insassen der Landesanstalt deutlich zurückging, war auch für die Bewohner der Teltower Vorstadt nicht zu übersehen. Es verschwanden die Gruppen der Kranken, die von ihren Betreuern bis dahin immer in der Umgebung der Anstalt ausgeführt worden waren. Offiziell aber verlautete nichts. Ganz sicher waren die Auswirkungen des Gesetzes zur Verhütung erbkranken Nachwuchses vom 14. Juli 1933 und die seit 1939 systematisch betriebenen Euthanasiemaßnahmen, die es nach glaubhaften Hinweisen bereits schon in den Jahren davor gegeben hat, die Ursachen für die Verringerung des Krankenbestandes. Im Jahre 1938 wurde bereits beschlossen, die Landesanstalt Potsdam, wie es hieß „vorübergehend", ihrem „eigentlichen Zweck" zu entziehen, und in ihren Gebäuden die Hauptverwaltung des brandenburgischen Provinzialverbandes unterzubringen. Die bisherigen Insassen sollten auf die übrigen Landesheilanstalten verteilt werden.

Als Grund wurde angeführt, dass das Landeshaus an der Potsdamer Brücke in Berlin im Zuge der Baumaßnahmen in der Reichshauptstadt abgerissen werden müsste (85). So kam es, dass die Landesanstalt Potsdam am 15. November 1938 nach Görden bei Brandenburg verlegt wurde. In ihren Gebäuden fanden neben der Provinzialverwaltung auch andere Behörden, die durch die Folgen der Luftangriffe aus Berlin ausweichen mussten, Unterkunft.
Bis zur Eingemeindung von Nowawes (Babelsberg) in die Stadt Potsdam am 1. April 1939 gab es dort das Kreiskrankenhaus, das in den Jahren 1907–1909 vom Kreis Teltow, zu dem Nowawes gehörte, erbaut worden war. Dieses Krankenhaus ersetzte ein vom Oberlin-Verein 1890 erbautes kleines Krankenhaus mit 45 Betten. Der Neubau, der anfangs den Namen „*Oberlin-Kreiskrankenhaus in Nowawes*" führte, konnte 102 Kranke aufnehmen. Der Kreistag des Kreises Teltow übertrug dem Oberlin-Verein die Verwaltung des Krankenhauses, wobei er sich u. a. das Recht vorbehielt, über die Einstellung von Ärzten zu entscheiden (86). Erster Chefarzt wurde der in Nowawes ansässige Sanitätsrat Dr. Wilhelm Kammler.
Im Jahre 1904 wurde Neuendorff zu Nowawes eingemeindet, 1924 erhielt Nowawes Stadtrecht. 1938 kam es zur Vereinigung mit der Villenkolonie Neubabelsberg und gleichzeitig erhielt Nowawes den Namen Babelsberg. Diese Stadt hatte am 1. Juli 1938 bereits 32162 Einwohner. Noch gehörte das Krankenhaus dem Kreis Teltow. Es war dank seiner guten Ausstattung auch mit hervorragenden Chefärzten besetzt. Von 1929 bis 1933 war Dr. Hans Wildegans (1888–1967) ärztlicher Leiter, der sich 1925 als Oberarzt der Chirurgischen Abteilung am Urban-Krankenhaus an der Berliner Universität für Chirurgie habilitiert hatte. Er wurde 1930 a. o. Professor. Nach seiner Berufung als Dirigierender Arzt der II. Chirurgischen Abteilung des Krankenhauses Friedrichshain wurde Medizinalrat Dr. Friedrich-Wilhelm (Fritz) Schulze (1879–1939) sein Nachfolger. Schulze war, wie auch Wildegans, bis zum Ende des Ersten Weltkriegs aktiver Sanitätsoffizier gewesen. Vor seiner Berufung nach Nowawes hatte Schulze die Stelle des Oberarztes der Chirurgischen Abteilung des Stubenrauch-Krankenhauses in Lichterfelde innegehabt, das ebenfalls als Kreiskrankenhaus des Kreises Teltow entstanden war. 1938 verfügte das Kreiskrankenhaus Babelsberg über je eine Abteilung für chirurgische und innere Kranke, sowie für Geburtshilfe, eine Kinderstation und eine Station für Infektionskranke. Neben dem Chefarzt standen für die

ärztliche Versorgung 2 Oberärzte, 1 Assistenzarzt, 2 Hilfsärzte und 3 Medizinalpraktikanten zur Verfügung (87).
Weit über Nowawes und Babelsberg hinaus ist das *Oberlinhaus* bekannt und zu einem Begriff geworden. Es wurde gegründet im Jahre 1874 durch einen 1871 in Berlin gegründeten Verein, der sich die Aufgabe gestellt hatte, Einrichtungen für die Betreuung armer Kinder und von „Krüppeln“, wie bis ins 20. Jahrhundert der übliche Sammelbegriff für körperlich Behinderte lautete, zu betreiben. Vorbild waren die Bestrebungen des evangelischen Pfarrers Johann Friedrich Oberlin (1740–1826), der sich in seiner Gemeinde Waldersbach im Elsaß hohes Ansehen als Sozialpädagoge und Philantrop erworben und dort die erste „Kleinkinderbewahranstalt“ und andere Einrichtungen geschaffen hatte, um die wirtschaftlichen und sozialen Verhältnisse seiner Mitbürger zu verbessern. Der Oberlinverein entschloss sich, seine erste Wohlfahrtseinrichtung in Nowawes zu errichten, weil dort die Bevölkerung unter besonders ärmlichen Umständen lebte. Zuerst wurde ein Seminar für die Ausbildung von Kleinkinderlehrerinnen eröffnet, 1879 entstand ein eigenes Diakonissen-Mutterhaus. Vorsteher des Oberlinhauses wurde im gleichen Jahr Pfarrer Dr. D. Theodor Hoppe (1846–1934), der bis 1929 diesen Posten bekleidet und den Aufbau dieser großen und vielseitigen sozialen Einrichtung mit beispielhaftem Weitblick betrieben hat. Seine Nachfolge trat Pfarrer Reinhold Kleinau an, der schon seit 1919 als zweiter Pfarrer am Hause tätig war und bis 1962 im Amt geblieben ist. Er hat in den schweren Jahren des Krieges und der Nachkriegszeit den Weiterbestand der Einrichtungen, die Durchführung der Wiederaufbaumaßnahmen nach erheblichen Luftkriegsschäden (1944, 1945) und die Bewahrung des kirchlichen Charakters gewährleistet.
Der Ausbau des Oberlinhauses ist ein bemerkenswerter Vorgang, ist doch von kleinsten Anfängen in wenigen Jahrzehnten ein eigenes Stadtviertel entstanden, zu dem ein kleines Krankenhaus (1890), dessen spätere Fusion mit dem Kreiskrankenhaus bereits erwähnt worden ist, die Errichtung eines „Krüppelheims“ (1894) mit einer eigenen Schulanlage (1899), ein „Taubstummblindenheim“ (1906/1912), übrigens das erste in Deutschland, gehörten, sowie Lehrlingsausbildungseinrichtungen mit Werkstätten für verschiedene Handwerksberufe (1901) und auch der Bau einer eigenen Kirche (1905). Eine Erweiterung der Versorgungseinrichtung für Körperbehinderte zu einer

orthopädischen Klinik erfolgte 1910, die 1930 durch einen Neubau modernen Erfordernissen angepasst wurde (88).
Von den Ärzten des Oberlinhauses sind mehrere namentlich bekannt. Als Hausarzt war Dr. Bodenhausen seit 1892 tätig, offenbar bis zu seinem im 40. Lebensjahr erfolgten Tode (1897). Dr. Wilhelm Kammler ist 1891 neben seiner Praxis die Leitung des Krankenhauses übertragen worden, der dann zuerst auch, wie schon berichtet, die Patienten im neuen Kreiskrankenhaus versorgte. Im Jahre 1919 erhielt der Orthopäde Dr. Karl Stahlschmidt (1892–1949) die Leitung der eigenen neuen Klinik des Oberlinhauses. Bei einem Luftangriff wurde am 24. März 1944 der Chefarzt der Klinik, Dr. Roland von Gavel, getötet. Die Nachfolge übernahm die Oberärztin des Hauses, Frau Dr. Schiele-Farber († 1957).

Kurfürstliche und königliche Leibärzte am Potsdamer Hof zwischen 1660 und 1740

Die am Hof des Großen Kurfürsten und seiner beiden Nachfolger tätigen Hof- und Leibärzte waren, wenn sich der Fürst selbst oder Mitglieder seiner engeren Familie in Potsdam befanden, ebenfalls hier im Dienst. Dadurch haben namhafte Ärzte in der Stadt ihren Beruf ausgeübt, einige nur gelegentlich, andere hatten hier auch ihren Wohnsitz. Bis zu dieser Zeit gab es in der kleinen Stadt lediglich Bader als heilkundige Helfer, denen im 17. Jahrhundert dann Barbierchirurgen folgten, also handwerklich ausgebildete Bartscherer, die auch wundärztlich tätig waren. Einige der Bader sind auch namentlich bekannt, so wurde im Potsdamer Stadtbuch 1529 ein Jacob Bader als verstorbener Inhaber einer Badestubengerechtigkeit erwähnt (89), 1567 ein „Badstüber" Baltzer Neubauer, der von einem anderen Bürger beleidigt worden war (90). Im Jahre 1644 hatte der Rat der Stadt mit einem Streitfall zu tun, der Bader Joachim Fuhrmann beschuldigte einen Matthes Kiekebusch der Kurpfuscherei, dieser war geständig und musste Geldbuße zahlen (91). Ein „Bader und Wundarzt Jürgen Sitzmann" wird 1660 erwähnt (92). Im 17. Jahrhundert sind auch mehrere Apotheker namentlich nachgewiesen, wobei es sehr fraglich ist, ob die verwendete Berufsbezeichnung sie in die Gruppe der Heilkundigen einzuordnen erlaubt oder es sich nicht doch um „Materialienhändler" gehandelt hat.

Wenn ein Barbierchirurg im Militärdienst stand, wurde er als Feldscher bezeichnet. Diese Feldschere hatten in Kriegszeiten reichlich Gelegenheit, wundärztliche Erfahrungen zu sammeln. Viele dieser Wundärzte waren als Regimentsfeldschere in gesicherten Stellungen und haben auch Zivilpersonen versorgt, sowohl während der Feldzüge als auch in ihren Garnisonen. Die dem Zunftzwang unterliegenden Barbierchirurgen waren Eigentümer einer Barbierstubengerechtigkeit, die als fürstliches oder städtisches Privileg vergeben, vererbt und verkauft werden konnte. Als Witwenrecht machte sie die Inhaberin zu einer von Altgesellen umworbenen Person(93).

Unter den Leibärzten des Großen Kurfürsten haben drei nachweisbar engere Verbindungen zu Potsdam gehabt. Es waren dies *Christian Mentzel* (1622–1701), *Johann Sigismund Elsholtz* (1623–1688) und *Bernhard Albinus* (1653–1721), die im übrigen auch durch wissenschaftliche Verdienste in der Medizingeschichte gute Namen haben.

Christian Mentzel, der in Fürstenwalde geboren wurde und sein Studium 1644 an der Universität in Frankfurt (Oder) begonnen hatte, setzte es in Königsberg fort, war einige Monate als Lehrer der Naturwissenschaften am akademischen Gymnasium in Danzig tätig und begab sich dann auf eine große wissenschaftliche Reise, die ihn zunächst nach Holland führte. Mit dem Schiff fuhr er entlang der französischen und spanischen Küsten ins Mittelmeer, um sich dann in Italien weiter auszubilden (94). Er hörte Vorlesungen in Bologna und in Padua, wo er die Doktorwürde erwarb. Nach dem Besuch von Städten und Sehenswürdigkeiten in Oberitalien und Süddeutschland, kehrte er nach Berlin zurück. Er praktizierte hier als Arzt, kam in Verbindung zum Großen Kurfürsten, wurde Hof- und Lagerarzt, 1660 auch Leibarzt und kurfürstlicher Rat. Er begleitete seinen Herrscher auf Reisen und Feldzügen und erwarb sich dessen besonderes Vertrauen. Seine großen botanischen Interessen veranlassten den Kurfürsten, ihn mit der Katalogisierung von botanischen Zeichnungen und chinesischen Schriften zu beauftragen, die er für seine Bibliothek erworben hatte. Dies gab den Anstoß zu einer intensiven Beschäftigung Mentzels mit der chinesischen Sprache und Schrift (95). Immerhin war Mentzel bereits über 60 Jahre alt, als er sich der Sinologie zuwandte. Bis zu seinem Lebensende hat ihn dieses Wissensgebiet beschäftigt. Dabei haben seine brieflichen Kontakte mit europäischen Gelehrten, die im Dienste der Niederländisch-Ostindischen Kompanie in Ostasien tätig waren, eine wichtige Rolle gespielt. Auf diese Weise bekam Mentzel chinesische Schriftstücke, Bücher, getrocknete Pflanzen und Sämereien, aber auch kunsthandwerkliche Gegenstände für die kurfürstlichen Sammlungen geschickt. Die auf diesem Wege erhaltenen Lexika der chinesischen Sprache und andere Schriften gaben den Anstoß für Mentzels eigene sinologische Veröffentlichungen (96).

Dass Mentzel mit dem Kurfürsten in Potsdam gewesen ist, dürfte in den Jahren 1677 bis 1680 als sicher anzunehmen sein, handelte es sich dabei doch um manchmal mehrwöchige Aufenthalte (97). Offenbar fand der kurfürstli-

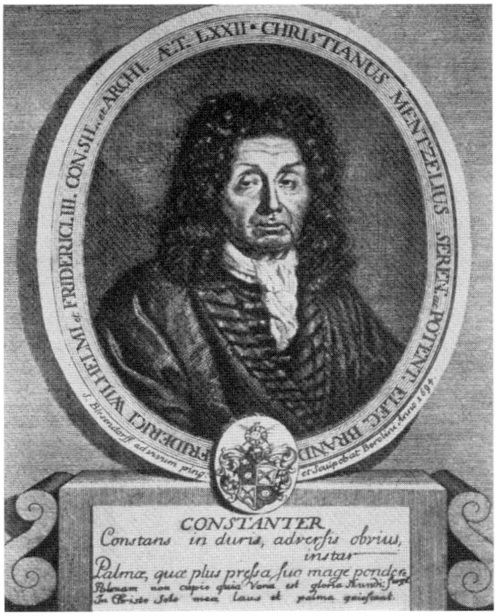

Christian Mentzel (1622–1701),
kurfürstl. brandenburg. Leibarzt,
bedeutender Botaniker und Sinologe
Kupferstich v. S. Blesendorff 1694

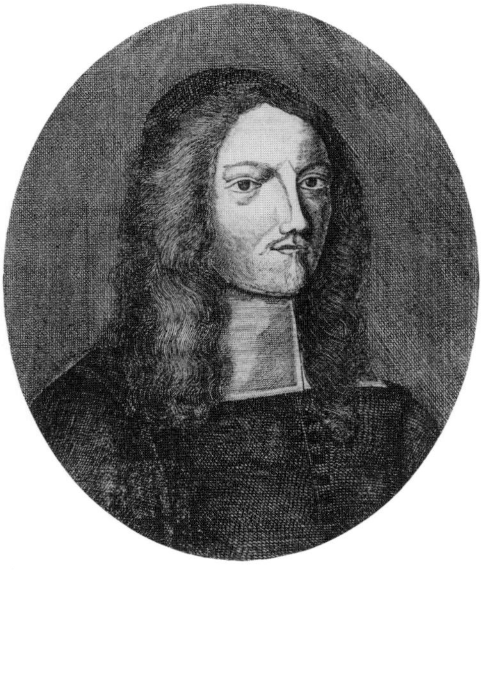

Johann Sigismund Elsholtz
(1623–1688),
kurfürstl. brandenburg. Leibarzt
Zeitgen. Kupferstich

che Leibarzt aber auch Gefallen an der Stadt selbst, da er dort auch ein Landhaus erworben hat, das an der Ostseite der Lindenstraße, zwischen der Bäk-ker- und der Spornstraße gelegen war. Die Lindenstraße hieß damals noch „allée nachm fasangarthen", einer zur kurfürstlichen Hofhaltung gehörenden Geflügelzuchtanlage hinter dem späteren Jägertor. Mentzel scheint auch mit Johann Kunckel in Potsdam zusammengetroffen zu sein, offenbar bei dessen erstem Besuch in der Mark Brandenburg (98).

Der mit Mentzel etwa gleichaltrige kurfürstliche Leibarzt *Johann Sigismund Elsholtz* stammte aus Frankfurt (Oder), wo er auch sein Medizinstudium begann, das er in Wittenberg und Königsberg fortsetzte. Er unternahm die zu dieser Zeit übliche akademische Studienreise, besuchte Holland, Frankreich und Italien, wo er in Padua 1653 die medizinische Doktorwürde erhielt. Noch im gleichen Jahr ließ er sich in Berlin nieder, wurde kurfürstlicher Hofarzt, Aufseher der Hofgärten und Regimentsarzt der kurfürstlichen Garde. Von seinen zahlreichen Schriften ist die „Flora Marchica" (99) deshalb bemerkenswert, weil er in diesem ersten Pflanzenkatalog für die Mark Brandenburg nicht nur die wildwachsenden, sondern auch die in den kurfürstlichen und privaten Gärten angebauten Gewächse aus anderen europäischen und überseeischen Ländern aufgeführt hat. Elsholtz hatte die Oberaufsicht über die kurfürstlichen Gärten sowohl in Berlin als auch in Oranienburg und in Potsdam und damit auch eine Verbindung zu dieser Stadt. Einen privaten Wohnsitz hat er hier aber wohl nicht gehabt.

Großen Zuspruch fand auch ein von Elsholtz 1682 herausgegebenes Kochbuch, in dem medizinische Gesichtspunkte eine wichtige Rolle spielen, weshalb es auch die Bezeichnung „Diaeteticon: Das ist Newes Tisch-Buch oder Unterricht von Erhaltung guter Gesundheit durch eine ordentliche Diät" trägt. Weit über den lokalen Rahmen hinaus aber hat Elsholtz dadurch Beachtung und Anerkennung gefunden, dass er einer der Begründer der Einspritzung von Arzneimitteln in die Blutgefäße, also der intravenösen Injektion, gewesen ist. Er hat seine Vorgehensweise in einer 1665 erschienenen Schrift „Clysmatica nova" („Neue Klistierkunst") beschrieben. Eine zweite Auflage von 1667 enthält auch die erste Abbildung der von ihm verwendeten Instrumente, einer Spritze, wie man sie auch zum Klistieren benutzte, versehen mit einer Kanüle, die in das Blutgefäß eingestochen wurde. Elsholtz war der erste, der diesen Eingriff am Menschen vorgenommen hat, wobei er als wohl nicht ganz freiwillige Patienten drei Grenadiere der kurfürstlichen Leibgarde

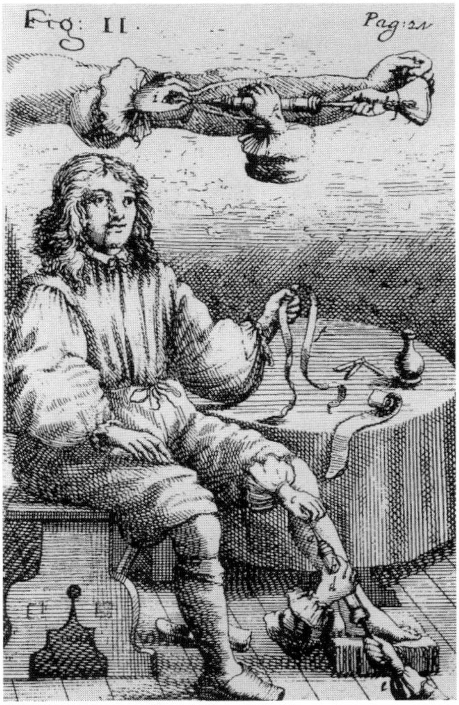

Erste intravenöse Einspritzung von Arzneimitteln beim Menschen durch Dr. Elsholtz an Soldaten der kurfürstl. brandenburg. Leibgarde (1664)

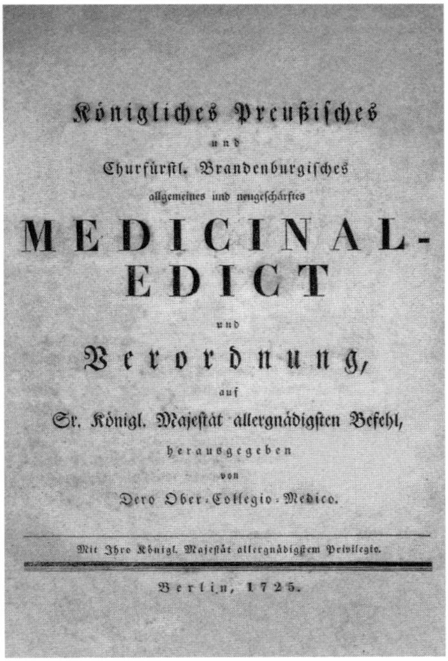

Königliches Preußisches
und
Churfürstl. Brandenburgisches
allgemeines und neugeschärftes
MEDICINAL-
EDICT
und
Verordnung,
auf
Sr. Königl. Majestät allergnädigsten Befehl,
herausgegeben
von
Dero Ober-Collegio-Medico.

Mit Ihro Königl. Majestät allergnädigstem Privilegio.

Berlin, 1725.

Königlich-Preußisches Medizinaledikt von 1725

heranzog. Bei der Freilegung der Vene war der Leibchirurg der Garde Andreas Horch behilflich (100).
Nur wenige Jahre war *Bernhard Albinus* als Leibarzt tätig. Geboren als Bernhard Weiß in Dessau, latinisierte er als Student seinen Namen wie zu jener Zeit üblich. An der Universität Leyden, die mit herausragenden Lehrern besetzt war, erhielt er seine Ausbildung, dort promovierte er 1676, ging dann nach Paris, um in der Chirurgie praktische Erfahrungen zu sammeln. 1680 ließ er sich in seiner Heimatstadt Dessau als Arzt nieder, erhielt jedoch bereits im folgenden Jahr eine Professur an der brandenburgischen Landesuniversität in Frankfurt (Oder). Der Große Kurfürst berief ihn schon bald darauf nach Potsdam und ernannte ihn zum Geheimen Rat und Leibarzt. 1683 kehrte Albinus nach Frankfurt zurück und widmete sich fortan vor allem dem anatomischen Unterricht. 1684 bis 1687 ließ er im Kollegienhaus ein anatomisches Theater, also einen speziellen Demonstrationsraum, einbauen. Einen 1694 an ihn ergangenen Ruf an eine holländische Universität lehnte er ab und blieb in Frankfurt. Auch als Leibarzt König Friedrichs I. wurde er tätig, offenbar auch in Potsdam, bewohnte er doch das Haus Nr. 4 in der Kurfürstlichen Freiheit, wie im Jahre 1700 urkundlich nachzuweisen ist (101). Im Jahre 1702 erhielt Albinus jedoch den höchst ehrenvollen Ruf auf einen ordentlichen Lehrstuhl für Anatomie und Chirurgie an der Universität Leyden, dem er gefolgt ist. 1711 bekleidete er das Amt des Rektors dieser damals führenden Universität nördlich der Alpen und lehnte 1715 eine Berufung nach Berlin ab. Sein Nachfolger auf dem Lehrstuhl in Leyden wurde sein Sohn Bernhard Siegfried Albinus (1697–1770), unter dem der anatomische Unterricht in Leyden seine glanzvollste Zeit erlebte (102).
Mentzel und *Elsholtz* haben übrigens, zusammen mit anderen kurfürstlichen Leibärzten einen wichtigen Beitrag zur staatlichen Organisation des Gesundheitswesens in Brandenburg geleistet. Auf ihren Vorschlag vom Jahre 1661/62 wurde nach längeren Vorarbeiten vom Großen Kurfürsten 1685 ein „Medizinaledikt" erlassen, das sich formal an den Zunftverfassungen der Zeit orientierte, aber auch den Eintritt in eine staatliche Gesundheitsaufsicht erkennen lässt, wurde doch mit dem Collegium medicum eine oberste Landesgesundheitsbehörde eingesetzt. Diesem Collegium oblag die Aufsicht über das gesamte Medizinalwesen und somit auch alle Heilpersonen (103).
Zwei der herausragendsten Ärzte am Übergang des 17. zum 18. Jahrhundert sind als Leibärzte der preußischen Könige Friedrich I. und seines Sohnes

Friedrich Wilhelms I. tätig gewesen. Beide gehörten als Professoren der Universität Halle an, die 1694 gegründet worden war, sie bildeten gemeinsam die dortige Medizinische Fakultät. *Friedrich Hoffmann* (1660–1742) war nicht nur ein begnadeter Lehrer, der viele Studenten an die Universität Halle gezogen hat, zugleich hatte er den Ruf eines verständnisvollen, einfühlsamen Arztes, dessen Behandlungsmaßnahmen Anklang fanden und dem nachhaltige Erfolge nachgesagt wurden. Er beschränkte sich auf die Verwendung einer geringen Zahl von Arzneimitteln, deren Wirkungen gesichert waren, setzte sich für den Gebrauch von natürlichen Mineralwässern ein und stellte die eigene Erfahrung in den Vordergrund seines ärztlichen Handelns. Der zweite Vertreter der Medizin an der Universität Halle war *Georg Ernst Stahl* (1659–1734), den Hoffmann bereits aus der gemeinsamen Studienzeit in Jena kannte und der aufgrund seiner Empfehlung den zweiten Lehrstuhl bekommen hatte. Stahl ist auch als Chemiker hervorgetreten. Er wurde durch die von ihm weiterentwickelte Phlogistontheorie bekannt, die als Erklärung der chemischen Prozesse, die nach der Entdeckung des Sauerstoffs als Oxidationsvorgänge bezeichnet werden, eine wichtige Bedeutung hatte und zum Interesse der Ärzte für die Chemie erheblich beigetragen hat. Als Mediziner hat Stahl die Lehre von der „Beseelung“ aller Teile des menschlichen Organismus aufgestellt, die als „Animismus“ zur Grundlage eines neuen Systems der Medizin wurde.

Schwierig war das Verhältnis zwischen beiden Gelehrten allein schon infolge ihres unterschiedlichen Wesens. Hoffmann war beliebt und hoch geschätzt als aufgeschlossener, liebenswürdiger und stets freundlich-verbindlicher Arzt. Stahl hingegen war eine sehr labile, mißtrauische und empfindliche Persönlichkeit. Er fühlte sich gegenüber Hoffmann benachteiligt und zurückgesetzt und dieses Gefühl verstärkte sich im Laufe der Jahre gemeinsamer Tätigkeit in Halle. So war es Stahl sehr angenehm, dass Hoffmann im Jahre 1709 als Leibarzt nach Berlin an den Hof Friedrichs I. berufen wurde. Die wenigen Jahre, die Hoffmann fern seiner Heimatstadt Halle verbrachte, waren für ihn allerdings höchst unerfreulich. Das Hofleben sagte ihm wenig zu, zumal der seit 1703 als königlicher Leibarzt tätige *Andreas Gundelsheim* († 1715) heftig gegen ihn beim König intrigierte, so dass Hoffmann 1712 wieder nach Halle zurückkehren musste (104). Besondere Verbindungen zu Potsdam sind aus dieser Zeit nicht nachweisbar.

Unter dem Nachfolger Friedrich Wilhelm I. wurde 1715 nun Stahl aus Halle nach Berlin berufen. Er ist diesem Ruf sicher gern gefolgt, zumal dadurch die Zusammenarbeit mit Hoffmann aufhörte. In Berlin erwarb sich Stahl einen großen Patientenkreis aus Adel und wohlhabendem Bürgertum und genoss das Ansehen als Angehöriger des Hofes. Stahl war als Leibarzt auch Mitglied des Collegium medicum, in dem er eine wichtige Rolle gespielt hat. Er gehörte zu den Verfassern des 1725 erlassenen „Medicinal-Edicts", der neuen und erweiterten Gesetzesgrundlage des preußischen Medizinalwesens. Die oberste Gesundheitsbehörde hieß fortan Ober-Collegium medicum (105). Sicher hat Stahl sich auch gelegentlich in Potsdam leibärztlich betätigen müssen, Einzelheiten sind jedoch nicht überliefert.

Wenige Monate nachdem Stahl in Berlin verstorben war (14. Mai 1734) musste Friedrich Hoffmann noch einmal beim Soldatenkönig leibärztlich tätig werden. Er blieb fünf Monate in Potsdam und hatte offenbar Erfolg bei der Behandlung seines hohen Patienten. Der König litt an Schwellungen der Beine und hatte Mühe beim Laufen. Auch nachdem Hoffmann wieder in Halle sein Lehramt übernommen hatte, blieb er im Briefwechsel mit dem König und erteilte ihm ärztlichen Rat. Wie persönlich sich diese Arzt-Patienten-Beziehung entwickelt hat, zeigt der Text eines Briefes, den Friedrich Wilhelm I. am 31. Dezember 1737 an Hoffmann schrieb (106):

> „Hochgelahrter Rath, besonders lieber Getreuer ! Weil ich an Eurem Wohlseyn Theil nehme, so habe Ich Euch, bey dem antretenden Neuen Jahr, ein klein Cordial von 20 Bouteillen Meines Ungarischen Weines zum Andenken schicken wollen. Ich wünsche Euch dabey eine Verlängerung Eures bißherigen vergnügten Alters und alle ersinnliche Prosperität des Leibes und der Seelen, und werde allezeit zeigen, wie sehr Ich sey Euer wohl affectionirter König
> Fr. Wilhelm"

Zur weiteren persönlichen Behandlung ist Hoffmann, sicher auch wegen seines Alters, nicht mehr vom König herangezogen worden. Dass das Verhältnis zu Hoffmann eine Besonderheit gewesen ist, ganz im Gegensatz dazu, wie der Soldatenkönig sonst mit seinen Ärzten umzuspringen pflegte, bestätigt, dass er hier einer wirklich großen ärztlichen Persönlichkeit begegnet war.

Der Soldatenkönig hatte 1724 bereits für die Armee neben Holtzendorff als Chirurgen auch einen obersten Feldmedicus eingesetzt, *Johann Theodor Eller*

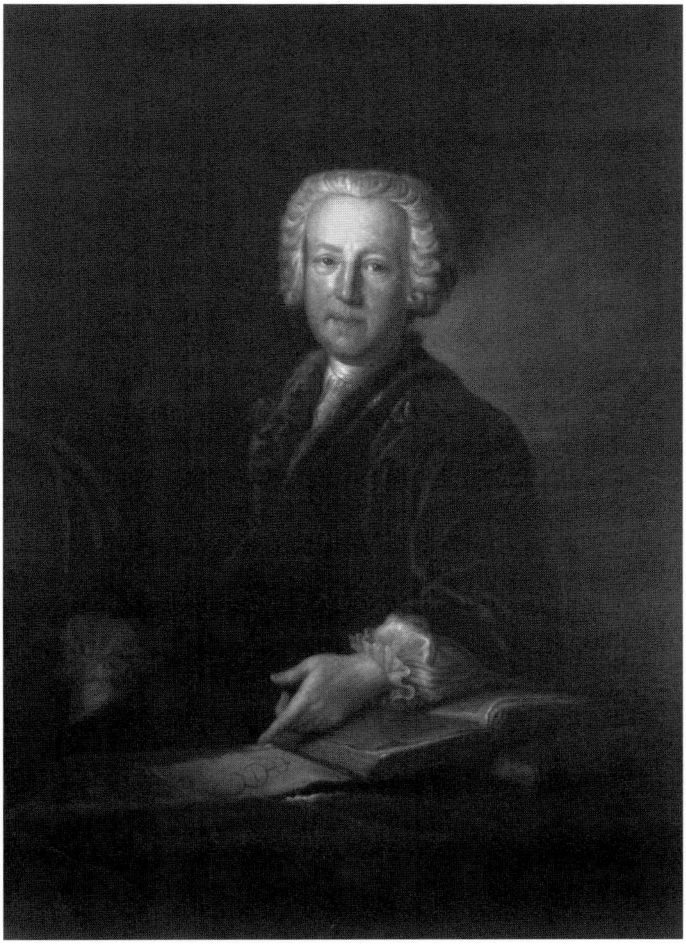

Johann Theodor Eller (1689–1760),
1735 Königl. preußischer Generalstabsfeldmedikus.
Ölgemälde von Antoine Pesne.
Sanitätsakademie der Bundeswehr, München

(1689–1760), der auch als Leibarzt des Königs in Potsdam tätig gewesen ist. Eller, ein Schüler von Stahl, war als erster Generalstabsfeldmedicus der preußischen Armee Vorgesetzter aller im militärischen Dienst stehenden Ärzte, hatte zusammen mit Holtzendorff auch eine gewisse Aufsicht über die Lazarette, die allerdings unter dem Befehl von Offizieren standen. Eller wurde auch bei Krankheiten des Königs konsultiert, so 1734 neben Stahl und Hoffmann, zusammen mit dem verdienstvollen Leibarzt Dr. *Christoph Horch* (1667–1754), dem Sohn des Chirurgen bei der Garde *Andreas Horch*. Eller wurde auch bei der letzten Krankheit des Königs hinzugezogen und er war es, der den Kronprinzen Friedrich in Rheinsberg vom Zustand des Königs verständigte, so dass dieser rechtzeitig, in der Nacht vom 26. zum 27. Mai 1740, nach Potsdam kommen konnte. Am 31. Mai stand auch Eller neben dem Thronfolger am Sterbebett des Soldatenkönigs (107).

Soldatenlazarette und die Anfänge der Militärchirurgie in Potsdam

Im Stadtbild Potsdams sind noch Lazarettbauten aus friderizianischer Zeit erhalten, das bedeutendste Militärkrankenhaus ist jedoch das im 19. Jahrhundert errichtete Garnisonlazarett, dessen rote Ziegelbauten am Voltaireweg Zeugen einer wechselvollen Geschichte sind.
Mit der Einführung stehender Heere waren auch Ärzte und Feldschere sowie Krankenstuben in den Garnisonstädten erforderlich. Da die Regimentskommandeure aus wirtschaftlichen Gründen nur Feldschere zur Betreuung der Soldaten einstellen konnten, diese jedoch keine Erfahrungen auf dem Gebiet der inneren Krankheiten besaßen, wurde schon bald die Notwendigkeit erkannt, die Ausbildung der Feldschere zu verbessern. Unter Friedrich Wilhelm I. sind dafür die ersten Maßnahmen eingeleitet worden. In den Medizinaledikten, auch dem von 1725, sind die Feldschere als Berufsgruppe nicht erwähnt, sie hatten demnach eine Sonderstellung, die erst im 19. Jahrhundert definitiv aufgehoben wurde.
Friedrich Wilhelm I. hatte schon als Kronprinz im Jahre 1711 einen Feldscher bei seinem Regiment eingestellt, den als Sohn eines Hofrats 1694 in Cleve geborenen *Friedrich Brandhorst* (1694–1740), dessen Ausbildung vom regierenden König Friedrich I. gefördert worden war. Nach Teilnahme am Kriege gegen die Schweden 1715 als Leibchirurg wurde der Regimentsfeldscher Brandhorst auf Kosten des 1713 zur Regierung gekommenen Soldatenkönigs, zusammen mit zwei weiteren Feldscheren, für 2 Jahre nach Paris geschickt, um dort auf allen Gebieten der Anatomie, Chirurgie und Geburtshilfe bei den führenden Vertretern dieser Fächer ausgebildet zu werden. Nach seiner Rückkehr war er sehr wahrscheinlich bis 1722 in der Stadt Brandenburg in Garnison, bis dahin wurden die meisten Kompanien des Königsregiments nach Potsdam verlegt (108). Eine Episode aus dem Leben Brandhorsts soll sich 1719 abgespielt haben, nach anderen Angaben jedoch erst 1732. Es dürfte

aber, wann auch immer, wohl so gewesen sein, dass sich beim König eine entzündliche Schwellung an einem Fuß, offenbar eine Phlegmone, entwikkelt hatte und die Leibärzte einen operativen Eingriff, den der Leibchirurg Brandhorst empfohlen hatte, ablehnten. Der König soll jedoch der Ansicht seines Leibchirurgen zugestimmt und dieser einen Einschnitt vorgenommen haben. Schon nach wenigen Tagen hätten die Beschwerden nachgelassen, der Erfolg hatte dem mutigen Chirurgen Recht gegeben. Der König habe dann, wie berichtet wird, die Leibärzte nach Potsdam ins Schloss bestellt und in ihrer Gegenwart Brandhorst seinen königlichen Hut aufgesetzt und ihn mit den Worten „Hiermit kröne ich Euch zum Doctor, Ihr seid der wahre Doctor" promoviert und zu den Leibärzten gesagt: „Ihr aber schert Euch nach Hause, Ihr seid wahre Blattscheißer!" (109). Brandhorst soll vom König auch einen Doktorring erhalten haben, der noch längere Zeit in Familienbesitz gewesen sein soll. Wie hoch der König seinen Leibchirurgen schätzte, ist auch dadurch erkennbar, dass er ihn 1734 zum Hofrat ernannte und ihm beim Erwerb des Rittergutes Satzkorn behiflich war. Brandhorst ist am 1. Mai 1740 nach der Rückkehr von einem Besuch bei dem schwer erkrankten König in seinem Haus in Potsdam Am Kanal 26 verstorben, wenige Wochen später, am 30. Mai, starb auch Friedrich Wilhelm I.

Als Generalchirurgus der Garde hat sich *Ernst Conrad Holtzendorff* (1688–1714) besondere Verdienste um die Organisation des preußischen Militärsanitätswesens erworben. Im Alter von 18 Jahren war er bereits als Regimentsfeldscher der Garde im Felde. Er soll auch eine längere Reise durch Oberitalien, Österreich und Frankreich unternommen haben und dann wieder bei der Garde in Dienst getreten sein. 1716 ernannte ihn Friedrich Wilhelm I. zum Generalchirurgus der Garde, zum Leibchirurgus und „Direktor sämmtlicher Chirurgen in den preußischen Landen" (110). Er besaß das besondere Vertrauen seines Königs, dem er wiederholt Vorschläge zur Verbesserung des Wissens und Könnens der Militärchirurgen unterbreitet hat. So wurde auf seine Anregung in Berlin das anatomische Theater 1713 gegründet, in dem auch Operationskurse stattfanden. Im Gebäude des 1710 errichteten, jedoch nicht benötigten Pesthauses ist mit seiner Mitwirkung ein Garnisonlazarett und 1726 auch ein „Bürgerlazarett" eingerichtet worden, aus dem dann die „Charité" hervorgegangen ist, die zur klinischen Ausbildungsstätte der Militärchirurgen wurde. Seinen Vorschlägen verdankt auch das „Collegium medico-chirurgicum" seine Entstehung. Diese Lehranstalt

Friedrich Brandhorst (1694–1740),
Generalchirurgus der preußischen Garde.

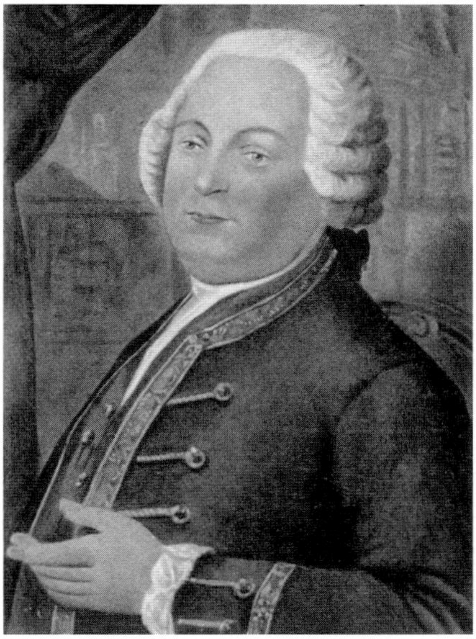

Ehemaliges Gardelazarett
Lindenstr. 25 (erbaut 1772)

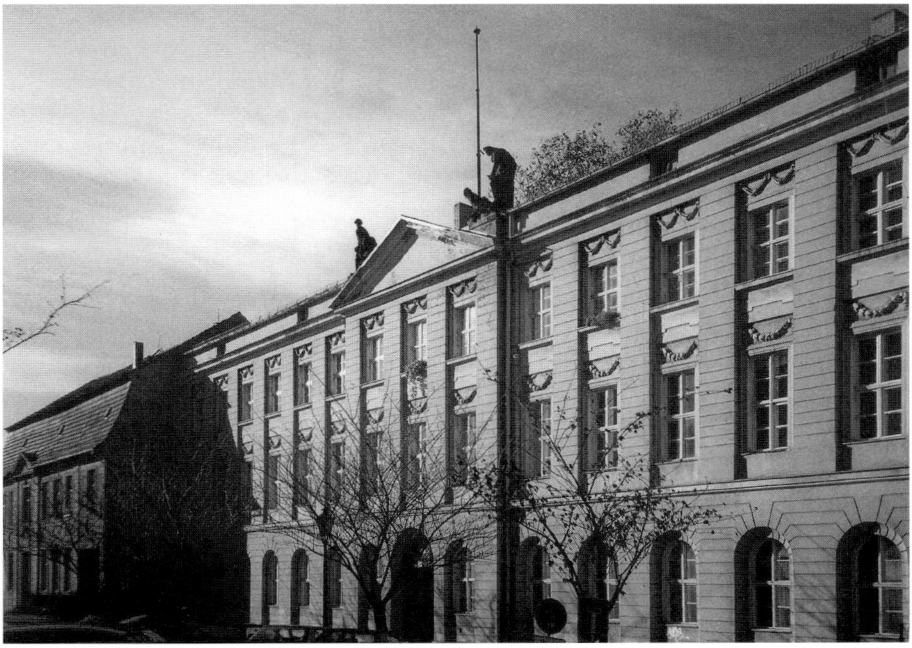

mit 6 Professuren wurde 1724 errichtet und bot den gesamten Unterrichtsstoff einer medizinischen Fakultät. Sie war eine Ausbildungsstätte für Feldschere und zivile Wundärzte, die sich innerhalb weniger Jahre beträchtliches Ansehen erwarb. Für die Feldschere der Garde wurden 8 Stellen geschaffen, die ein dreijähriges Studium an diesem Collegium ermöglichten. Da diese besonders ausgewählten jungen Männer einen Sold erhielten, eine „Pension“, wurden sie als „Pensionärchirurgen“ bezeichnet. Damit hatte Holtzendorff eine Einrichtung geschaffen, die den Weg vom „Feldscher“ zum „Mediko-Chirurgen“ eröffnete, also die Ausbildung von Militärchirurgen auch auf dem Gebiet der inneren Medizin in Preußen begründet hat (111).
Holtzendorff hat noch unter Friedrich II. am Ersten Schlesischen Krieg teilgenommen, fiel dann aber in Ungnade und verließ die Armee. In Potsdam ist er als Generalchirurgus der Garde und in der Regierungszeit des Soldatenkönigs als dessen Berater in allen militärmedizinischen Angelegenheiten mit Sicherheit tätig gewesen. Über die Zeiten seiner Anwesenheit und seine Wohnsitze ist jedoch nichts beurkundet.
Während der Regierungszeit des Soldatenkönigs sind auch die ersten Lazarettbauten errichtet worden. Auf dem Grundstück Lindenstraße 25 wurden um 1720 zwei Fachwerkgebäude errichtet, die für die Unterbringung von Kranken der königlichen Garde dienten. Zur Behandlung der an inneren Krankheiten leidenden Soldaten hat Friedrich II. 1748 einen Dr. Oswald diesem Lazarett zugeteilt (112). Im Jahre 1772 ist an Stelle dieser Häuser das noch heute vorhandene große Lazarettgebäude, nach Plänen von Georg Christian Unger, für die Kranken des 2. und 3. Bataillons des Regiments „Leibfußgarde“ errichtet worden. Die Länge des dreigeschossigen Hauses betrug 130 Fuß, die Tiefe 38 Fuß, stehengebliebene Hofgebäude wurden mitgenutzt. Es diente später als Lazarett für das gesamte 1. Garde-Regiment zu Fuß bis 1894, dem Jahr der Inbetriebnahme des neuen Garnisonlazaretts. Anfangs war die Bettenzahl auf etwa 100 beschränkt, später waren dann 133 Betten verfügbar. Chefarzt war der jeweilige Regimentsarzt des 1. Garde-Regiments zu Fuß, u.a. um 1880 der durch seine wissenschaftlichen Publikationen besonders geschätzte Oberstabsarzt 1. Klasse *Dr. Carl Friedel* (1833–1885), der in den sechziger Jahren an einer preußischen Chinaexpedition teilgenommen und darüber veröffentlicht hatte (113). Besondere Aufmerksamkeit haben schon immer die beiden Figurengruppen neben dem Frontgiebel dieses Hauses Lindenstraße 25 gefunden, die von dem Bildhauer Philipp Gottfried Jenner

geschaffen worden sind. Die Zuordnung der Personen, jeweils ein Feldscher und ein Kranker, scheint nicht zu stimmen. In der einen Gruppe hält der Feldscher einem Kranken, der offenbar eine Medizin einnehmen möchte, eine Klistierspritze an den Mund, bei der anderen wird dem Soldaten, der nach einem Klistier verlangt, eine Arznei zum Munde geführt. Man hat diese falsche Zuordnung mit einer Anweisung des Königs erklären wollen, der dadurch die Maßnahmen der Heilkundigen zu verspotten beabsichtigte. Es wurde sogar behauptet, Friedrich II. habe die bereits fertigen Figurengruppen auseinanderschneiden und in dieser abwegigen Zuordnung zusammenfügen lassen. Die Hintergründe dieses symbolträchtigen Gebäudeschmucks werden sich nicht aufklären lassen. Doch ist dieses Lazarettgebäude eine krankenhausgeschichtliche Kuriosität, die schon manchen Interessierten beeindruckt hat (114). Im Jahre 1896 wurde das Lazarettgebäude als „Verheiratheten-Wohnhaus“ für 16 Familien von Regimentsangehörigen bewohnt, um 1900 waren dies „1 Musikdirektor, 12 Hoboisten und 3 Büchsenmacher“ (115). Auch nach 1919 ist das Gebäude von der Heeresstandortverwaltung an verheiratete Heeresbedienstete vermietet worden.
In den Jahren 1713 und 1720 hatte Friedrich Wilhelm I. die Frankeschen Stiftungen in Halle besucht und dort Anregungen erhalten, die für die Errichtung des Potsdamer Militärwaisenhauses wegweisend gewesen sind. Allerdings war es für den Soldatenkönig ein dringendes Gebot, das Waisenhaus bevorzugt als Erziehungsstätte für Kinder seiner Gardegrenadiere zu errichten. Auf die Notlage vieler Kinder aus den Konkubinatsverhältnissen der Soldaten wurde bereits hingewiesen. Als 1722 der Grundstein gelegt wurde, stand ein bis dahin unbebautes Grundstück zur Verfügung, das von der Breiten Straße im Süden, durch den Stadtkanal im Osten und im Norden durch die Spornstraße begrenzt wurde. Dort entstanden bis zu 4 Geschosse hohe Fachwerkgebäude, die jedoch schon 1737 wegen Einsturzgefahr erneuert werden mussten. Zunächst verfügte das Waisenhaus, das mit 179 „Soldatenjungen“ am 1. November 1724 eröffnet wurde, nur über eine Krankenstube. In dem am Eröffnungstage vom König erlassenen „General-Reglement“ für den Betrieb des Waisenhauses sind auch die Namen des Arztes, *Dr. Jacmin*, und des Feldschers, ein *Georg Müller*, erwähnt. Dr. Jacmin war Stadtphysikus in Potsdam und hatte die Betreuung des Waisenhauses übernehmen müssen. Der Feldscher Müller wohnte im Waisenhaus. Nachdem die bereits geschilderte bösartige Epidemie im Jahre 1727 mit ihren Folgen, – der Stadtphysikus

Dr. Jacmin und der Feldscher Müller haben offenbar zu den Opfern gehört – so insbesondere auch der Verlegung der noch gesunden Waisenkinder in Gebäude des ehemaligen Klosters Lehnin, gezeigt hatte, wie wichtig ein eigenes Lazarett für die Betreuung der erkrankten Waisenkinder war, stellte der König für diesen Zweck ein Haus in der Teltower Vorstadt an der Straße nach Nowawes zur Verfügung (116). Es handelte sich um ein kleines Gestütsgebäude aus der Zeit des Großen Kurfürsten, das unbenutzt war. Im Jahre 1730 wurde dann auf dem gleichen Grundstück ein Neubau an der Saarmunder Straße erbaut. Das zweistöckige Fachwerkgebäude enthielt im oberen Stockwerk an einem einseitig verlaufenden Korridor eine Reihe von 6 Krankenzimmern, in denen insgesamt zwischen 80 und 100 Kranke untergebracht werden konnten. Das Dachgeschoss war mit Gauben versehen, so dass auch dort im Bedarfsfall Kranke gelagert werden konnten. Im Erdgeschoss gab es Wohn- und Wirtschaftsräume. „Das Krankenhaus hatte übrigens ein gefälliges Aussehen“, wie es in der anlässlich der Einhundertjahrfeier 1824 veröffentlichten Beschreibung der Geschichte des Waisenhauses heißt. Über dem Eingang in der Mitte des Hauses stand unter dem königlichen Adler die Inschrift „Lazareth für das Königliche Militair- Waisenhaus“.
Von 1728 bis 1747 ist als „dirigirender Arzt der Anstalt der Hofmedicus und Hofrath *Dr. Arends*“ nachgewiesen, der auch die Betreuung der Lazarettinsassen besorgen musste. Er hat bis 1735 im Waisenhaus gewohnt, dann ein eigenes Haus in der Stadt bezogen. Eine im Jahre 1742 aufgestellte, 1886 Köpfe zählende Liste der „vom Waisenhause unterhaltenen Personen“ enthält außer dem Hofrat Dr. A(h)rend(s) noch 1 Feldscher im Waisenhause selbst und 2 Feldschere im Lazarett. In Lazarettbehandlung befanden sich 107 Kranke, unter ihnen 31 Mädchen, für deren Pflege 13 „Frauen und Mägde“, 4 „Knechte“ neben einem „Informator“ und einem „Speisemeister“ aufgeführt sind (117). Die Versorgung der Kranken mit Arzneimitteln erfolgte in den ersten Jahren aus der Königlichen Hofapotheke in Berlin. Da jedoch bei der zunehmenden Zahl der Waisenhausinsassen Schwierigkeiten beim Transport der Medikamente nach Potsdam entstanden waren, wurde der Apotheker *Carl Heinrich Harsleben* († 1772) mit der Belieferung betraut. Er hatte 1735 ein königliches Privileg für die Errichtung einer Apotheke in der Lindenstraße 48, damals als Haus Nr. 4 im „Quarree 1 am alten Brandenburger Thore“ bezeichnet, erhalten. Der Sohn und Nachfolger als Besitzer dieser später und heute als „Apotheke zum goldenen Hirsch“ benannten

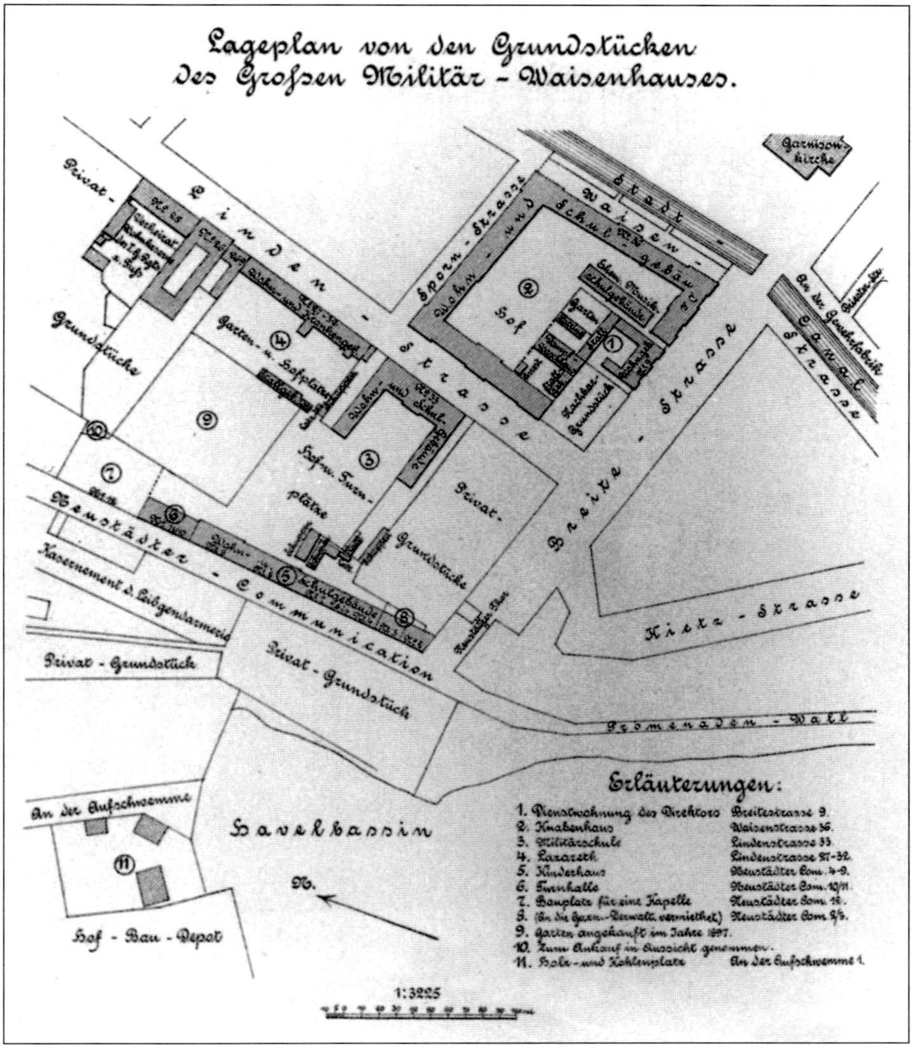

Lageplan Großes Militärwaisenhaus 1900
Tafel 50 in: Garnisonbeschreibung Potsdam. Berlin 1900

Apotheke erhielt 1772 von Friedrich dem Großen dieses Recht bestätigt, das alle Potsdamer „Waysen- und Witwen-Häuser" betraf. Diese „Concession" hat auch für die nachfolgenden Inhaber dieses Apothekenprivilegs Gültigkeit behalten und zwar bis zum Jahre 1945 (118).
Ein eigenes Haus für Waisenmädchen wurde 1725 erbaut und zwar in der Nähe der Heiliggeistkirche. Erst im Zusammenhang mit den großen Um- und Erweiterungsbauten, die unter Friedrich II. für das Waisenhaus vorgenommen wurden, kam es 1753 bis 1755 zum Bau des dreiflügligen Gebäudes mit Hauptfront an der Lindenstraße. Anstoß zum Bau dieses Hauses, in dem anfangs 400, später noch mehr Mädchen untergebracht wurden, war das lebhafte Interesse des Königs an der aufblühenden „Kantenklöppelei", die nach dem Vorbild der Brabanter Spitzenfertigung industriell von den Berliner Großkaufleuten Veitel Ephraim († 1786) und Gumpertz betrieben wurde. Bereits vor dem Regierungsantritt Friedrichs II. waren die Mädchen des Potsdamer Waisenhauses für die Textilindustrie als billige Arbeitskräfte tätig gewesen. Die Räume des Neubaus ermöglichten nun jedoch eine erhebliche Erweiterung der Fabrikation, die vorher in den Gebäuden in der Nachbarschaft des ersten Mädchenwaisenhauses in der Burgstraße nicht möglich gewesen war. Die wöchentliche Arbeitszeit dieser Kinder betrug 37 Stunden, wurde dann auf 35 Stunden reduziert. Der Ausfall durch Krankheiten war hoch (119).
In den Jahren des Siebenjährigen Krieges (1756–1763) stieg die Zahl der Waisenkinder im Potsdamer Waisenhaus auf über 2000, davon 750 Mädchen. Die gesundheitlichen Verhältnisse verschlechterten sich zunehmend und dies änderte sich auch in den folgenden Jahren wenig, obgleich die Zahl der Insassen zurückgegangen war. Der Neubau eines Krankenhauses wurde deshalb nötig. Unter der Leitung von Heinrich Ludewig Manger(1728–1790), Ober-Hofbaurat und Garteninspektor, der schließlich beim König in Ungnade fiel und erst unter dessen Nachfolger aus der Haft entlassen wurde, entstand 1768 bis 1770 ein zweistöckiger Massivbau als Knabenlazarett auf dem Gelände an der Saarmunder Straße, das alte Lazarettgebäude diente fortan als Mädchenlazarett. Dieses aus dem Jahre 1730 stammende Haus wurde 1806 durch einen Neubau ersetzt, der jedoch nur wenige Jahre benutzt werden konnte. Im Jahre 1820 mussten die Lazarettbauten dem von Stolp in Pommern nach Potsdam verlegten Kadettenhaus übergeben werden und

wurden nach entsprechenden baulichen Änderungen und Zubauten für den neuen Zweck verwendet.
Die bis dahin als Kasernen genutzten Häuser in der Lindenstraße 27 bis 32, die dem Militärwaisenhaus im Gegenzug überlassen wurden, sind zu Lazarettzwecken auf Kosten der Kadettenanstalt umgebaut worden (120) und wurden als solche bis ins 20. Jahrhundert benutzt.
Unter den Ärzten, die im Potsdamer Waisenhaus gearbeitet haben, hat *Christian Andreas Cothenius* (1708–1789) eine wichtige Rolle für das öffentliche Gesundheitswesen in Preußen gespielt. Hier sei nur seine Tätigkeit für das Haus berücksichtigt, mehr über ihn soll später gesagt werden, wenn von den Ärzten um Friedrich den Großen die Rede sein wird.
Cothenius, damals Stadtphysikus in Havelberg und Physikus der Prignitz, wurde 1747 zum König nach Potsdam gerufen, der ihn persönlich examinierte und dabei die guten Urteile über ihn offenbar bestätigt fand. Cothenius ist 1748 als Hofarzt nach Potsdam berufen worden und erhielt gleichzeitig die Stelle des Arztes für das Große Militärwaisenhaus. Er wurde zudem auch Physikus der Kreise Zauche und Teltow, wodurch ihm beträchtliche Einkünfte gesichert waren (121). Er hat „die Gesundheit der Kinder in einem sehr beklagenswerten Zustande" vorgefunden. Es gab, wie auch schon aus früheren Jahren berichtet, gehäuft Erkrankungen an Krätze, Skorbut und Skrophulose – zumeist tuberkulöse Lymphdrüseninfektionen am Hals – und Augenentzündungen. Die Betten im Lazarett reichten bei weitem nicht aus, so dass mindestens zwei Kinder in einem Bett liegen mussten. Selbst als Cothenius bei Ausbruch des Siebenjährigen Krieges als Königlicher Leibarzt und „Generalfeldstabsmedicus" ins Feld rückte und ein anderer Arzt ihn vertreten musste, hat er sich doch auch in dieser Zeit, wie ein Gutachten zeigt, das er im November 1762 in Breslau abgefasst hat, um eine Abstellung der Missstände bemüht. Er forderte darin, die Kinder trotz der allgemeinen Teuerung infolge des Krieges mit „hinreichender, guter Nahrung" zu versorgen, häufigeren Wäschewechsel vornehmen zu lassen, kranke Kinder streng von den gesunden zu trennen und zur Heilung krätzekranke Kinder im Frühjahr und Sommer aufs Land zu schicken, damit sie „daselbst kurirt werden" (122). Doch war unter den gegebenen Umständen eine Besserung der Verhältnisse nicht möglich. Im Januar 1763 verstarben 23 Knaben und 14 Mädchen, eine erschreckend hohe Zahl, die dann nach Kriegsende deutlich zurückging, wie auch die gesamte Belegung. Aber noch immer mussten 200 Kinder im Laza-

rett versorgt werden, darunter „70–80 bösartige Krätzige". Cothenius, seit 1757 Geheimer Hofrat, war noch bis 1769 am Waisenhaus tätig, überließ jedoch die Betreuung der Kranken weitgehend seinem Assistenzarzt *Dr. Harsleben*, der ihn schon während der Kriegsjahre vertreten hatte. Cothenius begründete dieses Verhalten damit, dass er als Arzt bei Hofe nicht gleichzeitig auch Patienten mit ansteckenden Krankheiten behandeln dürfte. Bei diesem Dr. Harsleben hat es sich offenbar um den ältesten Sohn *Carl Friedrich Harsleben* (1737–1784) des Apothekers *Carl Heinrich Harsleben* gehandelt, der, wie bereits berichtet wurde, das Waisenhaus mit Medikamenten belieferte (123).

Von 1769 bis zu seinem Tode im Jahre 1794 hat der Hofarzt und Geheime Hofrat *Dr. Frese* die leitende Arztstelle am Waisenhaus versehen, wo ihm zeitweilig bis zu 5 Chirurgen, davon 3 im Lazarett zur Seite standen. Frese war schon 1762 von Friedrich dem Großen zu einer Konsultation zum Khan der Krimtataren entsandt worden, in Zusammenhang mit den Versuchen, dieses kriegerische Volk zu Aktionen gegen die russischen Truppen zu veranlassen. Doch ließen sie sich nicht, ebenso wenig wie die Türken, zu größeren Kampfhandlungen bewegen (124). Von Dr. Frese ist der Text eines Gutachtens überliefert, das er am 18. Februar 1783 erstattet hat, in dem er die Arbeitsumstände der Waisenmädchen in eindrucksvoller Weise dargestellt hat (125):

> „Es ist unumstößlich gewiß, daß diese Arbeit den Waisenmädchen schade; denn wenn man betrachtet, daß dieselben in den 6 Wochentagen 35 Stunden am Klöppelkissen gekrümmt und wie angefesselt sitzen müssen, so ergiebt sich von selbst, daß nicht nur die Augen, sondern auch Brust und Unterleib dabei äußerst leiden. Gleich nach dem Mittagstische werden dieselben mit ihren von grober Kost stark angefüllten und ausgedehnten Mägen an diese lästige Arbeit geführt und müssen in Sälen arbeiten, die wegen böser Ausdünstungen, so 70 bis 80 Kinder exhaliren, eine schon verdorbene und faule Luft erhalten. Die Verdauung macht sich also sehr übel, es entstehet ein roher und sehr schleimichter Nahrungssaft, die Säfte des Körpers werden zähe und zum Kreislauf ungeschickt, daher denn Krätze, Scharbock und verhärtete Gekrösdrüsen, die zu langwierigen Auszehrungen und hektischen Fiebern Anlaß geben, hiervon ganz natürliche Folgen sind."

Seine Schilderung zeigt nicht nur die gesundheitsschädlichen Verhältnisse, unter denen die Mädchen arbeiten mussten, sondern auch, in welchem Umfang die ärztliche Sicht von den humoralpathologischen Lehren bestimmt war. Dass derartige Gutachten einen Beitrag zur Änderung der Verhältnisse erbracht haben, ist sicher, wurden doch die Verträge über die „Klöppelei" im Jahre 1795 nicht weiter verlängert und der Schulunterricht sowie die allgemeine Erziehung traten für die Waisenkinder in den Vordergrund.
Nach Dr. Frese erhielt Hofrat *Dr. Eisfeld* die Tätigkeit des Arztes am Waisenhaus. Im 19. Jahrhundert wird auch von der „Ärztlichen Leitung", dem „Lazarettarzt" und dem „Hausarzt" gesprochen. Nach der Abschaffung der Wundärzte als eigene Berufsgruppe, die in Preußen 1852 erfolgte, bei der jedoch Übergangsregelungen dafür sorgten, dass die vorhandenen Absolventen weiterhin im Beruf tätig sein durften, wurden die Feldscherstellen im Großen Militärwaisenhaus aufgehoben. Es traten Heilgehilfen an ihre Stelle, aber auch neben den ärztlichen Leiter ein weiterer Arzt. Da das Lazarett mit bis zu 200 belegbaren Betten ausgestattet war, hatte der Ärztliche Leiter eine angesehene Stelle, die nicht nur eine feste Besoldung sondern daneben auch beachtliche Einkünfte aus privater Praxis gewährleistete. Man findet nahezu ausschließlich ehemalige Militärärzte in den letzten 100 Jahren des Bestehens der Anstalt, also bis zum Ende des Zweiten Weltkriegs, in dieser Position. Um die Wende zum 20. Jahrhundert war der Geheime Sanitätsrat *Dr. Karl Ziegler* (geb. 1848) in der Funktion des „Oberarztes" des Waisenhauses tätig, der zugleich auch als Königlicher Hofarzt amtierte, ihm stand ein „Hausarzt" zur Seite. In der Zeit nach dem Ende des Ersten Weltkriegs, als das Waisenhaus der Preußischen Staatsregierung und damit ziviler Verwaltung unterstellt war, hatte *Dr. Georg Starke* (1882–1962) das Amt des Waisenhausarztes inne. Er war als aktiver Sanitätsoffizier bis 1914 Oberarzt der Potsdamer Kadettenanstalt gewesen. In den zwanziger Jahren übte er eine große allgemeinärztliche Praxis am Brauhausberg aus und wurde beim Aufbau der Wehrmacht als Oberstabsarzt reaktiviert.
Neben dem bereits erwähnten Lazarett für das 2. und 3. Bataillon der Gardegrenadiere, gab es noch weitere unter Friedrich dem Großen errichtete Lazarettgebäude, die für andere Truppenteile sogar noch bis zum Ende des 19. Jahrhunderts in Benutzung waren. Dazu gehörte das von Johann Boumann (1706–1776) 1751/52 erbaute Haus in der Burgstraße 29, das von Manger genau beschrieben worden ist:

„Mit Erbauung des Lazareths für das erste Bataillon königlicher Leib-Fußgarde unweit der heiligen Geistkirche, neben dem Packhofe, in der Burgstraße, ward im August (1751) angefangen, jedoch dieses Jahr nur die Hälfte davon, die andere Hälfte aber erst 1752 zu Stande gebracht. Es erhielt überhaupt 120 Fuß Länge, 40 Fuß Tiefe, 2 Stockwerk Höhe, und kamen in dasselbe, außer der Wohnung für den Lazarethwächter, welche aus Stube, Kammer und Küche bestand, ein großer Bettsaal für leidliche Kranke, und 20 einzelne Stuben für mißlichere Kranke. Außerdem wurden noch in den Seitengebäuden nach der Havel zu, 6 Stuben, zwey Küchen, eine Speisekammer, die nöthigen Holzschuppen, Abtritte, Todtenkammer etc. angebracht. Das Vordergebäude an sich bekam keine architectonische Verzierungten, sondern blieb nur ganz einfach."(126)

Dieses Gebäude diente bis 1894 als Lazarett, bot Raum für 60 Betten, und war zuletzt „kombiniertes Kavallerielazareth des Regiments der Gardes du Corps und des Leib-Garde-Husaren-Regiments". Es ist dann in Privatbesitz übergegangen.
Am Kanal 2 wurde 1752 das von Georg Wenzeslaus von Knobelsdorff entworfene Haus als Lazarett für die Leibschwadron der Garde du Corps erbaut. Diese Schwadron, die berittene Leibwache des Königs, war 1740 gegründet worden und wurde 1753 nach Potsdam verlegt. Grund dafür war, dass Friedrich II. seit 1749 nicht mehr das Schloss in Charlottenburg sondern Potsdam als ständige Sommerresidenz bezogen hatte. Bis 1820 blieb dieses Haus Lazarett, dann wurde es als Offizierspeiseanstalt verwendet. In der Reichswehrzeit wurde es Regimentshaus des Infanterieregiments 9, in dem das Offizierheim, wie nun die Offizierkasinogebäude genannt wurden, untergebracht war.
Große Schwierigkeiten bereitete der Bau der Lazarettgebäude an der Neustädter Communikation, der späteren Hohenzollern-, heutigen Schopenhauerstraße. 1754 wurde ein 123 Fuß langes, 40 Fuß tiefes zweistöckiges Haus im Massivbau nach Plänen von Chr. L. Hildebrandt als Lazarett für das Regiment „Prinz von Preußen" gebaut. Manger (127) berichtete über die Begleitumstände:

„Der Boden ist an diesem Orte sehr moorig und sumpfig, weil zwischen demselben und dem 1753 erbaueten Mädgenwaisen- oder Kanten-

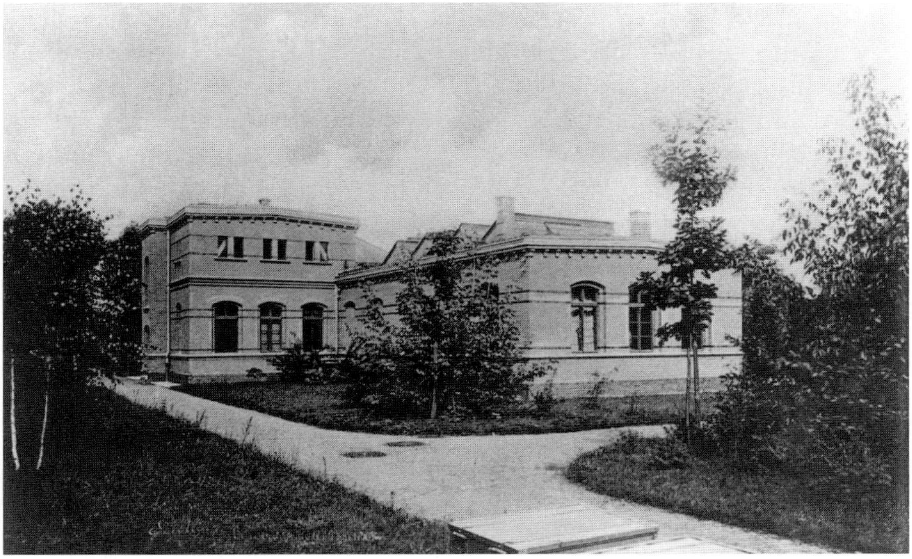

Garnisonlazarett Potsdam, sogen. Billrothsche Baracke (1900)

hause ein großer Pfuhl lag, in dem sich aus der Nachbarschaft vieles Wasser ergoß, das keinen Abfluß hatte, stehen blieb und die Gegend sehr ungesund machte. Es hat bis 1780 gedauert, ehe dieser schädliche Pfuhl gänzlich ausgefüllet, und zu ebenem Lande gemacht werden konnte. Damals war es also eine Nothwendigkeit, zu diesem neuen Lazareth Pfähle in den Grund zu rammen, worauf die Fundamentmauern aufgeführt werden konnten. Es wurden deren überhaupt 198 Stück von 20 bis 30 Fuß Länge eingeschlagen, so dass auf jede Quadratruthe im Durchschnitt sechse kamen ... "

Die eingeschlagenen Pfähle hatten über 6 bis 9 m Länge, wobei Manger darauf verweist, dass bei den Bauten an der „Nauenschen Plantage", dem späteren Wilhelmplatz, zwischen Kanal und Charlottenstraße Pfähle von 22 bis 25 Metern Länge eingerammt werden mussten. Was das an bauhandwerklicher Leistung darstellt, wird heute kaum noch richtig gewürdigt werden können. Zwei Jahre später (1756) wurde neben diesem Hause nach Entwürfen von Manger ein weiterer Lazarettbau errichtet, wobei ebenfalls die Fundamente auf Pfahlroste der gleichen Art gestellt werden mussten. Dieses zweistöckige als massiver Steinbau errichtete Haus hatte eine Länge von 100 Fuß und eine Tiefe von 44 Fuß. Es waren „darinnen ein Saal, 11 besondere Krankenstuben, eine Stube für die wachthabenden Feldscheere, und eine Wohnung für den Krankenwärter" (128). Dieses Lazarett diente der Grenadier-Garde.

Es handelt sich um die Gebäude der späteren Hohenzollern- heute Schopenhauerstraße. 5–7, die 1829 mit den Nachbargebäuden, die bis dahin als Kasernen benutzt worden waren, zu einem als „Garnisonlazarett" bezeichneten Militärkrankenhaus erweitert wurden, in dem später 118 Betten zur Verfügung standen. Diese Gebäude gingen dann in das Eigentum des Großen Militärwaisenhauses über, das diese als Schulgebäude, das Haus Nr. 7 als Turnhalle benutzte. Bis auf dieses letztgenannte sind die Gebäude noch heute vorhanden und in ihrer schlichten Zweckmäßigkeit beeindruckend. Auf dem Grundstück Nr. 8 wurde zu Beginn des 20. Jahrhunderts die Kapelle des Waisenhauses errichtet, das Haus dient heute, in anderen Händen, ebenfalls gottesdienstlichen Zwecken.

Am 1. Oktober 1894 wurde das in vierjähriger Bauzeit errichtete Garnisonlazarett am damaligen Königs- heutigen Voltaireweg, seiner Bestimmung übergeben (129). Das aus 15 Einzelgebäuden bestehende Lazarett entsprach dem letzten Stand der Krankenhausbautechnik, verfügte über ein eigenes Verwaltungs- und ein Wirtschaftsgebäude, ein Maschinen- und Kesselhaus, zwei doppelgeschossige und 5 einstöckige Bettenhäuser, die als Baracken bezeichnet wurden, jedoch alle in Klinkerbauweise errichtet waren. In einem der größeren Bettenhäuser war auch der Operationssaal untergebracht. Insgesamt standen bei der Inbetriebnahme 309, später (1912) 345 Betten zur Verfügung, ausreichend, um den Bedürfnissen aller Truppenteile der Garnison gerecht werden zu können. Deshalb wurden die Lazarette in der Lindenstraße 25, in der Hohenzollernstraße und in der Burgstraße, wie bereits erwähnt, anderen Zwecken zugeführt. Eigene Lazarette behielten lediglich das Kadettenhaus und das Große Militärwaisenhaus. Von den 345 Betten waren je 120 für die Chirurgische und die Innere Abteilung und 106 für Infektionskranke bestimmt. Neben dem Chefarzt waren 3 Oberärzte und 5 Assistenzärzte für die medizinische Versorgung, 60 Pfleger und 3 Rotkreuzschwestern für die pflegerische Betreuung eingesetzt (130).

Alle Bettenhäuser wurden durch eine „Niederdruck-Dampf- und Luftheizung" beheizt, die sogenannte „Billroth-Baracke" mittels Fußbodenheizung. Das gesamte Lazarett wurde mit elektrischem Strom aus einer eigenen dampfgetriebenen Generatoranlage versorgt, war daneben aber auch an das städtische Gasleitungssystem angeschlossen.

Dieses Garnisonlazarett wurde nach 1919 als Standortlazarett der Reichswehr, sowie als „Versorgungskrankenhaus", ein Spezialkrankenhaus für tuberkulöse Kriegsbeschädigte, verwendet und war als solches dem Reichsarbeitsministerium unterstellt. Das Versorgungskrankenhaus leitete bis 1934 der Oberregierungs- und Medizinalrat *Dr. Kurt Heinemann- Grüder* (1880–1958), dann wurde es in allen Teilen wieder Standortlazarett der Wehrmacht, mit Kriegsbeginn Reserve-Lazarett 101. Der Verbindungsweg zwischen Königsweg und Pappelallee, wo der Haupteingang zum Lazarett lag, erhielt in den dreißiger Jahren den Namen Brandhorstweg, zum Gedenken an den Generalchirurgus des Soldatenkönigs, über dessen enge Beziehungen zu Potsdam bereits berichtet wurde. Nach 1945 wurde das ehemalige Garnisonlazarett dann von der Roten Armee wieder als Krankenanstalt genutzt.

Im Ersten Weltkrieg ist außer in den bereits erwähnten Krankenanstalten auch in der Orangerie ein Reservelazarett eingerichtet worden, im Zweiten Weltkrieg wurden auch einige Kasernen und Schulgebäude als Lazarette verwendet.

Ärzte und Militärchirurgen im Potsdam Friedrichs des Großen

Wenn Friedrich der Große sich nicht auf Feldzügen befand, war Potsdam seine Sommerresidenz und zwar schon nach knapp einem Jahrzehnt seit Antritt der Regentschaft. Deshalb standen auch die Ärzte und Militärchirurgen seines Hofes in enger Verbindung mit der Stadt, einige von ihnen waren hier ansässig.

Die Beziehungen des großen Preußenkönigs zur Medizin, seine Krankheiten und seine Äußerungen über Ärzte, Feldschere und die Versorgung seiner Soldaten haben immer wieder das Interesse von Zeitgenossen und Nachwelt gefunden (131). Bereits im Alter von 29 Jahren hatte Friedrich II. den ersten Gichtanfall und auch schon im gleichen Alter litt er unter Hämorrhoiden, Krankheiten, die ihn zeitlebens begleitet haben. Auch Magen-Darmstörungen gehörten zu seinen Beschwerden, deretwegen er sich wiederholt Badekuren in Aachen (1742), Pyrmont (1744, 1746) und im schlesischen Landeck (1765) unterzogen hat. Seine persönlichen Erfahrungen mit Ärzten und den bei ihm angewandten Behandlungsmaßnahmen waren wenig ermutigend, veranlassten ihn allerdings, sich selbst mit naturwissenschaftlichen und heilkundlichen Fragen näher zu beschäftigen. Seine Kenntnisse, die er aus der wissenschaftlichen Literatur seiner Zeit und aus Gesprächen mit seinen Leibärzten und Gästen gewonnen hatte, waren gepaart mit Mißtrauen und Vorbehalten, seine Äußerungen über Ärzte und deren Heilmethoden vielfach mit Spott und Verachtung gemischt. Dass er schon im Alter von 40 Jahren sich selbst für alt gehalten hat, ist bestätigt. Für die Zeitgenossen war der schmale Mann, meist leicht gebeugt, mit gequälten Gesichtszügen, mit dem Krückstock als Gehhilfe, der „Alte Fritz“, früher als man zumeist sonst jemanden als „alt“ zu bezeichnen pflegte. Bekannt ist aber auch, vor allem aus seinem Briefwechsel, dass er mit eisernem Willen gegen seine Beschwer-

den anging, um den Anforderungen zu genügen, die er an sich selbst und andere stellte.
Besonderes Vertrauen schenkte Friedrich der Große seinem Leibarzt *Cothenius*, dessen Tätigkeit am Großen Waisenhaus uns bereits beschäftigt hat. Nichts zeigt dies besser als die Tatsache, dass er ihn zweimal zur ärztlichen Beratung seiner Lieblingsschwester, der Markgräfin Wilhelmine (1709–1758), nach Bayreuth entsandt hat (1751 u. 1754). Während des Siebenjährigen Krieges war auch Prinz Ferdinand (1738–1820), der jüngste Bruder des Königs, in Breslau Patient von Cothenius, offenbar wegen einer Malariaerkrankung. Im Jahre 1768 wurde von ihm die Prinzessin Elisabeth Christine Ulrike von Preußen, geborene Prinzessin von Braunschweig-Wolfenbüttel (1746–1840), ärztlich beraten. Sie war seit 1765 mit dem Neffen des Königs verheiratet, der als Friedrich Wilhelm II. sein Nachfolger wurde. Im Juni des genannten Jahres erkrankte sie an Röteln. Cothenius hielt das Vorliegen einer Schwangerschaft für möglich und empfahl, einen Aderlaß vorzunehmen. Der König war damit einverstanden, forderte jedoch, dabei „mit großer Behutsamkeit“ vorzugehen. Die Ehe dieser Prinzessin mit dem Thronfolger wurde übrigens bereits 1769 geschieden (132).
Seit 1760 hatte Cothenius nach dem Tode des Leibarztes *Johann Theodor Eller* dessen Aufgaben beim Collegium medico-chirurgicum und dem Obercollegium medicum sowie dem Armendirektorium „in der Stille ausgeübt“, war seit 1768 allerdings amtlich zu den Posten bestellt, im Armendirektorium sogar bereits seit 1763 tätig. Um die Neuordnung der Hofapotheke hat er sich nachhaltig verdient gemacht und als Generalfeldmedikus an 7 Feldzügen teilgenommen. Dies hielt Cothenius für hinreichende Gründe, um den König zu bitten, „mir einen Theil des Ellertschen Leib Medicats tractament allergnädigst zu accordieren“. Dies tat er mit Schreiben vom 7. Juli 1776 zugleich mit einem Bericht über die Maßnahmen zur Beförderung der Heilbäder in Schlesien. Bereits drei Tage später gewährte der König ihm eine Zulage von 200 Talern und dankte zugleich für das, was Cothenius für das schlesische Badewesen getan und an weiteren Maßnahmen vorgeschlagen hatte (133). Auch wenn Cothenius 1783 sein Augenlicht verlor, so hat er doch noch bis zu seinem Tode erheblichen Einfluss auf das gesamte Medizinalwesen gehabt.
Als treffendes Beispiel für den spöttischen Umgangston des Königs mit manchen Ärzten sei der Text eines Briefes zitiert, den Friedrich der Große am

12. Juni 1772 in Potsdam an einen Dr. von Brandenstaedt schrieb, der eine Feuerwaffe, offenbar eine Art Reiterpistole, erfunden und angeboten hatte (134):

> „Se. Königl. Maj. kann zwar das allerunterthänigste Anerbieten des Doctor Medicinae von Brandenstaedt vom 5. d. wegen eines von ihm erfundenen sehr leichten zu Pferde zu gebrauchenden Canons, nicht anders als zum gnädigsten Gefallen gereichen, Allerhöchstdieselben können indeßen gedachtem Doctor Medicinae von Brandenstaedt darauf hierdurch in Antwort nicht verhehlen, daß es schon an Werckzeugen zur Zerstörung des Menschen gar nicht fehlet; Ihm als Medicinae Doctor weit anständiger sein dürfte, auf die Mittel zu deßen Erhaltung seine Zeit würdiger zu verwenden."

Als Friedrich II. am 13. Dezember 1740 zum Ersten Schlesischen Krieg aufbrach, begleitete ihn *Samuel Schaarschmidt* (1709–1747), seit 1736 Professor der Physiologie und Pathologie am Collegium medico-chirurgicum. Er hatte am 8. Dezember dazu den königlichen Befehl in einem kurzen Brief erhalten (135):
„Lieber Getreuer. Ich gebe Euch auf Euer Schreiben vom 7. ds. in Antwort, dass Ihr die Reyse, welche ich vorhabe, mit Thun und mir folgen müßet, wohergegen Ich auch solches nicht umsonst verlange, sondern Euch schadloß halten, und vom Monath Dezembris an Monathl. 50 tal. Zahlen laßen werde. Berlin 8. Dec. 1740"

Schaarschmidt, der auch literarisch hervorgetreten ist, hatte den Kronprinzen bereits in der Rheinsberger Zeit und in den ersten Monaten seiner Regierung ärztlich betreut, er hatte auch im Frühjahr des gleichen Jahres in Potsdam zu den behandelnden Ärzten des Soldatenkönigs gehört.
In enger Verbindung zu Friedrich dem Großen stand auch der seit 1748 als Vorleser des Königs in Berlin und Potsdam tätige französische Arzt und Philosoph *Julien Offray de Lamettrie* (1709–1751), der Verfasser des „L'homme machine" (1748). Er hatte nach dem Erscheinen seiner ersten Schriften seine Stellung als Militärarzt in Frankreich verloren und war in seinem Heimatland Repressalien ausgesetzt gewesen. Am Hofe Friedrichs II. fand er Zuflucht und einen Wirkungskreis, nicht zuletzt auch im Rahmen der Akade-

mie der Wissenschaften. Er ist in Berlin und Potsdam auch ärztlich tätig gewesen (136).
Unter den namhaften Armeechirurgen, die in der Regierungszeit Friedrichs des Großen und unter seinen Nachfolgern durch ihre organisatorischen und wissenschaftlichen Verdienste sowie ihre Leistungen als erfolgreiche Feldchirurgen hervorgetreten sind, haben mehrere enge Verbindung zu Potsdam als Garnison- und Residenzstadt gehabt. *Johann Leberecht Schmucker* (1712–1786) hat sich der besonderen Wertschätzung seines königlichen Herrn erfreut, war er doch an 11 Feldzügen, wie er selbst berichtet hat, zuerst als Regimentsfeldscher und schließlich als Erster General-Chirurgus beteiligt (137). Schmucker ist mehrfach während seiner feldchirurgischen Einsätze verwundet worden. Von 1749 bis 1753 war er Regimentsfeldscher bei der Garde in Potsdam. Sein Ruf als geschickter Operateur veranlasste namhafte Persönlichkeiten sich von ihm behandeln zu lassen. Besonderes Aufsehen erregte ein Eingriff, den Schmucker am 24. Juni 1771 in Berlin an dem aus Hannover zu diesem Zweck angereisten „Königlich Großbrittanischem Leibarzt und Hofrath“ *Dr. Johann Georg Zimmermann* (1728–1795) vorgenommen hat. Zimmermann litt an einem Leistenbruch, den Schmucker, assistiert von mehreren Ärzten und Chirurgen erfolgreich operierte. Er musste dem König in Potsdam berichten, wo auch der geheilte Patient in Gegenwart von Schmucker von Friedrich dem Großen empfangen wurde (138). Diesen Dr. Zimmermann hat der König dann 1786 an sein letztes Krankenlager gerufen, worüber noch zu berichten sein wird.
Schmucker hat über seine feldchirurgischen Erfahrungen und Beobachtungen in mehreren viel beachteten Veröffentlichungen berichtet. Im Jahre 1774 erschienen seine „Chirurgischen Wahrnehmungen“ in zwei Bänden, es folgten die „Vermischten chirurgischen Schriften“ in drei Bänden (1776, 1779, 1782). In den „Vermischten Chirurgischen Schriften“ sind nicht nur Schmuckers eigene Fälle beschrieben, es wurden auch Berichte anderer Feldschere abgedruckt, die er für bemerkenswert ansah. Dazu gehört auch ein Bericht des Regimentschirurgen Köhler (139), der beim Regiment Prinz von Preußen in Potsdam im Dienst stand, veröffentlicht im ersten Band von 1776. Dieser Regimentschirurg war ein findiger Kopf, der sich durch die Entwicklung zweckmäßiger Knochensägen einen Namen gemacht hatte. Er wußte von Andreas Horch und dessen Mitwirkung bei den ersten intravenösen Injektionen zusammen mit Johann Sigismund Elsholtz. Köhler beschrieb nun

ein Ereignis, bei dem er dieses Behandlungsverfahren hatte anwenden können. Einem Soldaten seines Regiments war beim gierigen Schlucken ein Stück Ochsenfleisch in der Speiseröhre stecken geblieben. Alle Versuche, diesen Brocken nach unten zu stoßen waren mißlungen und man hatte den Regimentschirurgen Köhler erst hinzugezogen als sich der Zustand des Soldaten bereits erheblich verschlimmert hatte. Köhler spritzte ein Lösung von Brechweinstein in eine Armvene.
„Nach einer halben Stunde fand sich Neigungen zum Erbrechen ein, welche immer stärker und endlich so stark wurden, dass das eingeklemmte Stück Fleisch mit einer so großen Gewalt ausgebrochen wurde, dass es eine Weite von 8 Fuß wegflog“ (140).
Diese erfolgreiche Behandlung wurde durch die Veröffentlichung in Schmuckers „Vermischten chirurgischen Schriften“ in Fachkreisen bekannt und ist auch in Potsdam nachweisbar noch 1784 und 1786 angewandt worden. Es war der Kompaniechirurgus Balck beim gleichen Regiment Prinz von Preußen, der wieder mit einer Injektion von Brechweinsteinlösung wegen der gleichen Notfallsituation einmal bei einem Soldaten, dann bei einer Potsdamer Kaufmannsfrau erfolgreich gewesen ist. Balck hat sich dabei auf seinen Regimentschirurgen Köhler berufen, der 1784 den Eingriff wegen Krankheit nicht selbst ausführen konnte (141). Offenbar hat bei den Soldaten der Garnison und den Potsdamer Bürgern zu dieser Zeit kein Mangel an Fleisch bestanden oder war das gierige, hastige Schlucken eher ein Zeichen dafür, eine ungewohnte Speise sich schleunigst einverleiben zu wollen?
Für seine Laufbahn als Militärchirurg ist auch für *Johann Goercke* (1750–1822), den Begründer der Pépinière in Berlin (1895) und ersten Generalstabsarzt der preußischen Armee, die Tätigkeit in Potsdam von nachhaltiger Bedeutung gewesen (142). Er hat 10 Jahre lang, von 1774 beim Regiment Prinz von Preußen und nach 1778 beim Ersten Bataillon Garde als Kompaniechirurgus Dienst getan. Als solcher war er auch in den Lazaretten in der Schopenhauerstraße und der Lindenstraße tätig. Sehr bemüht um Erweiterung seiner wissenschaftlichen Kenntnisse, richtete er einen medizinischen Lesezirkel für Potsdamer Chirurgen ein und besuchte auf Studienreisen den Harz und die Universitäten in Göttingen, Halle und Leipzig. Er nahm auch Sprachunterricht, wofür in Potsdam gute Möglichkeiten bestanden, zumal zum Erlernen des Französischen. Welche Wertschätzung er aufgrund seines Bildungsstrebens gewonnen hatte, zeigt seine 1780 erfolgte Wahl in die Frei-

Christian Andreas Cothenius
(1708–1789),
Leibarzt Friedrichs des Großen.
Kupferstich v. J. C. Krüger 1789,
nach einem Gemälde von
Anna Dorothea Therbusch 1777

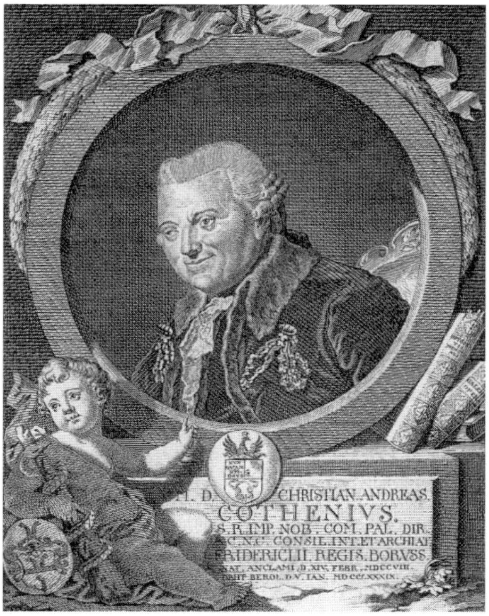

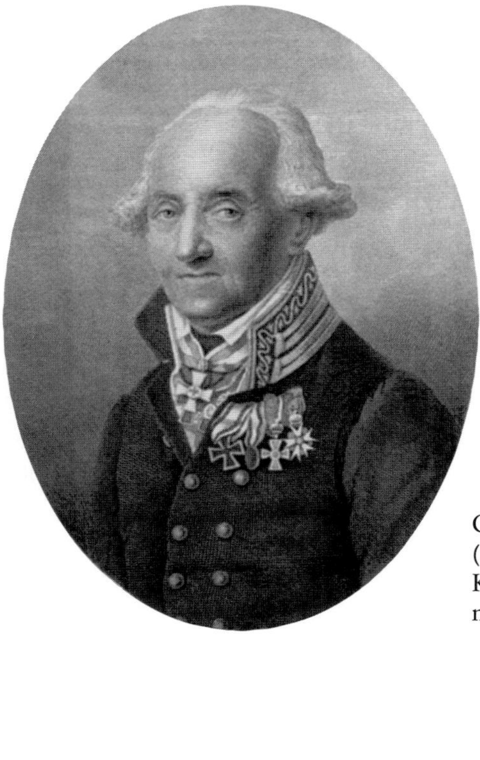

Generalstabsarzt Dr. Johann Goercke
(1750–1822), Gründer der Pépinière.
Kupferstich v. Wachsmann
nach einem Gemälde von Lieder 1818

maurerloge Minerva. Goercke ist 1784 an das Invalidenhaus in Berlin versetzt worden, wo er die Stelle eines „Pensionärchirurgen“ erhielt, vorbehalten Chirurgen der Gardetruppen, die damit zum Studium am „Collegium medico-chirurgicum“ zugelassen wurden, also eine Ausbildung zum „Mediko-Chirurgen“ der Armee erhielten. Veranlasst wurde Goerckes Versetzung nach Berlin durch den Ersten Generalchirurgen der Armee Schmucker, der damit dem vielversprechenden Kompaniechirurgen den Weg zu höheren Positionen eröffnete. Goercke hat diese Erwartungen mehr als erfüllt, hat doch durch ihn das militärärztliche Bildungswesen in Preußen den entscheidenden Schritt zur Gleichstellung der Ausbildung mit der an den medizinischen Fakultäten getan. Goercke hat sich nicht nur als Organisator sondern auch als praktizierender Feldchirurg in den napoleonischen und den Befreiungskriegen einen herausragenden Ruf auch bei den Verbündeten und Gegnern erworben. Die Medizinische Fakultät der Universität Erlangen verlieh ihm 1795 die Doktorwürde der Medizin und Chirurgie, im gleichen Jahr, in dem Goercke die Pépinière in Berlin als medikochirurgische Schule für das preußische Militär errichtet hatte. Seit 1797 war er als Erster Generalstabschirurg Chef des Medizinalwesens der preußischen Armee, ein Amt, das er bis zum 12. Mai 1822 beibehielt. Von 1806 bis 1809 hat er mit dem Königspaar in Königsberg und Memel verbracht, hoch geschätzt auch als ärztlicher und persönlicher Berater. Goercke erfreute sich der besonderen Zuneigung der Königin Luise, an deren Sterbebett er im Juli 1810 nach Hohenzieritz gerufen wurde. In Würdigung seiner herausragenden Verdienste gewährte ihm der König nach seinem Ausscheiden aus dem Dienst Wohnung in den Neuen Kammern. Am 15. Mai 1822 siedelte Goercke wieder nach Potsdam über. Es waren ihm aber nur noch wenige Wochen vergönnt. Er starb am 30. Juni 1822 und wurde am 3. Juli auf dem Bornstedter Friedhof beigesetzt, wo noch heute ein gußeisernes Kreuz an einen der bedeutendsten deutschen Militärärzte erinnert.
In den letzten Jahren seines Lebens wurde Friedrich der Große von *Christian Gottlieb Selle* (1748–1800) behandelt, der seit 1778 als Professor und leitender Arzt an der Charité tätig war. Selle hat nach dem Tode des königlichen Leibarztes und Professors der Physiologie und Pathologie am Collegium medico-chirurgicum *Friedrich Hermann Ludwig Muzel* (1715–1784) die ärztliche Betreuung des Herrschers übernommen. Von ihm stammt die 1786 veröffentlichte „Krankheitsgeschichte des höchstseligen Königs von Preußen

Friedrichs II. Majestät" (143). Sie ist die wichtigste Quelle über die letzte Krankheit des Königs, die neben den Berichten des als Patienten Schmuckers bereits genannten Leibarztes aus Hannover *Johann Georg Zimmermann* (144) eine recht gute Bewertung der Befunde und Aussagen über die Behandlungsmaßnahmen erlaubt. Dabei verdient Selles Bericht besondere Beachtung, da er sich an den medizinisch informierten Leser wendet, Zimmermann dagegen ein breites Publikum ansprechen wollte.

Seit Januar 1785 litt der König an zunehmender Atemnot, allgemeiner körperlicher Schwäche und Verdauungsstörungen. Diese Beschwerden hatten im Juni 1786 dann ein solches Ausmaß angenommen, dass Selle seine Ansicht offen aussprach, der Zustand sei lebensbedrohlich. Der König nahm diese Mitteilung ausgesprochen ungnädig auf und veranlasste die Hinzuziehung von Zimmermann, der dann vom 24. Juni bis 7. Juli den König in Potsdam betreut hat. In seinem Brief vom 6. Juni 1786, in dem Friedrich der Große Zimmermann um seine ärztliche Hilfe bat, bezeichnete er selbst seine Krankheit als „Asthma", das ihn seit acht Monaten heftig befallen hätte. Zimmermann wurde im Schloss Sanssouci von dem Kammerdiener Schöning zum König geführt. Den Anblick des Schwerkranken beschreibt er (145):

> „Auf einem grossen Lehnstuhl, mit dem Rücken gegen die Wand, wo ich herein trat, saß der König. Er hatte einen alten, grossen, schlichten, vor Jahren abgetragenen Hut, mit einer eben so alten weissen Feder, auf dem Kopf. Er war gekleidet in ein Cassakin aus helleblauem Atlas, vorne herunter ganz von spanischem Taback gelb und braun gefärbt. Uebrigens war Er in Stiefeln. Er lehnte ein erschrecklich geschwollenes Bein auf ein Tabouret; das andere hing."

Zimmermann beschrieb den am Vormittag des ersten Tages erhobenen Befund: unablässigen Husten und Atemnot, mit Wasser bis zu den Lenden gefüllte Beine, weißgelbe Blässe des Gesichts, am Nachmittag: Bluthusten, aufgetriebener Bauch und starken, schnellen, jedoch regelmäßigen Puls. Für Zimmermann bestand kein Zweifel darüber, dass es sich um eine „Wassersucht", also eine schwere Herzschwäche mit Flüssigkeitsstau in den unteren Gliedmaßen, der Bauchhöhle und den Lungen handelte. Dies konnte er auch aus den ihm vom Kammerhusaren übergebenen Befunden entnehmen, die von *Selle* und anderen Leibärzten, wie *Cothenius*, *Frese* und *Theden* stammten. Der König hatte Zimmermann zu Beginn des Gesprächs gesagt: „Engbrüstig bin ich, aber die Wassersucht habe ich nicht." Zimmermann, der im Umgang mit hochgestellten Persönlichkeiten über genügend Erfahrung verfügte, hat dann auch diesen Begriff nicht benutzt. Er versprach dem König Linderung der Beschwerden und verordnete Inhalationen von Holunderblütentee, Abführmittel und Klistiere, sowie zur Besserung des „Umlaufs aller Säfte" die Einnahme von Löwenzahnsaft. Am 11. Juli 1786 hat Zimmermann Potsdam wieder verlassen und ist nach Hannover zurückgekehrt. Der König habe ihn nicht länger seinen anderen Kranken entziehen wollen, wie Zimmermann in seiner Schrift festgehalten hat. Doch hat er vermutlich gern den Schwerkranken wieder verlassen, wo der Tod schon so nahe und eine erfolgreiche Behandlung nicht mehr möglich war. Für den literarisch außergewöhnlich produktiven Zimmermann, der den Zeitgeschmack schon mit seinen Büchern „Über die Einsamkeit" (1755) und „Von der Erfahrung in der Arzneywissenschaft" (1764) getroffen hatte und eine umfangreiche Korrespondenz mit bedeutenden Zeitgenossen unterhielt, so mit der Zarin Katharina II., aber auch Charlotte von Stein (1742–1827), der „Seelenfreundin" von Johann Wolfgang von Goethe, mit dem er ebenfalls in Verbindung stand, war die Begegnung mit Friedrich dem Großen ein willkommener Anlass, sich damit der Öffentlichkeit zu präsentieren. Seine Bücher über Friedrich den Großen haben sehr unterschiedliche Resonanz gefunden, sowohl bei den Zeitgenossen als auch in der Bewertung der Historiker (146).

Der Zustand des Königs verschlechterte sich zunehmend und Selle übernahm wieder die Behandlung (147). Sein Bericht lässt erkennen, dass die Herzschwäche und die dadurch bedingte Wassersucht keiner Behandlung mehr zugänglich waren. Am 15. August verlor Friedrich der Große das Bewusstsein, kam bei schwerster Atemnot am folgenden Tag zeitweilig wieder zu sich und verstarb schließlich am 17. August 1786 morgens um 2 Uhr 20. Die am gleichen Tag abgenommene Totenmaske, die zum Vorbild vieler späterer Bildnisse gedient hat, läßt ein vom Leiden gezeichnetes Gesicht erkennen, jedoch sind die Züge nach dem Ableben entspannt.

Das Verhältnis Friedrichs des Großen zur Medizin hat immer wieder die besondere Aufmerksamkeit der historischen Forschung gefunden, da sich damit auch ein aufschlußreiches Blickfeld auf die Gesamtpersönlichkeit eröffnet. Insbesondere die kritische Einstellung des Königs zu den Behandlungsmaßnahmen, mit denen die Ärzte seiner Zeit vorgingen, ist näher untersucht worden. Dass der König selbst sich an keine ärztlichen Verordnungen hielt, ist sogar für die letzte Krankheitszeit belegt. Er pflegte die ihm verordneten Medikamente, wenn überhaupt, dann nur wenige Male einzunehmen, diätetische Verordnungen waren ihm grundsätzlich zuwider. Seine Neigung zu kräftigen und reichlich gewürzten Speisen hat er auch dann nicht gezügelt, wenn er unter Gichtanfällen zu leiden hatte, obwohl ihm vermutlich der Zusammenhang mit seinen Ernährungsgewohnheiten kaum entgangen sein dürfte. Erwähnt wurde schon, dass Friedrich II. sich aus medizinischen Schriften und durch Befragung seiner Leibärzte immer wieder selbst über die gültigen Lehrmeinungen unterrichtet hat. Dass er selbst Verwandten und hohen Offizieren, aber auch seinem Kammerdiener Fredersdorf wiederholt medizinische Ratschläge erteilt hat, bestätigt, wie ernsthaft er sich mit heilkundlichen Fragen befasst hat. Dazu war er selbst durch eigene Krankheitserlebnisse gekommen, wie er schon kurz vor Antritt der Regierung, also im jugendlichen Alter, am 7. Juli 1739, in einem Brief an den sächsischen Gesandten Friedrich von Suhm, feststellte: „Meine traurige Erfahrung macht aus mir einen Arzt“ (148).

Apotheken und Apotheker

Die Städte und die Fürsten haben seit dem Mittelalter Apotheken nicht nur als Arzneiwarenhandlungen angesehen, sondern den Apothekern auch die Beratung von Kranken und die Verordnung von Arzneimitteln zugestanden, vor allem dort, wo keine Ärzte oder Barbierchirurgen ansässig waren. Der aus dem 12. Jahrhundert stammende Rechtsgrundsatz der persönlichen Trennung von Arzneimittelverordner und Medikamentenhersteller ist dabei von der Obrigkeit selbst eingeschränkt worden (149). Wenn in der Gegenwart die Beratertätigkeit des Apothekers wieder als Berufsaufgabe stärker in den Vordergrund gestellt wird, so wird damit an alte Traditionen angeknüpft.

Um Apothekern einen Anreiz zur Niederlassung zu bieten und ihre Stellung gegenüber den Ärzten und anderen Heilkundigen, aber auch anderen Kaufleuten zu sichern, wurden ihnen besondere Rechte, sogenannte Privilegien, verliehen. Vielfach handelte es sich dabei um die Beschränkung der Zahl der Apotheken für eine Stadt oder Landgemeinden, manchmal wurde der Arzneimittelbezug durch einen fürstlichen Hof, den Magistrat, für Armen- und Krankenhäuser oder Militäreinheiten zugesichert. Immer jedoch wurde der Vertrieb von Medikamenten durch Nichtapotheker, wie Drogenhändler, sogenannte „Materialisten“, ebenso wie durch Ärzte, Wundärzte und Bader untersagt. Nicht selten erhielten Apotheker sogar den Ausschank von Wein und Branntwein genehmigt. Das älteste bekannte Apothekenprivileg im Gebiet des späteren Deutschen Reiches wurde am 1. April 1303 von Markgraf Otto von Brandenburg für die Grüne Apotheke in Prenzlau erteilt. Im späteren Kurfürstentum Brandenburg und im Königreich Preußen erhielten die Apotheken ihre Privilegien vom Landesherren, waren also „kurfürstlich“, nach 1701 dann „königlich privilegiert“.

Erstmals ist ein Apotheker im 17. Jahrhundert in Potsdam namentlich erwähnt, der in der Pestzeit 1631/32, wie schon mitgeteilt wurde, zeitweilig der einzige Heilkundige in der Stadt gewesen ist. Dieser Apotheker, Christoph Pannonius, verstarb 1633. Um diese Zeit ist noch ein weiterer „Apotheker“ in der Stadt aufgetaucht, David Kükel aus Beelitz, bei dem es sich wohl eher um einen Drogenhändler gehandelt haben dürfte. Ein Jahr nach Beendigung des Dreißigjährigen Krieges kam der Apotheker Johann Schönebeck († 1656) nach Potsdam, wahrscheinlich aus Wittenberg. Die verarmte und entvölkerte Stadt konnte jedoch zwei Apotheker nicht ernähren und so kam es zu heftigen Auseinandersetzungen zwischen Kükel und Schönebeck. Als Sieger ging Schönebeck aus diesem Streit hervor. Er hatte sich in der Großen Schloßstraße, der späteren Brauerstraße, ein Haus erbaut und darin eine Apotheke eingerichtet. Am 26. April 1654 verlieh ihm der Große Kurfürst ein Privileg, das ihm die Existenz sicherte (150). Ihm wurde darin zugestanden, „daß er solchen Gewürtzhandel nebst seiner Apotheke einzig und allein gleich wie bei anderen Apotheken, Männigliches ungehindert in seinem mit schweren Unkosten auferbauten Hause treiben und fortsetzen solle“. Daraus geht hervor, dass diese älteste Potsdamer Apotheke, die „Bären-Apotheke“ anfänglich im Gewürzhandel ihren wirtschaftlichen Rückhalt hatte. Durch Eheschließungen von Apothekerwitwen kam das Privileg in die Hände verschiedener Apotheker. Nach einer Totalzerstörung durch Brand baute der Apotheker Christoph Eckart das Haus und die Apotheke 1687 wieder an gleicher Stelle auf. Seine Witwe heiratete 1706 den Apotheker Jakob Vogel, der im gleichen Jahr zum Hofapotheker ernannt wurde. Gleichzeitig ist ihm auch das Recht zugestanden worden, das Predigerwitwenhaus mit Medikamenten zu versorgen, außerdem wurde sein Privileg auf die Stadt Werder ausgedehnt, wo es, obwohl dieser Ort bereits seit 1459 Stadtrechte besaß, keine Apotheke am Ort gab. Erst 1736 wurde dafür ein eigenes Privileg erteilt. Im Jahre 1717 ging die „Bären-Apotheke“ in die Hände von Johann Georg Berthold über, der anfangs noch immer der einzige Apotheker Potsdams blieb. Er war auch noch 1748 im Besitz dieser Apotheke, die 1945 ein Opfer des Luftangriffs wurde.

Im „Königlich Preußischen und Churfürstlich Brandenburgischen Medicinal-Edict“ vom 27. September 1725 sind Bestimmungen enthalten, die von erheblicher Bedeutung für den Apothekerberuf in Preußen waren (151). Wer als Apotheker selbständig tätig werden wollte, musste beim „Ober-Collegium-Medicum“, der obersten Medizinalbehörde des Königreichs, oder in den Provinzen beim Provinzial-Medizinalkollegium den Nachweis erbringen, dass er wenigstens sieben Jahre als Geselle tätig gewesen war, wobei über die Länge der Lehrlingszeit unterschiedliche Regelungen bestanden haben. Außerdem musste er an einem Pharmazeutisch-chemischen Kurs am Collegium medico-chirurgicum erfolgreich teilgenommen und ein Examen vor dem „Ober-Collegium-Medicum“, dem dabei ein Assessor der Pharmazie beigegeben war, abgelegt haben. Vor diesem Gremium musste auch der Diensteid geleistet werden. Im letzten Absatz, der sich mit den Apothekern befasst, heißt es:

> „Endlich wollen Wir auch die in unseren Residenzien auch anderswo eingeschlichene übele Gewohnheit, daß die Materialisten-Laden und andere Krahm-Buden, Apotheken genannt werden, gänzlich abgeschafft wissen, und verordnen zu dem Ende, daß jeder Apotheker über seine Apotheke schreiben lasse: Privilegirte Apotheke; und hingegen jeder Materialiste über seinen Laden: Materialisten-Laden oder Gewürz-Krahm.“

Im Zuge der beiden Stadterweiterungen, die durch Friedrich Wilhelm I. vorgenommen wurden, erfuhr die Stadt Potsdam eine beachtliche Vermehrung ihrer Einwohnerzahl, so dass auch ein Bedarf für weitere Geschäftsunternehmungen erwuchs. Drei Apotheken sind in dieser Zeit entstanden, die durch ihre engen familiären Verbindungen besonders bemerkenswert sind. Die „Lebensgeschichte des Johann Philipp Becker“, deren handschriftliches Original nicht mehr existiert, die jedoch aus Abschriften rekonstruiert werden konnte (152), berichtet davon, dass ein junger Apotheker, der in Berlin tätig war, im Jahre 1723 Potsdam besuchte, um die berühmte Riesengarde zu sehen. Friedrich Wilhelm I., der die Exerzierübungen leitete, ließ ihn zu sich rufen, fragte ihn nach seiner Herkunft und ob er nicht in preußische Dienste treten wolle. Der so angesprochene Besucher benutzte die Gelegenheit und erbat für seinen Schwager, den Apotheker Nikolaus Becker (1677–1746) aus Borken bei Fritzlar in Hessen, eine Niederlassungserlaubnis in Potsdam. Der König versprach ihm ein Apothekenprivileg in der Neustadt Potsdams. Das Dokument wurde Becker zugeschickt und dieser kam mit seiner Familie, zu der neben seiner Ehefrau 5 Söhne sowie eine Tochter gehörten, und seinen gesamten Habseligkeiten nach Potsdam, wo er 1724 eintraf. Mit dabei war der Sohn Johann Philipp Becker (1711–1799), der Verfasser der Memoiren. Zuerst erhielt Becker ein Haus zugewiesen, das wenig geeignet für den Betrieb einer Apotheke war. Dann genehmigte ihm der König den Umzug in die Altstadt. Anfangs hatte er seine Apotheke in der Schloßstraße, 1729 verlegte er sie in ein eigenes Haus an der Ecke der Schloßstraße zum

Neuen Markt, gegenüber dem Kabinettshaus. Die wirtschaftliche Lage der Apotheke war dadurch gesichert, dass ihr vom König die Belieferung der Arzneimittel für die Bediensteten der Gewehrfabrik, die königlichen Stallungen und die Jagdhundmeute zugesichert wurde. Im Jahre 1826 verlegte der Apotheker Johann Friedrich Rengel, die vom Enkel Beckers, seinem Schwiegervater Johann Ferdinand Becker (1749–1815), gekaufte Apotheke in die Hohewegstraße 11. Hier ist sie unter dem Namen „Adler-" schließlich nur als „Hof-Apotheke" bis zur Zerstörung durch den Luftangriff am 14. April 1945, danach als Notapotheke betrieben worden, zuletzt im Besitz des Apothekers Hermann Dunker (1874–1954).
Der älteste Sohn von Nikolaus Becker, der als Autobiograph erwähnte Johann Philipp Becker, erlernte, ebenso wie seine Brüder, den Apothekerberuf beim Vater. Zur weiteren Ausbildung ging er nach Leipzig, Bückeburg, Lübeck und Kiel. Dort erreichte ihn die Aufforderung seines Vaters zur Rückkehr nach Potsdam. Dem alten Becker war es gelungen, beim König die Zusage der Gewährung eines Privilegs für eine Apotheke in der Nauener Straße für ihn zu erhalten. Dort wurden gerade die ersten Häuser im Rahmen der zweiten Stadterweiterung gebaut. Das Grundstück ist unter dem Namen des Vaters, Nikolaus Becker, im Grundbuch eingetragen worden. Es erhielt später die Hausnummer 20 der Nauener Straße (heute Friedrich-Ebert-Str. 102). Die darin eingerichtete Apotheke, die den Namen „Löwen-Apotheke" erhielt, wurde unter dem 29. Januar 1733 mit dem Privileg für Johann Philipp Becker versehen. Schon nach zwei Jahren verließ Becker jedoch Potsdam und ging nach Magdeburg, wo er ein Privileg für eine Apotheke in der Neustadt bekam. Er erhielt auch das Amt eines Ratsmanns und wurde später (1764) sogar Assessor am Provinzial-Collegium medicum (153). Dieser Becker hat sich durch einige chemisch-pharmazeutische Publikationen und als Drogenhändler einen Namen gemacht.
Die Potsdamer Löwen-Apotheke übernahm nun, da der nächstjüngere Bruder verstorben war, ein weiterer Bruder, Jacob Becker (1710–1739), der jedoch ebenfalls nach wenigen Jahren verstarb. Nun wurde der vierte der Gebrüder Becker, Jacob Heinrich, Inhaber der Apotheke. Der jüngste der fünf Apotheker- Brüder, Johann Friedrich Becker, erhielt nach dem Tode des alten Nikolaus Becker im Jahre 1746 die Leitung der Adler-Apotheke.
Ohne Frage hatte der alte Nikolaus Becker ein besonders gutes Verhältnis zum König, der ihm, wie aus den autobiographischen Aufzeichnungen des

Johann Philipp Becker hervorgeht, auch die Bitte um ein weiteres Apothekenprivileg erfüllte (154):

> „Eines Tages begegnete der König meinem Vater auf der Straße. Hör Becker! Sagte er, ich bin heute Freiwerber. Du giebst dem reformirten jungen Prediger Wenzelmann deine tugendhafte Tochter! – Mein Vater antwortete: Ew. Majestät ! ich habe einen Provisor, der soll sie haben, und Ew. Majestät geben ihm das Privilegium am Brandenburger Thor! – Das sollst du haben! Erwiederte der König."

Dieser Provisor Carl Heinrich Harsleben erhielt das versprochene Privileg mit folgendem Wortlaut(155):

> „Seine Königl. Majestät in Preussen, unser allergnädigster Herr haben *Carl Heinrich Harsleben* die allergnädigste Erlaubniß gegeben sich alhir in Potsdam zu besetzen und in dem ihm accordirten Hause alhir eine *Apotheque* anzurichten, auch dabey den *Materialien* Handel zu treiben, in Betracht er des *Apotheker Beckers* seine Tochter heyrathet und also derselbe in seinem erhaltenen Privilegio dadurch nicht gestöhret wird, jedoch daß derselbe der *Medicinal* Ordnung in allen Stücken gebührend nachlebe, gute und tüchtige Waaren führe, und sich dergestalt bezeige, daß Niemand mit Bestande der Wahrheit dagegen etwas sagen könne, sich auch bey dem Ober *Collegio medico* gehörig angebe und *examini*ren laße und haben Sie demselben deshalb gegenwärtiges *Privilegium* ertheilen laßen, er soll auch gebührend dabey geschützet werden.
> Potsdam den 20ten April 1735 Fr Wilhelm"

Nachdem Harsleben am 15. Juni 1735 Marianna Becker, die einzige Tochter des Nikolaus Becker geheiratet hatte, konnte er das Haus in der damaligen Großen Jägerstraße, die seit 1784 Lindenstraße heißt, beziehen und dort die Apotheke einrichten, die später „Hofapotheke zum goldenen Hirsch" benannt worden ist. Berichtet wurde bereits davon, dass ihr die einträgliche Belieferung des Großen Militärwaisenhauses mit Medikamenten zugestanden wurde. Im Jahre 1739 übertrug der König dem Apotheker Harsleben das Haus „am alten Brandenburger Thor", das er „aus seinen eigenen Mitteln zu Betreibung seiner Profession aptiren, und mit dem gehörigen Laboratorio und Geräthschaft ausbauen und versehen lassen" hatte, als uneingeschränktes Eigentum. Es handelte sich um das Haus Lindenstraße 48. Schon damals war in dem südlich davon gelegenen Nachbarhaus eine Bäckerei untergebracht, das nördliche Nachbarhaus (Nr. 49) gehörte dem Feldscher Johann Jacob Müller. Dieses Haus kaufte Carl Heinrich Harsleben 1769 von der inzwischen verwitweten Tochter des Feldschers Müller. Beide Häuser und Grundstücke wurden für Zwecke der Apotheke genutzt und so ist es bis zur Gegenwart.

Es befanden sich 1735 drei der vier Potsdamer Apotheken im Besitz der Familie Becker. Die Hoffnung dieser drei Apothekenbesitzer, dass die älteste Apotheke der Stadt, die Bären-Apotheke, nach dem Tode des Johann Georg Berthold im Jahre 1732 nicht weiterbestehen würde, erfüllte sich nicht. Der Sohn gleichen Namens konnte sie 1744 von seiner Mutter käuflich erwerben. Daher mussten sich die vier Potsdamer Apotheker zusammentun, um weitere Konkurrenz zu verhindern. Ihrem Ersuchen wurde unter dem 23. November 1748 von Friedrich II. stattgegeben und sie erhielten die „Versicherung vor die Vier Apothecker zu Potsdam, dass solange die Stadt Potsdam nicht vergrößert wird, außer ihren Apothecken keine Officin daselbst mehr angelegt werden soll" (156). Erteilt wurde dieses Exklusivprivileg den Apothekern „Carl Heinrich Harschleben, Jacob Heinrich Becker, Johann Friedrich Becker und Johann George Berthold". Diese „Versicherung" blieb immerhin volle 100 Jahre lang ein wirksamer Schutz gegen die Zulassung neuer Apotheken. Erst 1848 erhielt der Apotheker Dr. Heinrich August Müller für seine am Luisenplatz errichtete Apotheke die Rechte einer privilegierten Apotheke. Dazu gibt es eine bemerkenswerte Vorgeschichte (157).

Im Jahre 1726 verlieh der Soldatenkönig dem „Stabs-Capitain" Gottfried Emanuel von Einsiedel (1690–1745) ein Privileg, in dem die Betreibung einer „Apothecke, Crahm-, Kauf- und Italienerladen und Boutique" neben der Brenn-, Schank- und Logiergerechtigkeit verliehen wurde, gebunden an das Grundstück Schloßstraße 8/Ecke Hohewegstraße. In diesem Haus befand sich bis 1945 das Hotel „Zum Einsiedler". Dieser unter dem Soldatenkönig bereits so ausgezeichnete Hauptmann von Einsiedel stieg unter Friedrich dem Großen bis zum Generalleutnant auf (1744) und wurde sogar mit dem Schwarzen Adler- Orden ausgezeichnet. Als Stadtkommandant der von preußischen Truppen besetzten Stadt Prag war er jedoch den Anforderungen nicht gewachsen, wurde vor ein Kriegsgericht gestellt und aus dem Dienst der Armee entlassen. Sein Tod hat zu manchen Gerüchten Anlass gegeben. Es scheint

jedoch sicher zu sein, dass der General in seinem Haus in Potsdam verstorben ist, dann aber sein Leichnam auf sein Gut Wiepersdorf gebracht und dort beigesetzt worden ist (158). Bei dem Privileg von 1726 hat es sich nicht um eines für eine „Apotheke" im Sinne der ein Jahr vorher erlassenen Medizinalordnung gehandelt, sondern um einen „Materialistenladen". Dennoch konnte das formale Apothekenrecht, also das an das Grundstück Schloßstraße gebundene Privileg, von der Eigentümerin des „Gasthofs zum Einsiedler" am 12. September 1842 an den Apotheker Dr. med. Heinrich August Müller verkauft werden. Dieser versuchte nun mit allen Mitteln, dieses Apothekenprivileg auf ein von ihm zu erwerbendes Grundstück übertragen zu lassen (159). Unter Hinweis auf das Exklusivprivileg für die vier Potsdamer Apotheker wurde er jedoch abschlägig beschieden und das Bedürfnis zur Errichtung einer fünften Apotheke behördlicherseits in Abrede gestellt. In seiner Bedrängnis wandte sich Müller an den König. Dieser, Friedrich Wilhelm IV., genehmigte am 22. November 1845 die Errichtung einer fünften Apotheke in Potsdam, jedoch nicht in der Innenstadt sondern lediglich in einer der Vorstädte. Müller entschied sich für die Brandenburger Vorstadt und erhielt schließlich das Recht, am Luisenplatz Nr. 5 eine „Apotheke vor dem Brandenburger Tor" zu eröffnen. Müller, der Arzt und Apotheker war, kam bald mit den Behörden in Konflikt, sowohl wegen unbefugter Heilbehandlung als auch wegen preistreiberischen Vergehens gegen die Bestimmungen der Arzneitaxe. Deshalb ging die Apotheke bereits 1852 in andere Hände über. Seit 1886 führte sie den Namen „Luisen-Apotheke"
Im 19. Jahrhundert entstand noch eine weitere Apotheke in Potsdam, nach der nun gültigen Gewerbe-Ordnung vom 2. November 1810 und 7. September 1811 (160) jedoch nicht mehr als Privileg sondern als Personalkonzession. Am Schützenplatz 1, in der Teltower Vorstadt, wurde 1865 die „Kronen-Apotheke" eröffnet, die für die Bewohner der Teltower Vorstadt, von Nowawes und Neuendorf, sowie der Dörfer der näheren Umgebung die Medikamentenversorgung übernahm. Der erhebliche Einwohnerzuwachs in Nowawes und Neuendorf veranlasste den Besitzer der Kronen-Apotheke, den Apotheker Friedrich Carl Hartung, die Eröffnung einer Filialapotheke in der Nähe der Bahnstation Nowawes zu beantragen (161). Diese wurde genehmigt und am 4. Oktober 1887 konnte sie im Hause Priesterstraße 1a in Betrieb genommen werden. Sie entwickelte sich rasch zu einem erfolgreichen Unternehmen, so dass Hartung die Kronen-Apotheke verkaufte und

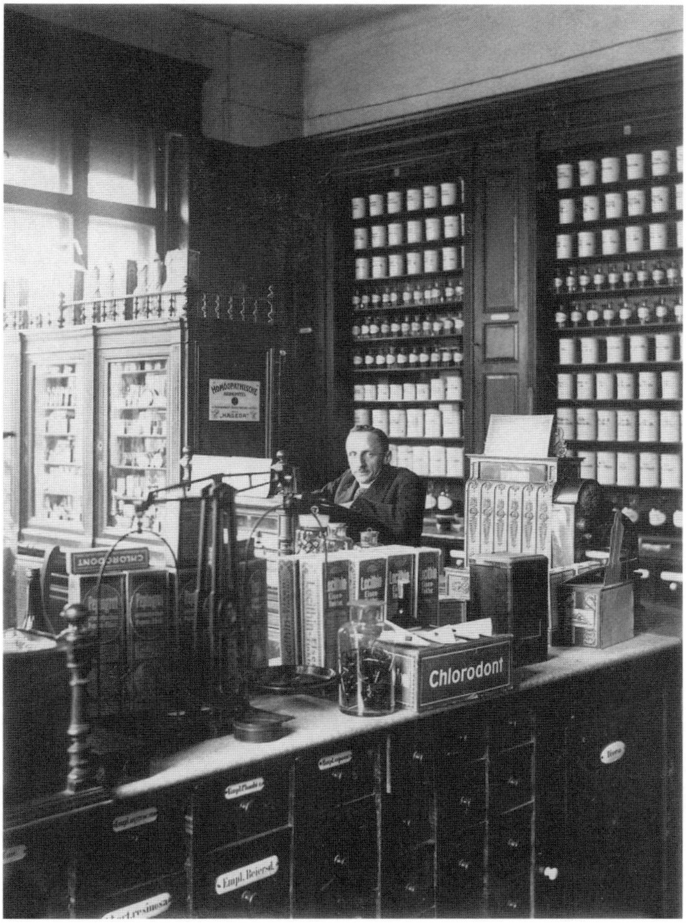

Apotheker Bertram H. Schumacher (1883–1945)
in der Offizin der „Kronen-Apotheke“ (1925)

auf dem Grundstück Priester-/Ecke Lindenstraße ein Apothekengebäude errichten ließ. Für diese „Linden-Apotheke“ erhielt Hartung am 22.August 1894 eine Personalkonzession. Die gut florierende Apotheke erfuhr in den zwanziger Jahren eine Ergänzung dadurch, dass der damalige Besitzer Paul Baron, zusammen mit dem Kaufmann Alfons Hübner, eine Großhandelsgesellschaft für pharmazeutische Produkte und Verbandmittel gründete, die mit 15 Beschäftigten einen bedeutenden Umsatz erzielen konnte. In Babelsberg sind noch in dem uns beschäftigenden Zeitraum zwei weitere Apotheken entstanden, die „Neuendorfer Apotheke“ 1907 in der damaligen Blücher-(heute Fulton-)straße 16 und die „Plantagen-Apotheke“ im Sommer 1921 in der Plantagenstraße 13. Sie ist bis 1950 im Besitz ihres Gründers, des Apothekers Otto Teetzen (1872–1950), gewesen (162).
Mit der Bebauung und Vergrößerung der Vorstädte sind dann die „Cecilien-Apotheke“ (1908) für die Nauener und die „Charlottenhof-Apotheke“ (1922) für die erheblich dichter bewohnte Brandenburger Vorstadt hinzugekommen. Im Jahre 1934 ist schließlich in der Innenstadt eine Apothekenkonzession für die „Kurmark-Apotheke“ in der Charlottenstraße 69, also im Geltungsbereichs des alten Exklusivprivilegs, vergeben worden. Sie wurde von Dr. Wilhelm Strey und seinem Sohn gleichen Namens gemeinsam betrieben. Dieses Gebäude und damit die Apotheke wurde als dritte Potsdamer Apotheke beim Luftangriff im April 1945 total zerstört. Erhebliche Bombenschäden erlitt auch die Hirsch-Apotheke in der Lindenstraße, die jedoch bereits im Mai 1945 den Betrieb wieder aufnehmen konnte. Die gröbsten Schäden an den rückwärtigen Fassaden wurden in den ersten Nachkriegsjahren behoben.
Zur Geschichte dieser Apotheke, die jetzt das älteste Geschäftsunternehmen in Potsdam ist, das im gleichen Haus ohne Unterbrechung seit der Gründung ausgeübt wird, sei aus einem besonderen Grunde noch einiges mitgeteilt. Bis zum Jahre 1845 blieb diese Apotheke im Besitz der Familie Harsleben. Der Erstbesitzer verkaufte sie 1770 an seinen zweiten Sohn Johann Friedrich Harsleben (geb. 1740), der sie 1805 seinem Sohn Ludwig Heinrich Ernst Harsleben (1776–1846) verkaufte. Dieser wurde am 5. März 1809 bei der ersten Wahl von Stadtverordneten in dieses Amt und zwei Tage später zum Bezirksvorsteher des „VI. Bezirks“ (Nauener Bezirk) gewählt. Dabei wurde von ihm als „Hofapotheker Harsleben jun.“ gesprochen, er hatte also bereits die Apotheke von seinem Vater übernommen. Mit dieser Wahl des Hofapothekers Harsleben in die Stadtverordnetenversammlung beginnt die mehr

als 100 Jahre dauernde ehrenamtliche Tätigkeit der Inhaber der Hirsch-Apotheke auf dem Gebiet der Kommunalpolitik. In den zwei Jahrzehnten, in denen Harsleben Stadtverordneter und Bezirksvorsteher war, befand sich Preußen und damit die Bevölkerung Potsdam in einem Zustand der Verarmung und wirtschaftlichen Not. Die Folgen der napoleonischen und der Befreiungskriege waren nachhaltig spürbar. Doch besserten sich die Verhältnisse ganz allmählich, das Bürgertum und große Teile des Adels kamen wieder zu bescheidenem Wohlstand.

Am 14. April 1831 verkaufte Harsleben die Apotheke und die Häuser Lindenstraße 48 und 49 an seinen Schwiegersohn, den Apotheker Ernst Carl Friedrich Ferdinand Schneider aus Berlin. Der Kaufpreis betrug für das Apothekenprivileg und die beiden Grundstücke 25 000 Taler, für das Warenlager und die Apothekeneinrichtung 20 000 Taler. Auch Schneider betätigte sich bald erfolgreich in der Kommunalpolitik. Er wurde Stadtverordneter und dann Vorsitzender der Stadtverordnetenversammlung. Dieses Amt bekleidete er von 1845 bis 1849 (163), dann übernahm er den Posten des Bürgermeisters von Sagan. Bereits 1845 hatte er die Hirsch-Apotheke an den Apotheker Carl Friedrich Lange (1818–1881) verkauft, der sie bis 1873 in Besitz behielt. Lange hatte das Apothekenprivileg und die beiden Häuser für 65 000 Taler erworben. Viele Jahre lang hat Lange als unbesoldeter Stadtrat die wohltätigen Stiftungen der Stadt verwaltet. Er war Mitglied des Magistrats-Kollegiums und auch des Kuratoriums der Eisenhart'schen Heilanstalten. Der Hofapotheker und Stadtrat Lange gehörte zu den angesehensten Bürgern der Stadt, wegen seiner Verdienste geehrt, u. a. durch die Verleihung des Kronenordens 4. Klasse.

Langes Nachfolger, Apotheker Hermann Teusler, verstarb schon zwei Jahre nachdem er die Apotheke gekauft hatte. Seine Witwe durfte nach dem sogenannten Witwenrecht einen Apotheker als Verwalter einstellen. Diese Aufgabe übernahm der aus Ratibor stammende Richard Scheinert (1845–1935). Er leitete die Hofapotheke zum goldenen Hirsch 52 Jahre lang, seit 1884 als Besitzer, bis er sie 1927 an den Apotheker Bertram Hubert Schumacher (1883–1945) verkaufte. Auch Scheinert war als unbesoldeter Stadtrat jahrzehntelang für die städtischen Stiftungen verantwortlich, hoch geehrt, so auch mit dem Titel eines Stadtältesten, verstarb er im 90. Lebensjahr, bis zuletzt wohnhaft im Apothekenhaus. Den größten Teil seines beträchtlichen Vermögens erhielten nicht seine Angehörigen, sondern die Stadt Potsdam, für die

auch ein Restkaufgeld aus der Veräußerung der Hirsch-Apotheke als Hypothek auf deren Grundstück eingetragen worden war.
Der Apotheker Schumacher, der vorher in der Kronen-Apotheke am Schützenplatz als Verwalter tätig gewesen war, verschaffte der Hofapotheke zum goldenen Hirsch schon in wenigen Jahren einen beachtlichen wirtschaftlichen Aufschwung, wobei seine liebenswürdige und verständnisvolle Art des Umgangs ihm eine treue Kundschaft aus allen Kreisen der Potsdamer Bevölkerung zuführte. Er selbst war nicht kommunalpolitisch tätig, wofür ohnehin für ihn unter der schon nach wenigen Jahren einsetzenden Herrschaft der nationalsozialistischen Bewegung keine Möglichkeit bestanden hätte. Den Einmarsch der Roten Armee in Potsdam hat er nicht überlebt (164).
In den siebziger Jahren des 19. Jahrhunderts, nach der Gründung des Deutschen Reiches, haben sich zahlreiche Berufsgruppen in Deutschland zu Vereinen zusammengeschlossen, um ihre beruflichen Interessen zu koordinieren, ihre wirtschaftlichen Gesichtspunkte zu vertreten und wissenschaftliche Fortbildung zu vermitteln, aber auch persönlich-gesellschaftliche Kontakte zu pflegen. So entstand in Potsdam 1873 auch ein eigener Apothekerverein, den die sechs Potsdamer Apotheker bildeten, um einige gemeinsame Fragen abzustimmen. Was in der ersten Hälfte des 18. Jahrhunderts bei den Familientreffen der Apothekerfamilie Becker besprochen werden konnte, fand nun im Rahmen eines Vereins statt. Aus den erhaltenen Protokollen lässt sich einiges entnehmen, was die Arbeitsverhältnisse der Zeit gut widerspiegelt (165). So wurde beschlossen, den Apothekenlehrlingen, die bei ihren Dienstherren wohnten, nur bis 7 (19) Uhr abends Ausgang zu gestatten. Die Öffnungszeiten der Apotheken reichten abends bis 10 (22) Uhr, in den Wintermonaten lediglich bis 9 (21) Uhr. Die Apotheken führten ein Schwarzbuch, in dem die Namen unsicherer Kunden verzeichnet waren. Dieses Buch zirkulierte unter den Apotheken. Man soll sich auch darüber verständigt haben, zu Weihnachten weder Ärzten noch guten Kunden Geschenke zu machen. Ob diese Absprache wirklich eingehalten worden ist, bleibt fraglich, waren doch überall in Deutschland die „Morsellen“ beliebte, von Apothekern zu den Festtagen übermittelte Geschenke, wenn schon nicht Wein oder Branntwein. Über wissenschaftliche Veranstaltungen im Rahmen des Potsdamer Apothekervereins ist nichts bekannt, wohl aber weiß man, dass das Vereinsleben in manchen Jahren wenig florierte, offenbar aufgrund persönlicher Differenzen. So kam die Tätigkeit des Vereins zwischen 1903 und 1920 ganz

zum Erliegen. Im Jahre 1921 erfolgte eine Neubelebung, die Mitgliederzahl erreichte 14, da auch die Apotheker der Potsdamer Umgebung beteiligt wurden. Nennenswerte Ereignisse sind jedoch nicht mehr zu verzeichnen.

Friedrich Wilhelm Anton Puhlmann – Militärarzt, Künstler und Freimaurer

Bereits seit dem 16. Jahrhundert ist in Potsdam die Familie Puhlmann ansässig und als Grundstückseigentümerin nachweisbar (166). Träger dieses Namens sind bis zur Gegenwart in der Stadt wohnhaft. Zur Regierungszeit Friedrichs des Großen war ein bekannter Potsdamer Gasthof im Besitz der Familie Puhlmann, nämlich das vor dem Brandenburger Tor gelegene „Weiße Roß“ (167). Es lag ungefähr dort, wo sich jetzt die Häuser Schopenhauerstraße 31 und 32 befinden. Von diesem wohlhabenden Gastwirt George Puhlmann gab es eine Rötelzeichnung, die sein Sohn Johann Gottlieb Puhlmann gefertigt hatte. Sie befand sich im Besitz des Potsdamer Stadtmuseums, ebenso wie das Gasthauszeichen mit dem weißen Ross (168). Nach dieser Bildvorlage gibt es noch eine Nachzeichnung, wahrscheinlich von E. Wulfert, abgedruckt 1935 in der „Potsdamer Jahresschau“.

Das Puhlmannsche Gasthaus war beliebt bei den Offizieren des Regiments „Prinz von Preußen“, das im sogenannten Jägertorviertel, dem zwischen der Hohenzollern- (Schopenhauerstraße, Kaiser-Wilhelm-Straße (Hegelallee), Jäger- und Brandenburger Straße gelegenen Stadtgebiet in Bürgerquartieren untergebracht war (169). Es bestand aber auch eine enge Beziehung zum Herrscherhaus. Eine Tochter des Gastwirts Puhlmann, Maria Elisabeth, genannt Mieke, fand die Zuneigung des Thronfolgers, des späteren Königs Friedrich Wilhelm II., von dem sie 1773 schwanger wurde (170). Sie ist dann umgehend mit dem Hofgärtner Johann George Steiner(t) (1739–1807) verehelicht worden. Dieser mit dem Kronprinzen gezeugte Sohn George Steiner (1774–1834) wurde ebenfalls Hofgärtner. Auch der Bruder der Mieke Puhlmann, Johann Gottlieb Puhlmann, fand die besondere Förderung Friedrich Wilhelms II., der ihn in Rom bei namhaften Künstlern ausbilden ließ und dann zum Inspektor der Bildergalerie im Park Sanssouci bestellte.

Am 2. April 1797 wurde diesem Johann Gottlieb Puhlmann ein Sohn geboren, der die Vornamen Friedrich Wilhelm Anton erhielt und zu einer der herausragenden Persönlichkeiten des kulturellen Lebens des Potsdamer Bürgertums im 19. Jahrhundert wurde. Er studierte Medizin und ist dann als Militärarzt nach Potsdam gekommen, wo er seit 1828 Regimentsarzt des Garde-Husaren-Regiments war. Er stieg als solcher bis zum Rang eines Generalarztes II. Klasse auf, was dem Dienstgrad eines Oberstleutnants entsprach. Das Garde-Husaren-Regiment war 1821 von Berlin nach Potsdam verlegt worden, zuerst untergebracht in der Kaserne an der Elisabethstraße, seit 1842 im Neubau zwischen der Neuen Königstraße (heute: Berliner Straße) und der Havel, dessen Hauptgebäude mit eindrucksvoller Fassade noch heute an dieser Stelle steht. Der frühere Reitplatz dieser Kaserne ist in der zweiten Hälfte der siebziger Jahre für die Zufahrt zur Humboldtbrücke in Anspruch genommen worden. Diese Garde- Husaren wurden wegen ihrer roten Tschakofarbe im Volksmund die „roten Husaren" genannt. Puhlmann hat mit seinem Regiment an den Feldzügen 1864 gegen Dänemark, 1866 gegen Österreich und gegen Frankreich 1870/71 teilgenommen.
Friedrich Wilhelm Anton Puhlmann war vielseitig künstlerisch begabt, malte selbst und liebte die Musik. In seinem Haus in Potsdam verkehrten auch namhafte Berliner Künstler. Besonders eng waren seine Beziehungen zu Adolph von Menzel (1815–1905), mit dem ihn enge Freundschaft von 1836 bis zu seinem Tode verbunden hat. Der Briefwechsel zwischen beiden hat für die Beurteilung Menzels besondere Bedeutung gewonnen, hat dieser sich darin gerade von seiner persönlichsten Seite zu erkennen gegeben. Es ist sicher zutreffend, wenn Jensen dazu feststellt: „Die Briefe, die Menzel an ihn (Dr. Puhlmann, d. Verf.) richtete, gehören zu den wichtigsten Dokumenten von Menzels Denken, Meinungen und Empfindungen. Gäbe es sie nicht, der verschlossene Mann wäre uns noch ferner gerückt" (171). Dieser Briefwechsel bestätigt auch die regen Kontakte, die Puhlmann zu Berliner Künstlerkreisen unterhielt. So hat er 1855 zusammen mit Menzel am Stiftungsfest der „Neuen Berliner Liedertafel" teilgenommen. Bei solchen Berlinbesuchen war er dann Logiergast bei Menzel. In Berlin und Potsdam haben beide bei Familienfeiern und zu zweit gemütliche Stunden verbracht und dabei genüßlich gutem Essen und dem Wein zugesprochen.
Dass es von Puhlmann Porträts gibt, ist bei seiner Beziehung zu bildenden Künstlern naheliegend. So gibt es ein von seinem Vater gemaltes Jugendbild.

Das schönste jedoch, ein Aquarell von Menzel, das sich früher in der Nationalgalerie befand, ist verloren gegangen. Reproduktionen zeigen einen lebensfrohen Militärarzt in aufgeknöpftem Uniformrock, freundlich lächelnd, eine brennende Zigarre in der Hand gemütlich im Sessel sitzend. Das Bild ist 1850 entstanden. Menzel schrieb dazu an Puhlmann (172):

> „B. Pfingstsonnabend Nachts 12. 1850
> Geliebter Alter, endlich hängts Bild auf der Ausstellung, heut Nachmittag um 6 Uhr ließ ichs noch hinfahren, nachdem ich noch gestern Morgen das letzte gemacht hatte. Grüße uns innigst Alle Lieben! Mich schläfert, dieser letzten Tage Wirrwarr und dieser letzten Wochen Qual war groß.
> Dein:
> Alf."

Auch sonst spielte Puhlmann eine bemerkenswerte Rolle im öffentlichen Leben seiner Heimatstadt. So war er Mitglied der um 1830 gegründeten „St. Lucas-Gilde", eines Zusammenschlusses von Potsdamer Malern, Architekten und an der Zeichenkunst interessierten Laien, die sich regelmäßig zu Zeichenübungen trafen (173). Er gehörte 1833 zu den Mitbegründern des Potsdamer Kunstvereins, dessen Vorsitz er längere Zeit innehatte und war im Vorstand des vom Regierungs- und Schulrat Wilhelm von Türk (1774–1846) gestifteten, 1823 eröffneten Zivil-Waisenhauses, das anfangs im Eckhaus Am Kanal/Berliner Straße (Berliner Straße 4) untergebracht war, seit 1862 im Neubau in der Neuen Königstraße 122 (jetzt: Berliner Straße 148) bis heute seinen Sitz hat. Für dieses Waisenhaus übernahm Puhlmann die kostenlose ärztliche Betreuung der Insassen. Er spielte aber auch bei anderen kulturellen Ereignissen in Potsdam eine wichtige Rolle. So hat er, um nur ein Beispiel zu nennen, 1840 die Festrede bei einer Feier anläßlich des 400jährigen Bestehens der Buchdruckerkunst gehalten.
Welche herausragende Stellung Friedrich Wilhelm Anton Puhlmann in Potsdam eingenommen hat, zeigt am besten seine Tätigkeit als Freimaurer. Er gehörte der „Loge Teutonia zur Weisheit" an, die 1809 von der Großen National-Mutterloge „Zu den drei Weltkugeln" gegründet worden war. Von 1831 bis 1881 stand ihr Puhlmann als Meister vom Stuhl vor. Diese Loge hatte ihren Sitz in der Priesterstraße, der heutigen Henning von Tresckow-Straße. Dass 1877/80 das prächtige Gebäude in der Kurfürstenstraße 52 er-

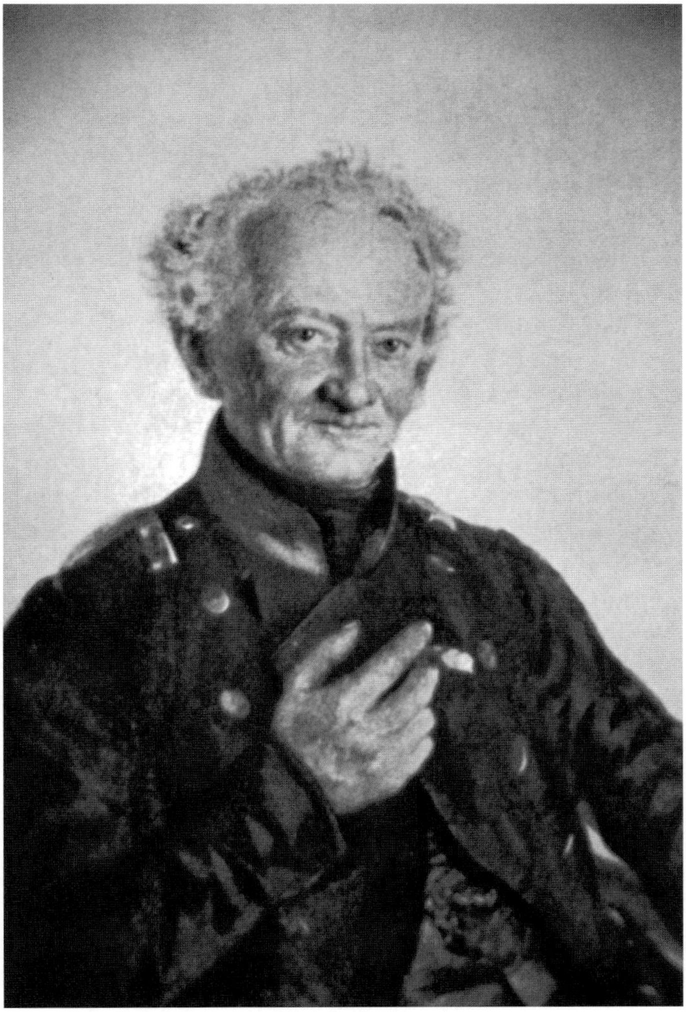

Generalarzt Dr. F. W. A. Puhlmann (1797–1882)
Aquarell von Adolph von Menzel (1850).
Original verschollen. Aus: G. Klövekorn:
Das Porträt des Arztes. 1957

baut wurde, ist ein Verdienst Puhlmanns (174). Dieses Haus hat eine wechselvolle Geschichte gehabt. Es diente bis 1933 dem ihm zugedachten Zweck. Am 11. Februar 1934 beschloss die Loge Teutonia unter dem Druck der politischen Verhältnisse ihre Auflösung und schenkte das Haus der Stadt Potsdam. Es wurde fortan für Ausstellungen und ähnliche Zwecke verwendet. Beim Luftangriff auf Potsdam blieb es unbeschädigt, wurde nach der Besetzung der Stadt durch sowjetische Truppen Sitz des Stadtkommandanten und schließlich Haus der Deutsch-Sowjetischen Freundschaft. Heute ist es wieder im Eigentum der Loge.
Anläßlich der Feier seiner 50 jährigen Amtsführung als „Meister vom Stuhl" ließ die Loge Teutonia eine Bronzemedaille prägen, die von W. Kullrich entworfen wurde und einen Durchmesser von 42 mm aufweist. Die Vorderseite zeigt ein Profilporträt Puhlmanns mit Vollbart, den er sich während des Krieges 1870/71 hatte wachsen lassen (175), in der Uniform eines Generalarztes II. Klasse, geschmückt mit großer Ordensschnalle mit acht Auszeichnungen und einem Halsorden. Die Umschrift lautet: „Friedrich Wilhelm Anton Puhlmann – Mstr. v. St. der Loge Teutonia z. W. 1831–1881". Auf der Rückseite ist das Logengebäude in der Kurfürstenstraße zu sehen mit der Umschrift : „Loge Teutonia z. Weisheit im Or. v. Potsdam", im unteren Feld steht der Widmungstext : „Ihrem sehr ehrenw. Vorsitzenden Mstr. Beim Feste seiner 50 jähr. Hammerführung am Johannistage 1881". Der volle Name der Loge, der hier abgekürzt verwendet wird, lautete also„Loge Teutonia zur Weisheit im Orient von Potsdam".
Puhlmann, der am Wilhelmplatz 19 wohnte, übte bis ins hohe Alter ärztliche Praxis aus und besaß eine ausgedehnte Klientel, nicht zuletzt in den gehobenen Kreisen Potsdams. Als Friedrich Wilhelm Anton Puhlmann 1882 verstarb, verlor Potsdam einen Arzt, der in besonderem Maße das geistige Leben seiner Vaterstadt beeinflusst hatte.
Puhlmann heiratete 1828 Sophie Steinert, die Tochter eines Hofbaurats, und hatte mit ihr drei Kinder, eine Tochter und zwei Söhne. Der jüngere Sohn, Alexis, wurde Maler und wanderte nach Brasilien aus, wo sich seine Spuren verloren haben. Der ältere, Oskar Emil Puhlmann, geboren 1831 in Potsdam, wählte den Beruf des Vaters. Nach Eintritt in die Armee als Charité-Unterarzt am 1. Oktober 1856 kam er im gleichen Rang im folgenden Jahr zum 1. Garde-Regiment z. F. nach Potsdam, wo er am 3. August 1858 zum Assistenzarzt befördert wurde. Von 1858 bis 1864 diente er im Garde-Husa-

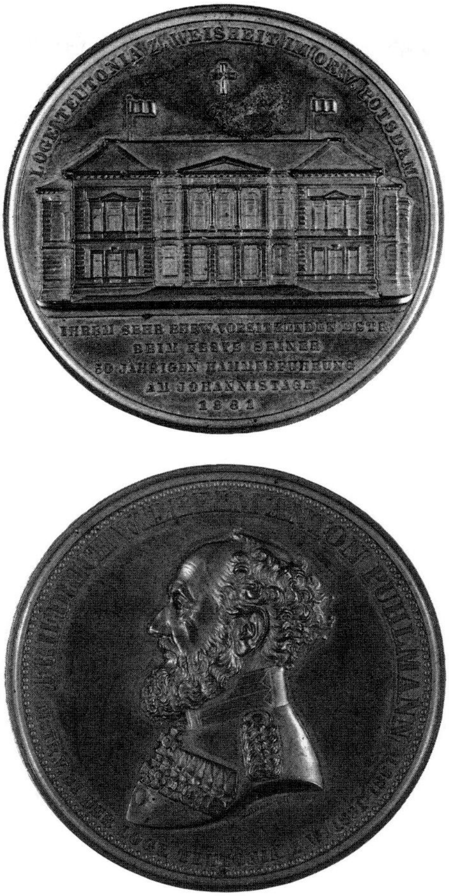

Generalarzt Dr. Puhlmann als Meister
vom Stuhl der Loge Teutonia.
Medaille von 1881

ren-Regiment, in dem sein Vater die Regimentsarzttätigkeit ausübte. Dann verließ er Potsdam, nahm an den Kriegen 1866 und 1870/71 teil und erreichte 1879 den Dienstgrad eines Oberstabsarztes 1. Klasse im Range eines Majors (176). Als solcher ist er in den Ruhestand getreten und nach Potsdam zurückgekehrt. Von seiner Witwe hat das Stadtmuseum in den zwanziger Jahren einige Kunstwerke aus dem Besitz der Familie erhalten, die von der Bedeutung der Puhlmanns Zeugnis ablegen (177).

Medizinisches aus Potsdam zwischen 1815 und 1910

In dieser Zeit vom Ende der Befreiungskriege bis kurz vor Ausbruch des Ersten Weltkriegs ist in der Medizin viel geschehen, sind die Grundlagen der neuzeitlichen Heilkunde gelegt worden, haben die Heilberufe ihr eigenes Profil bekommen und es entstanden die pharmazeutische und die medizinisch-technische Industrie. Es liegt deshalb die Frage nahe, wie diese Entwicklung in Potsdam ihren Niederschlag gefunden hat. In erster Linie soll hier auf die Entwicklung der medizinischen Berufsausübung, die Ausübung der Praxis, eingegangen werden, da über die Fortschritte auf dem Gebiet des Krankenhauswesens bereits berichtet wurde.

Zu Beginn des hier behandelten Zeitraums hatte Potsdam als Folge der napoleonischen und der Befreiungskriege und der damit verbundenen Verluste durch Hunger und Seuchen weniger Einwohner als am Ende der Regierungszeit Friedrichs des Großen. Von den damals (1816) in der Stadt lebenden 17000 zivilen Einwohnern mußten 6000 von der Armenverwaltung unterstützt werden, was bei der schlechten wirtschaftlichen Lage der Stadt auf große Schwierigkeiten stieß. Immerhin hatte die Stadt im genannten Jahr Gesamtschulden in Höhe von 230000 Talern (178). Erst allmählich besserten sich die Verhältnisse Die Einwohnerzahl verdoppelte sich bis 1860 und erreichte um 1910 die Zahl von 55000 zivilen Bewohnern, zu denen noch rund 7000 Militärpersonen hinzukamen. Im Gefolge der vergrößerten Garnison, des Zuzugs von Beamtenfamilien und Angehörigen des Adels, die Potsdam als Residenzstadt mehr und mehr schätzten, war die Zahl der besser gestellten Personen höher als in anderen Städten vergleichbarer Größe. Diese Entwicklung vollzog sich vor allem nach dem siegreichen Ende des Deutsch-französischen Krieges und wirkte sich nicht zuletzt auch auf die ärztliche Berufsausübung aus. Eine nennenswerte industrielle Ansiedlung hat es in Potsdam nicht gegeben, auch wenn die „Manufakturen“ im 18. Jahrhundert eine erhebliche Rolle gespielt hatten. Es hat im Jahre 1900 in Potsdam insge-

samt 2680 Arbeiter gegeben. Der größte Betrieb mit 750 Beschäftigten war das Reichsbahnausbesserungswerk, 6 Sägewerke beschäftigten 150, 7 Buchdruckereien 185 und 9 Brauereien 150 Arbeiter. Ganz anders sah es in Nowawes und Neuendorf aus, wo sich seit 1840 die industrielle Tätigkeit wieder belebt hatte. In Neuendorf gab es 1900 die Kammgarnspinnerei mit 432, die Trikotstofffabrik mit 456 und die Jutespinnerei mit 378 Arbeitern. Alles in allem waren in Nowawes und Neuendorf bei einer Einwohnerzahl von weniger als einem Drittel der Potsdams 1840 Arbeiter ansässig (179).
Auch wenn lediglich zwei Namen von Potsdamer Ärzten in einem Taschenbuch des Jahres 1813 (180) verzeichnet werden, der Medizinalrat Dr. Augustin und der Regimentschirurg Dr. Hofmann, so hat es zweifellos mehr Ärzte und Chirurgen in Potsdam gegeben. Doch verdient der erwähnte Dr. Augustin besondere Aufmerksamkeit, war er doch einer der bedeutenden Ärzte dieser Zeit, dessen umfangreiche literarische Arbeiten ihm verdiente Anerkennung verschafften. Friedrich Ludwig Augustin (1776–1854) studierte in Halle und ließ sich 1797 in seiner Heimatstadt Berlin nieder (181). Wissenschaftlich außergewöhnlich interessiert gab er eine Reihe von Sammelwerken über neueste Veröffentlichungen, vor allem auch über das öffentliche Gesundheitswesen und die gerichtliche Medizin heraus. 1803 wurde er Dozent am Collegium medico-chirurgicum, zwei Jahre später außerordentlicher und 1804 ordentlicher Professor. 1806 wurde er Leiter eines der in Berlin für die französischen Besatzungstruppen errichteten Lazarettes. Mit der Aufhebung des Collegiums medico-chirurgicum gab er seine Lehrtätigkeit auf und wurde 1809 Regierungs- und Medizinalrat bei der neu errichteten Regierung der Kurmark in Potsdam. In den Kriegsjahren 1813 und 1814 unterstanden ihm die in Potsdam eingerichteten Provinzial-Militär-Lazarette, eine Aufgabe, der er auch angesichts des riesigen Anfalls an Verwundeten und Kranken vor allem nach der Schlacht von Großbeeren (23. August 1813) voll gewachsen war. Im Jahre 1818 begann er mit der Veröffentlichung seines Hauptwerkes: „Die königlich-preussische Medicinalverfassung“, das bis 1833 in fünf Bänden erschien und 1842 und 1843 durch zwei weitere fortgeführt wurde. Es enthält alle Gesetze und Verordnungen auf dem Gebiet des öffentlichen Gesundheitswesens sowie eine Beschreibung der dafür geschaffenen Dienststellen und Einrichtungen. 1833 wurde er mit der Verleihung des Titels „Geheimer Medizinal-Rat“ ausgezeichnet. Augustin, der ein wahrer Freund der

Botanik war, hatte ein großes Herbarium mit fast 25 000 Pflanzen gesammelt, das er der städtische Realschule in Potsdam testamentarisch vermachte. Hier sei, auch wenn er nicht streng genommen in den vorgesehenen Zeitrahmen hineinpasst, doch kurz der Besuch eines Arztes in Potsdam erwähnt, dessen Lehren zu Beginn des 19. Jahrhunderts die wissenschaftliche Welt ebenso wie das interessierte gebildete Publikum Europas lebhaft beschäftigt haben. Es handelte sich um Franz Joseph Gall (1758–1828), dessen Ansicht, dass geistige Eigenschaften des Menschen, die in bestimmten Regionen des Gehirns verankert sind, auch die äußere Form von Schädel und Gesicht prägen, als „Phrenologie“ bezeichnet, zumindest den Anstoß zur Erforschung der Anatomie des Gehirns gegeben hat. Nachdem seine öffentlichen Vorlesungen in Wien verboten worden waren, ging Gall 1805 auf Reisen und ließ sich 1807 für dauernd in Paris nieder. Auf seiner großen Reise, bei der Einladungen zu Vorträgen und Demonstrationen die besuchten Orte bestimmten, kam er auch nach Potsdam. Er war zum König befohlen worden, um ihm eine Vorlesung über seine Schädellehre zu halten. In einem Brief hat er darüber berichtet, die Unterredung mit dem König nicht erwähnt, was bei der Art, wie Friedrich Wilhelm III. auf ihm vorgetragene Berichte reagiert haben soll, nicht verwundert. Er schreibt aber : „In Potsdam hören mich alle Offiziere der preußischen Armee mit den Brüdern des Königs und der Königin. Das ist ein martialisch herrliches Auditorium von mehr als 200 Kriegsmännern“ (182). Doch ist auch hier die Großsprecherei, die Gall liebte, offenkundig.

Für den Zeitraum von den Befreiungskriegen bis zum Jahre 1910 ist der Lebenslauf eines Potsdamer Arztes charakteristisch hinsichtlich der Veränderungen der Ausbildung und der Stellung der Ärzte in Preußen. Der 1815 in einem Dorf im Kreise Aschersleben als Lehrersohn geborene Theodor Stolte besuchte das Gymnasium in Halberstadt bis zur Sekunda, also bis zu der Klasse, die später die „Mittlere Reife“ bzw. das „Einjährige“ genannt wurde. Von 1832 bis 1835 betrieb er das wundärztliche Studium an der medizinisch-chirurgischen Lehranstalt in Magdeburg und legte im März 1836 die wundärztliche Prüfung in Berlin ab. Dann diente Stolte drei Jahre als Kompaniechirurg im I. Bataillon des Garde-Reserveregiments, 1839 bestand er die Staatsprüfungen für Geburtshilfe und Gerichtsmedizin. Im Jahre 1842 kam er nach Potsdam, wo er 1844 zum Gerichtschirurgen und Polizeiarzt bestellt wurde. Damit war die Erlaubnis verbunden, in seiner Praxis auch innere

Krankheiten zu behandeln. 1864 wurde Stolte zum Hofchirurgus ernannt, 1874 zum II. Hofarzt. Bis zum Jahre 1872 gehörte Stolte zu den Wundärzten I. Klasse, dann durften diese die Bezeichnung „Arzt“ führen. Stolte war ein in Potsdam hochgeschätzter Arzt, der 1906 den Titel Sanitätsrat und zwei Jahre später den eines Geheimen Sanitätsrates erhielt. Er war ein rühriges Mitglied des Potsdamer Ärztevereins (183), der ihn 1886 anläßlich seines goldenen Arztjubiläums zum Ehrenmitglied wählte. 1906 feierte er die 70. Wiederkehr des Jahres seiner wundärztlichen Staatsprüfung. Aus diesem Anlaß überreichte ihm der Ärzteverein einen Stock mit goldener Krücke als Ehrengeschenk. Im gleichen Jahr sprach Stolte vor dem Verein über die Erfahrungen seines Lebens. Für die Potsdamer Ärzteschaft war er vorbildlich als nimmermüder, stets hilfreicher und gütiger Arzt. Zuletzt wohnte er, der auch Ehrenmeister vom Stuhl der Loge Teutonia war, im Hause Schloßstraße 13, dem nördlichen der von Knobelsdorff 1748 am Eingang zur Breiten Straße errichteten Gebäude, das noch bis nach dem Zweiten Weltkrieg im Besitz seiner Familie gewesen ist. Theodor Stolte starb am 2. Mai 1910 im „Alter von 94 Jahren und 9 1/2 Monaten“, wie der „Aerzte-Verein zu Potsdam“ in einer Traueranzeige bekannt gab.
Anschaulich schilderte der bekannte Chirurg Friedrich Trendelenburg (1844 – 1924), der sich um die Einführung der Dampfsterilisation und die Verbesserung der operativen Technik, beispielsweise die Operation der Lungengefäßembolie, große Verdienste erworben hat, in seinen Erinnerungen das ärztliche Leben in Potsdam in den sechziger Jahren des 19. Jahrhunderts (184). Er diente die restlichen Monate seiner Militärdienstzeit als einjährigfreiwilliger Arzt bei der Leibkompanie, den „langen Kerls“ und erhielt als „Löhnung“ monatlich „19 Taler 22 Silbergroschen 6 Pfennige“. Er mietete sich ein Zimmer in der Charlottenstraße in der Nähe des Brandenburger Tores. Im Lazarett in der Lindenstraße 25 fand er eine kleine Bibliothek vor. Sie enthielt vor allem kriegchirurgische Schriften des 18. Jahrhunderts, die er mit Gewinn studierte. Wie man sich die Freizeit im Lazarett gestaltete, beschreibt Trendelenburg anschaulich:

> „In dem Du jour-Zimmer des Lazaretts wurden des Abends öfters mit den jüngeren Militärärzten einige Partien Whist gespielt, zu denen auch ein ältlicher Wundarzt zweiter Klasse, der es als solcher nicht weiter als bis zum Unterarzt bei dem Regiment bringen konnte, hinzugezogen wurde, im wesentlichen aus Gutmütigkeit. Er hatte dann

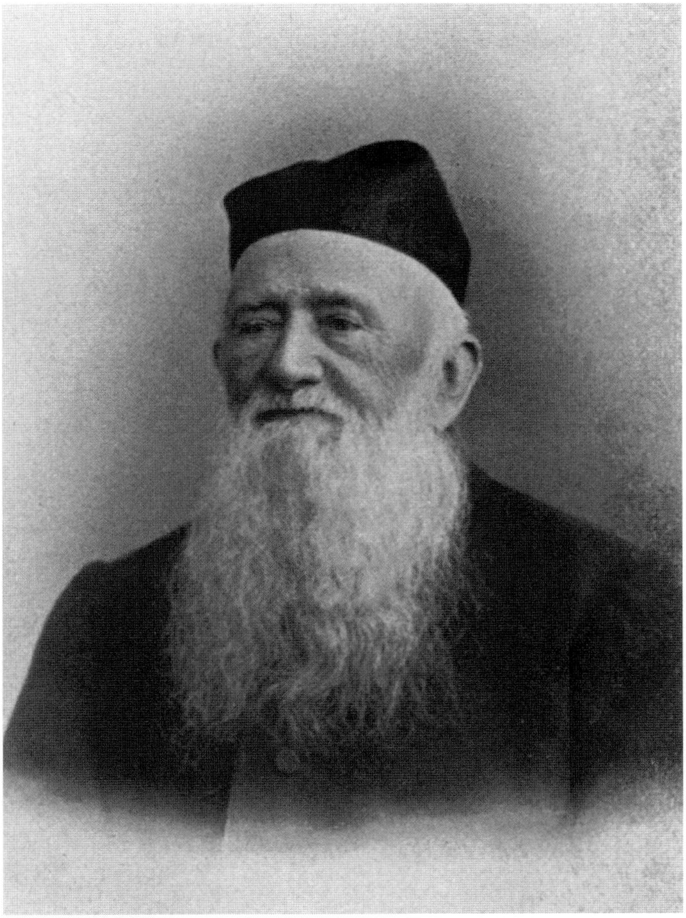

Geheimer Sanitätsrat Theodor Stolte (1815–1910)

sein Bier frei, und wir freuten uns auch, wenn er einige Groschen gewann. Denn der arme Mann mußte sich bei dem kümmerlichen Gehalt und einer sehr beschränkten und untergeordneten wundärztlichen Praxis mit seiner großen Familie sehr durchquälen. Ließ er sich doch sogar bereitfinden, für fünf Silbergroschen den Du jour-Dienst statt eines von uns Jüngeren für den Nachmittag zu übernehmen."

Als Trendelenburg diese Erinnerungen in den Jahren nach dem Ersten Weltkrieg niederschrieb, dachte er an eine Stadt zurück, die sich inzwischen erheblich verändert hatte. Wohl hatte er das Schlittschuhlaufen auf dem Heiligen und dem Jungfern-See genossen, wie dies spätere Generationen auch getan haben und es noch heutzutage geschieht. Doch manches war noch anders:

„Das charakteristische Potsdamer Straßenbild war damals insofern ein einheitlicheres, als die Erdgeschosse der hübschen Barockhäuser noch nicht durch die großen Schaufenster der Kaufläden verunziert waren. Entsprechend der viel geringeren Einwohnerzahl war es auf den Straßen stiller und einsamer; das Militär trat noch mehr in den Vordergrund als später; das vom Glockenturm der Garnisonkirche erklingende < Üb immer Treu und Redlichkeit bis an dein kühles Grab > wurde noch nicht von dem Geräusch der elektrischen Bahnen übertönt. Nicht selten begegnete man einzelnen mit dem Eisernen Kreuz geschmückten Veteranen aus den Freiheitskriegen, großen Gardegestalten mit festen, ausdrucksvollen Soldatengesichtern, und traf sie abends in den Restaurationen beim Glase Grog, in dichten Tabaksqualm gehüllt."

Bis in die Gegenwart lebt in Potsdam die Erinnerung fort an zwei in der Stadt geborene Ärzte, die beide von der praktischen Ausübung der Medizin abgegangen sind und als Hochschullehrer und Forscher weltweite Berühmtheit erlangten. Es handelt sich um Hermann von Helmholtz (1821–1894) und Ernst Haeckel (1834–1919).

Hermann Helmholtz wurde als Sohn des Oberlehrers und späteren Gymnasialprofessors Ferdinand Helmholtz (1792–1859) am 31. August 1821 in Potsdam geboren, wohl Am Wilhelmplatz 14, wo die Eltern zur Zeit der Taufe

ihres Sohnes wohnten. Sie sind dann in das Haus Hoditzstraße 8 verzogen, wo Hermann Helmholtz seine Kindheits- und Jugendjahre verbrachte (185). Von 1830 bis 1838 besuchte er das Potsdamer Gymnasium, das damals noch im Gebäude der Alten Stadtschule lag. Der Neubau, das Viktoria-Gymnasium, trägt heute den Namen seines so bedeutenden Schülers. Am 19.September 1838 erhielt er, mit 17 Jahren, das „Zeugnis der Reife". Die „Königliche Prüfungs-Commission" entließ ihn „unter Bezeugung ihres vorzüglichen Beifalls" (186).
Bereits in der Schule hatte Hermann Helmholtz besondere Neigung zur Erforschung der Natur gezeigt, ein Studium der Physik konnte der Vater jedoch nicht finanzieren. So blieb nur das Studium der Medizin als Angehöriger der Ausbildungsanstalt für Militärärzte. Helmholtz bestand die Aufnahmeprüfung mit Glanz und wurde nun Zögling des Friedrich-Wilhelms-Instituts, wo er wie die zivilen Studenten der Medizin die Vorlesungen der Professoren der Medizinischen Fakultät hörte. Das Institut befand sich seit 1823 auf dem dreieckigen Platz nördlich des jetzigen Bahnhofs Friedrichstraße. 1843 kam Helmholtz als bereits 1842 promovierter Eskadronchirurg – damals konnte man die Doktorwürde vor Ablegung des Staatsexamens erwerben – zum Garde-Husaren-Regiment nach Potsdam. Bereits als Student hatte er bei dem berühmten Anatomen und Physiologen Johannes Müller (1801–1858) erste wissenschaftliche Untersuchungen vorgenommen und führte auch in der elterlichen Wohnung in Potsdam physiologische Experimente durch. 1846 legte er in Berlin das Staatsexamen ab und kam dann wieder als Militärarzt nach Potsdam, jetzt zum Regiment der Gardes du Corps. Seine wissenschaftlichen Arbeiten fanden die Anerkennung von Johannes Müller, der ihm 1848 die Position eines Lehrers der Anatomie an der Berliner Kunstakademie vermittelte und gleichzeitig die Ablösung seiner militärärztlichen Verpflichtungen. Bereits im folgenden Jahr erhielt Helmholtz einen Ruf auf den außerordentlichen Lehrstuhl für Physiologie an der Universität Königsberg. Hier gelang ihm, eigentlich ganz nebenbei, wie er selbst meinte, eine Entdekkung, die für die Medizin von außerordentlicher Bedeutung sein sollte. Am 11. November 1851 gab er in der ersten Sitzung des auf seine Anregung gegründeten „Vereins für wissenschaftliche Heilkunde" seine Entdeckung des Augenspiegels bekannt. Er wurde damit zu einem Pionier der praktischen Medizin. Die Augenheilkunde wurde auf der Grundlage dieses Untersuchungsverfahrens zu einem ärztlichen Spezialfach. Damit endete die Zeit, in der

herumreisende „Okulisten" auf den Jahrmärkten das „Starstechen" betrieben. Helmholtz wurde noch 1851 ordentlicher Professor. 1855 folgte er einem Ruf auf den Lehrstuhl für Anatomie und Physiologie in Bonn. 1858 erhielt er den Lehrstuhl für Physiologie in Heidelberg, wo er mit bedeutenden Vertretern der Naturwissenschaften in Verbindung trat. Sein bevorzugtes Forschungsgebiet war die Sinnesphysiologie, vor allem die Lehre von der Optik und Akustik. In Heidelberg hat er sich zunehmend mit hydrodynamischen Untersuchungen beschäftigt. Man war sich in Gelehrtenkreisen einig darüber, dass er zu den besonders befähigten Experimentatoren auf physikalischem Gebiet gehörte. So war es kein Wunder, dass er 1871 den Lehrstuhl für Physik an der Universität Berlin erhielt, den er bis 1888 innehatte. Dann wurde er zum Präsidenten der neu errichteten Physikalisch-Technischen Reichsanstalt ernannt, wo er nun nur noch forschend tätig sein konnte. Dieser bedeutende Naturwissenschaftler, dessen Name im In- und Ausland verehrt wurde, hat alle nur denkbaren Ehrungen empfangen. 1882 wurde er in den erblichen Adelsstand erhoben und 1891 mit dem Titel eines Wirklichen Geheimen Rates mit dem Prädikat Exzellenz ausgezeichnet. Die Stadt Potsdam verlieh ihm die Ehrenbürgerwürde. Am 9. September 1894 verstarb Hermann von Helmholtz. Sein Tod wurde, wie man gesagt hat, als „nationales Unglück" empfunden (187).
Im Hause Am Kanal 24a wurde am 16. Februar 1834 Ernst Haeckel geboren. In diesem Hause, in dem sich im 18. Jahrhundert der „Gasthof zur Güldenen Krone" befunden hatte, lebte die Familie nur noch kurze Zeit und zog dann nach Merseburg. Getauft wurde Ernst Haeckel in der Französischen Kirche, obwohl der Vater, der Regierungsrat Karl Gottlieb Haeckel, nicht dieser Gemeinde angehörte. In Merseburg bestand Haeckel 1852 die Reifeprüfung. Obwohl er selbst dem Studium der Botanik zuneigte, folgte er dem Wunsch der Eltern, die seit 1851 in Berlin lebten, und begann hier mit dem Medizinstudium. Er setzte es in Würzburg fort, erwarb die Doktorwürde 1857 in Berlin, wo er dann im Winter 1857/58 die Staatsprüfung zum „Arzt, Wundarzt und Geburtshelfer" ablegte. Er begann mit zoologisch-anatomischen Studien und unternahm 1859/60 eine ausgedehnte Studienreise nach Neapel, Capri und Messina. Ende Februar 1861 ließ sich Haeckel in Jena nieder, wo er sich in der medizinischen Fakultät habilitierte und bereits im gleichen Jahr die Zoologievorlesung übernehmen konnte. Eine Veröffentlichung in Buchform über Radiolaren (Strahlentierchen), die 1862 in zwei

Bänden erschien, fand große Beachtung und veranlasste, dass er bereits im gleichen Jahr zum außerordentlichen Professor und zum Direktor des Zoologischen Museums ernannt wurde. 1865 erhielt Haeckel den ordentlichen Lehrstuhl für Zoologie in Jena, den er bis 1909 innegehabt hat. Besonders hervorgetreten ist Haeckel als überzeugter Verfechter der von Charles Darwin (1809–1882) aufgestellten Selektionslehre. Darwins 1859 erschienenes Werk „On the origin of species by means of natural selection" hatte Haeckel bereits 1860 in deutscher Übersetzung kennen gelernt. Im Wintersemester 1862/63 hat er erstmals eine Vorlesung über die Darwinsche Lehre gehalten. Von Haeckel stammt das biogenetische Grundgesetz, nach dem jedes Einzelwesen in seiner Entwicklung die Stufen der Entwicklung seiner Gattung durchläuft. Dieses und seine Schriften „Natürliche Schöpfungsgeschichte" (1868) und „Anthropogenie oder Entwicklungsgeschichte des Menschen" (1874) zeigen, wie er Darwins Gedanken fortentwickelt hat. Er führte den Entwicklungsgedanken aber auch weiter zu einer Weltanschauung. Mit seiner Schrift „Welträtsel" (1899) begründete Haeckel eine neue monistische Lehre, in der an Stelle des Offenbarungsglaubens ein Atheismus oder Pantheismus trat, die Gesamtheit der Natur also als das Göttliche angesehen wurde. Was lag näher, als dass damit ihm in weiten Kreisen heftiger Widerspruch begegnete, sich aber auch Anhänger zusammenfanden. Wer sich mit Haeckel näher beschäftigt, wird in seinen Briefen und Reiseberichten einem hochtalentierten Schriftsteller begegnen, der auch als Zeichner und Maler außerordentlich erfolgreich gewesen ist. Die Illustrationen zu seinen zoologischen und Reiseschriften stammen von ihm selbst. Aber auch in Potsdam war er als Zeichner tätig, wenn er in späteren Jahren seine Mutter besuchte, die in der Kiezstr. 10 a als Witwe lebte (188).

Im Jahre 1907 wurde Haeckel, dessen Weltberühmtheit auch die fürstlichen Träger seiner Universität beeindruckt hatte, zum Wirklichen Geheimen Rat mit dem Prädikat Exzellenz ernannt, im folgenden Jahr wurde er Ehrenbürger von Jena. Ernst Haeckel starb am 9. August 1919 (189).

Zu den in Potsdam geborenen Ärzten, die anderorts zu internationaler Anerkennung gekommen sind, gehört auch Julius Hirschberg (1843–1925), der an dieser Stelle zumindest erwähnt werden muss. Hirschberg, errichtete 1869 in Berlin eine private Augenklinik, habilitierte sich 1870 für Chirurgie und Augenheilkunde und wurde außerordentlicher Professor an der Friedrich-Wilhelms-Universität, im Jahre 1900 ordentlicher Honorarprofessor. Seine

Klinik genoss hohes internationales Ansehen. Er führte den Elektromagneten zur Fremdkörperentfernung in die Augenheilkunde ein. Berühmt wurde Hirschberg durch eine neunbändige „Geschichte der Augenheilkunde“ und eine Reihe von Beschreibungen seiner wissenschaftlichen Reisen (190).

Ein Verzeichnis der Ärzte und Wundärzte, die in den ersten Jahrzehnten des 19. Jahrhunderts in Potsdam tätig waren, gibt es nicht. Wir hörten von dem bekannten Regierungs-Medizinalrat Augustin, und erwähnt ist auch ein Regimentschirurg Dr. Hofmann (191). Namhaft sind auch ein Stadtphysikus (Dr. Philippi) und ein Stadtchirurg, beide zuständig für die Betreuung der Kranken im Stadtarmenhaus. Philippi hatte die militärärztliche Ausbildung durchlaufen und als erster aus dieser Laufbahn heraus 1820 die medizinische Doktorwürde der Friedrich-Wilhelms-Universität erworben (192). Daneben waren in Potsdam jedoch die Regimentsärzte und -chirurgen der Garnison, die vielfach nur wenige Jahre in der Stadt blieben, in eigener Praxis tätig. Doch sei nicht vergessen, dass sich auch bis weit in dieses 19. Jahrhundert hinein heilkundliche Scharlatane auf Märkten und Messen in Scharen einfanden. Dabei handelte es sich um Kräuterhändler, Wahrsager und Gesundbeter, ebenso wie um Stein- und Bruchschneider, Starstecher und Zahnreißer. Auch außerhalb der festen Markt- und Messezeiten haben manche ihre heilkundlichen Dienste im Umherreisen angeboten, vielfach verfolgt von den städtischen Behörden, vor deren Zugriff rechtzeitig zu entkommen zum Geschäft gehörte. Für Arme waren diese reisenden Heilkünstler oft die einzige Möglichkeit, ihre Krankheiten behandeln zu lassen. Doch neigten aber, wie zu allen Zeiten, auch Begüterte dazu, sich in die Hände von Außenseitern zu begeben.
Manche dieser fragwürdigen Heiler, erinnert sei nur an Johann Andreas Eisenbarth (1663–1727), kamen auch zu hof- oder sogar leibärztlichen Würden, die dann dem kommerziellen Erfolg Vorschub leisteten.
Vom Aufstieg des handwerklichen zum wissenschaftlich geprägten Heilkundigen haben wir bereits berichtet, als die Entwicklung des Feldschers, eines Barbierchirurgen, zum Mediko-Chirurgen und schließlich zum Militärarzt behandelt wurde. Aus dem umherreisenden Zahnbehandler, der nicht zu Unrecht auch als „Zahnbrecher“ bezeichnet wurde, entstand am Übergang zum 19. Jahrhundert der Zahnarzt, zuerst als Lernberuf. Er ging anfangs aus der Gruppe der Wundärzte hervor, bevorzugt der in fast allen deutschen

Staaten bestehenden II. Klasse. Sie nannten sich vielfach Zahnärzte, ohne eine besondere Prüfung abgelegt zu haben. Derartige Prüfungen sind in einzelnen Staaten bereits um 1830/40 eingeführt worden, bald mussten sie vor speziellen Prüfungskommissionen abgelegt werden, denen auch Zahnärzte angehörten (193). Callman Jacob Linderer (1771–1840) und sein Sohn Joseph Linderer (1809–1879) (194), beide in Berlin ansässig, gehörten zu denjenigen, die zur Verwissenschaftlichung des Faches beigetragen haben. Der Vater hatte 1814 durch das Obercollegium medicum in Berlin die Zulassung als Chirurg für das Gebiet von Halberstadt erteilt bekommen, wobei er sich offenbar weitgehend auf die Ausübung der Zahnheilkunde beschränkt hat. 1812 wurde er zum Universitätszahnarzt in Göttingen ernannt. 1816 erhielt er die preußische Staatsbürgerschaft und zog 1826 nach Berlin. 1834 erschien seine „Lehre von den gesammten Zahnoperationen", drei Jahre später ein „Handbuch der Zahnheilkunde", das er zusammen mit seinem Sohn herausgab. Dieser Joseph Linderer hat sich auch mit mikroskopischen Untersuchungen der Zähne befasst, deren Ergebnisse er 1842 und 1848 in der 2. Auflage des genannten „Handbuchs" und einem Ergänzungsband veröffentlichte. Beide Linderers waren als Hofzahnärzte in Berlin gut angesehen. Der ältere Linderer hieß ursprünglich nur Callman Jacob und legte sich den neuen Familiennamen zu, um damit sein berufliches Hauptanliegen den Patienten nahezubringen.
Dass sie auch über Verbindungen zu Potsdam verfügten, ist der Grund für ihre Erwähnung. Da zu dieser Zeit, also in den dreißiger Jahren des 19. Jahrhunderts, in Potsdam noch kein Zahnarzt ansässig war, das Zahnziehen Ärzte und Wundärzte besorgten, fanden sich Zahnärzte aus Berlin ein. So ist aus Zeitungsanzeigen im „Potsdamer Wochenblatt" (195) bekannt, dass der „Hof- und Universitätszahnarzt" Linderer im Hotel „Einsiedler" seine zahnärztliche Tätigkeit in jedem Monat an mehreren Tagen ausübte. Er hat auch Otto von Bismarck, der 1837 nach Potsdam als Referendar versetzt worden war, behandelt, der so von der Betreuung angetan war, dass er in einer Zeitungsannonce seine Dankbarkeit für die geglückte Operation ausgesprochen hat. In gleicher Weise war auch der Berliner Hofzahnarzt Eduard Blume (1802-1867) tätig, der ebenso wie Linderer auch Zahnersatzarbeiten und Füllungen vornahm. Von Blume ist auch eine Gebührentabelle erhalten, die im „Potsdamer Wochenblatt" abgedruckt wurde (195). Seine Forderungen lauteten:

„Auffüllung eines Zahnes	10 Silbergr.
Ein ganzes Gebiß von natürlichen Zähnen à Zahn	1 Taler 15 Sgr.
Ein Walrosszahn	1 Taler 15 Sgr.
Einen incorruptiblen Zahn mit Goldplatten und künstlicher Verbindung, mit Inbegriff des Gold-Abfeilens und Einsetzens	4 – 5 Taler
1 Glas Zahntinktur	10 Sgr.“

Wer es sich leisten konnte, dem bot sich also die Möglichkeit, kranke Zähne füllen oder fehlende Zähne durch künstliche ersetzen zu lassen. Für die Mehrzahl der Potsdamer aber war damals das Ziehen der Zähne durch den Wundarzt der einfachste Weg und je mehr Lücken dann das Gebiss aufwies, umso mehr musste die feste Nahrung durch Breikost ersetzt werden.

Erst im Jahre 1872 finden sich zwei ortsansässige Zahnärzte in der Stadt, Felgentreff in der Junkerstraße 50 und Seiffert in der Straße Am Kanal 42, zwischen Hoheweg- und Kaiserstraße.

Im gleichen Jahr gab es 16 Ärzte, 3 Wundärzte I. Klasse und 1 Wundarzt II. Klasse sowie 14 Hebammen in der Stadt (197). Zwei Jahre später wurden aufgrund der Übergangsregelungen die Wundärzte I. Klasse unter den Ärzten geführt (198). Insgesamt gab es nunmehr 36 Ärzte, davon 18 Militärärzte. Das Amt des Königlichen Kreisphysikus bekleidete Dr. Adelung, San.-Rat Baron von Ayx war als Arzt im Städtischen Armenhaus tätig. Das Amt des Medizinalrats bei der Bezirksregierung Potsdam versah seit 1867 Dr. Karl Kanzow (1820–1902), der durch zahlreiche Veröffentlichungen über Fragen des öffentlichen Gesundheitswesens bekannt wurde. Er trat 1898 als Geheimer Medizinalrat in den Ruhestand. Im gleichen Jahr wählte ihn der Potsdamer Ärzteverein zum Ehrenmitglied.

Unter den praktizierenden Ärzten gab es auch einen Dr. Gisevius in der Kiezstraße 8. Auch wenn er im Adreß-Kalender 1872 noch verzeichnet steht, so dürfte es sich sehr wahrscheinlich um Dr. Friedrich Gisevius (1796–1871) gehandelt haben, vielleicht aber auch um seinen Sohn Bruno Gisevius (1839–1910). Beide waren homöopathische Ärzte und begründeten damit eine Tradition, die bis weit ins 20. Jahrhundert anhielt. Friedrich Gisevius war in Sorquitten in Ostpreußen geboren, dem gleichen Dorf, aus dem auch der Generalstabsarzt Johann Goercke stammte. Er durchlief die militärärztliche Ausbildung, also die Pépinière, wo er zu den ersten Absolventen gehörte, die

die Doktorwürde erwarben. Er nahm als Hilfsarzt an den Befreiungskriegen teil und wurde dann Kreisphysikus in Königsberg. Wegen schlechter Ergebnisse bei der Bekämpfung einer Scharlachepidemie gab er den Arztberuf auf und wurde Landwirt. Dann aber kam er in Berührung mit der Hahnemannschen Homöopathielehre, der er sich anschloss. Er nahm den Arztberuf wieder auf und ließ sich 1852 zuerst in Elbing, später in Potsdam nieder. Bruno Gisevius studierte in Halle und Berlin Medizin, legte 1862 das Staatexamen ab, nahm an den Feldzügen von 1866 und 1870 teil und ließ sich dann als homöopathischer Arzt in Potsdam, später in Freienwalde und Berlin nieder. Sein 1867 geborener Sohn Friedrich Gisevius wurde ebenfalls homöopathischer Arzt und praktizierte als solcher in Berlin, wo er um die Jahrhundertwende zu den bekanntesten Ärzten gehörte, die dieses immer wieder populäre Behandlungsverfahren betrieben (199).

Mehrere Ereignisse haben das ärztliche Leben im 19. Jahrhundert maßgeblich verändert. Dazu gehört einmal die Aufhebung des als Dualismus in der Heilkunde bezeichneten Nebeneinanders der Betätigung von Ärzten, die an Universitäten ausgebildet waren und die chirurgische Tätigkeit erst seit dem 18. Jahrhundert und dies auch nur mancherorts auf ihrem Lehrplan hatten, und der von handwerklich ausgebildeten Barbierchirurgen, im Truppendienst als Feldschere mit oftmals guten wundärztlichen Erfahrungen, die 1852 in Preußen durch Gesetz vollzogen wurde. Die Rolle der Militärchirurgen und die schrittweise Verbesserung ihrer Ausbildung bis zur Gleichstellung mit der an medizinischen Fakultäten gebotenen ist bereits erwähnt und durch Beispiele belegt worden. Nicht weniger einschneidend war die Ausbildung des ärztlichen Spezialistentums, das sich seit der Mitte des Jahrhunderts zunehmend in der klinischen und ambulanten Medizin entwickelte. Die Aufgliederung der ärztlichen Berufsausübung in Fachgebiete ist vor allem deshalb so überraschend, weil es gerade zu einer einheitlichen ärztlichen Berufsausbildung gekommen war. Doch waren nicht nur neue Möglichkeiten in der Erkennung von Krankheiten – die Einführung des Augenspiegels war ein bekanntes Beispiel – aber auch die Entwicklung bisher nicht gekannter therapeutischer Maßnahmen Anlass für die Beschränkung der ärztlichen Tätigkeit auf Teilgebiete. Besonders stark aber wurde das ärztliche Berufsleben, vor allem in der ambulanten Medizin, durch die Einführung der gesetzlichen Krankenversicherung verändert. Es entstand der Kassenarzt als neue ärztliche Wirtschaftsform. Die Ärzte benötigten damit aber auch eigene Interessenvertretungen, Berufsverbände, die sich der Standespolitik verschrieben. Gewiss hat es auch schon vor dem Erlass des Gesetzes „betreffend die Krankenversicherung der Arbeiter vom 15. Juni 1883" Krankenversicherungen gegeben (200). Zuerst sind bereits im 13.Jahrhundert solche von den Zusammenschlüssen der Bergleute, den Knappschaften, eingerichtet worden, später auch von anderen Zünften und Innungen, sowie von Arbeitgebern, anfänglich für Dienstboten, später für Arbeiter. Im 18. Jahrhundert entstanden auch Krankenkassen als wohltätige Einrichtungen, von Begüterten unterhalten, um Notleidenden im Krankheitsfalle Hilfe vermitteln zu können. Solche Dienstboten- und Innungskassen hat es bereits im 18. Jahrhundert auch in Potsdam gegeben, worüber schon berichtet wurde.

Das Verhältnis der Ärzte zu den Krankenkassen war und ist bis in die Gegenwart von Auseinandersetzungen bestimmt. Die Versuche der Kassen, mit einzelnen Ärzten Verträge abzuschließen, wobei sie besonders günstige Bedingungen für sich auszuhandeln versuchten, war Anlass dafür, von Seiten des Staates und der sich entwickelnden ärztlichen Standesorganisationen den Interessen von Patienten und Ärzten gerecht zu werden. Das Recht des Kranken auf freie Arztwahl bestimmte über Jahrzehnte die Diskussionen. Darüber wird, wie auch andere Fragen der ärztlichen Berufspolitik in einem späteren Kapitel Näheres mitgeteilt werden.

Seit den fünfziger Jahren des 19. Jahrhunderts gab es in Potsdam eine Vereinigung von in der Stadt tätigen Ärzten, die der Festigung der kollegialen und gesellschaftlichen Beziehungen galt (201). Doch haben auch wissenschaftliche Gesichtspunkte eine Rolle gespielt. Vor allem war ein Lesezirkel mit Fachzeitschriften eingerichtet worden. Wissenschaftliche Vorträge haben dagegen weniger Zuspruch gefunden. Man traf sich in regelmäßigen Abständen im Hotel „Stadt Königsberg", im „Einsiedler" oder im „Hotel Deutsches Haus" in der Schloßstraße zum Essen, danach zum Zusammensein bei Bier und Kartenspiel. Der Kollegialität dienten diese Abende mit Sicherheit. Aus einer Liste der Mitglieder dieses ärztlichen Lesezirkels, die aus dem Jahre 1859 überliefert ist, geht hervor, dass es sich um 24 Ärzte gehandelt hatte, die alle promovierte Doktoren waren. Man geht wohl nicht fehl, wenn man daraus folgert, dass für diesen Zusammenschluß die neuen gesetzlichen Regeln für die ärztliche Berufsausübung von Bedeutung gewesen sind. Die Militärärzte bildeten die Mehrzahl, aus der Gruppe der Wundärzte war offenbar nur der

Hofarzt Stolte beteiligt. Zu den Zusammenkünften sind auch Apotheker eingeladen worden, mit denen auch Missstände erörtert wurden, die in Apotheken aufgetreten waren. Schließlich war man sich aber doch einig, dass es einer neuen Form des Zusammenschlusses bedurfte, um wirksam die Standesinteressen vertreten und gleichzeitig kollegiale und gesellschaftliche Verbundenheit pflegen zu können. Nach sorgfältiger Vorbereitung einer Satzung wurde am 3. Mai 1884 der „Ärzte-Verein zu Potsdam" begründet. Vom früheren Verein wurden bewährte Dinge übernommen, so das gemeinsame Essen, der medizinische Lesezirkel und eine statistische Erfassung der Infektionskrankheiten. Von den in Potsdam tätigen 43 Ärzten traten 26 dem neuen Verein bei, die auch dem alten angehört hatten. Von diesen waren 14 Militärärzte, 2 von diesen bereits im Ruhestand. Der bisherige Vorsitzende trat dem neuen Verein nicht bei, offenbar war der Wortlaut der Satzung hinderlich. Er wurde jedoch zwei Jahre nach der Gründung zum Ehrenmitglied gewählt, womit auch seine vieljährigen Verdienste gewürdigt wurden. Die Mitglieder des neuen Vereins kamen von Oktober bis Mai einmal monatlich zusammen. Nach Potsdam zugezogene Ärzte konnten erst nach sechsmonatiger Karenzzeit Mitglieder werden.
Zwei sehr dringliche Fragen beherrschten die standespolitischen Erörterungen: die Einführung der obligatorischen Krankenversicherung und die Schaffung ärztlicher Standesvertretungen in Preußen, der andere deutsche Staaten mit der Bildung von Ärzteausschüssen und Ärztekammern bereits vorausgegangen waren.
Wie aus Sicht des Potsdamer Ärztevereins die Kassenarztfrage beurteilt wurde, ist in der Geschichte des Vereins nachzulesen (202):

> „Während das Verhältnis zwischen Aerzten und Krankenkassen bis dahin ein rein privates gewesen war, bei welchem die letzteren die ohnehin schon nach heutigen Begriffen schmachvollen Honorierungen auf ein Minimum herabdrückten, wogegen die Aerzte vollständig machtlos waren, begann mit der staatlichen Organisation des Krankenkassenwesens, welche immer größere Kreise der arbeitenden und erwerbenden Bevölkerung zwang, den Kassen als Mitglieder beizutreten, und dadurch eine bedeutende Zahl von Individuen der freien ärztlichen Behandlung entzog, eine wirkliche Gefahr für die ärztliche Welt. Es bedurfte daher einer Organisation, teils um die Aerzte vor den Uebergriffen der Krankenkassen zu schützen, teils um einen

> unlauteren Wettbewerb der Aerzte untereinander den Krankenkassen gegenüber zu verhindern. Zu diesem Zweck wurden < Bestimmungen des Aerztevereins über die ärztliche Behandlung der Krankenkassenmitglieder der Stadt Potsdam > beschlossen.“

In diesen Richtlinien legte sich der Ärzteverein darauf fest, wie eine kassenärztliche Tätigkeit aufgenommen werden konnte und er bestimmte Honorarminimalsätze für die verschiedenen Krankenkassen und diejenigen ärztlichen Verrichtungen, die nicht den allgemeinen Honorarsätzen unterworfen werden durften.

Am 25. Mai 1887 wurde durch eine Königliche Verordnung die Einrichtung von Ärztekammern für jede preußische Provinz gefordert, deren Aufgabe einmal die Regelung ärztlicher Standesangelegenheiten sein sollte, zum anderen waren sie als sachverständiges Gremium bestimmt, um die Regierung in allen Angelegenheiten des öffentlichen Gesundheitswesens zu beraten. Erste Ärztekammerwahlen fanden im November 1887 statt. Die gemeinsame Ärztekammer Berlin-Brandenburg blieb in der ersten Sitzungsperiode ohne einen Vertreter Potsdams, da Schwierigkeiten bei der Nominierung eines Kandidaten aufgetreten waren. 1890 wurde dann der Vorsitzende des Vereins, Dr. Hermann Bosdorff (1832–1901), zum Vertreter des Stadtkreises Potsdam in der Ärztekammer gewählt,

Seit 1895 haben wissenschaftliche Vorträge im Leben des Potsdamer Ärztevereins eine von Jahr zu Jahr größere Bedeutung gehabt, damit wurde die Fortbildung der Potsdamer Ärzte zur vordringlichen Aufgabe der Zusammenkünfte. Vortragende waren mit wenigen Ausnahmen Mitglieder des Vereins, wobei sich Krankenhaus- und niedergelassene Fachärzte auch mit Krankenvorstellungen beteiligten.

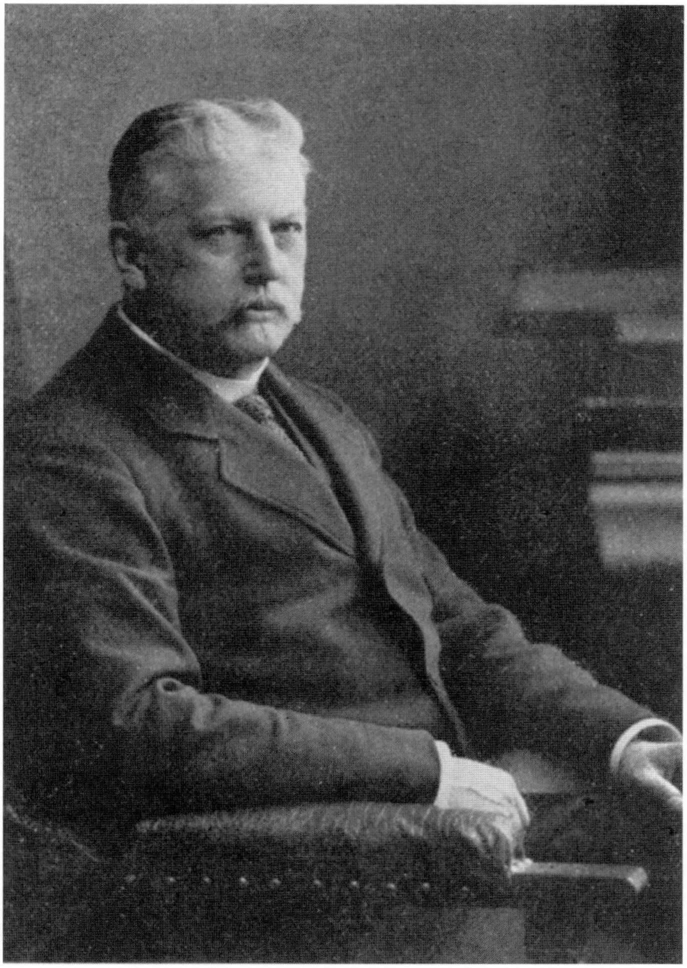

Dr. Johannes Hausmann († 1929)
Seit 1905 Vorsitzender des Potsdamer Ärztevereins

Beinahe ein Kurort – „Potsdams Heilquellen“

Fast wäre die zweite preußische Residenzstadt ein Kurort, zu einem „Bad Potsdam“ geworden. Heute ist die kleine Episode fast vergessen. Sie gehört jedoch berichtet, ist doch das Geschehen zugleich auch charakteristisch für die Medizin der Zeit.

Im Jahre 1818 war in der Berliner Vorstadt auf einem Grundstück, das dem Kaufmann Barez gehörte, in der Neuen Königstraße 26 eine „Mineralquelle“ entdeckt worden. Es war der Direktor des 1817 durch Wilhelm von Türk (1774–1846) gegründeten Lehrerseminars in Potsdam, Karl von Klöden (1786–1856), der dieser „Quelle“ eine Heilwirkung zugesprochen und ihre Verwendung zu Heilzwecken empfohlen hat. Eigentlich handelte es sich nur um einen Brunnen, dessen Wasser durch einen besonderen Geschmack aufgefallen war. Chemische Untersuchungen zeigten einen auffällig hohen Gehalt an „kohlensaurem Eisen“. Mehrere Potsdamer Ärzte, unter ihnen der Regimentsarzt Dr. Bretschneider, der Stadtphysikus Dr. Hoffmann und der Bataillonsarzt Pusch erprobten das Wasser an ihren Kranken. Die Ergebnisse schienen die Heilwirkung zu bestätigen.

Einzelheiten über diese „Quelle“ lassen sich aus einem Aufsatz entnehmen, den der bekannte Chirurg Carl Ferdinand Graefe (1787–1840) veröffentlicht hat (203). Er teilte die Untersuchungsergebnisse mit, die ein Chemiker Schrader, „Ober-Medicinal-Assessor“, also ein Mitglied der 1810 entstandenen Medizinalsektion des Innenministeriums, erhoben hatte. Graefe war als ordentlicher Professor der Universität Berlin und erster Direktor des klinisch-chirurgischen-augenärztlichen Instituts, dazu seit 1815 als Geheimer Medizinalrat eine einflußreiche Persönlichkeit. 1826 wurde er vom Zaren Nikolaus von Rußland geadelt, der erbliche Adel vom preußischen König bestätigt. Dass er sich für die Nutzung der Potsdamer Heilquellen verwendet hat, war sicher nicht ohne Wirkung.

Er schreibt, dass Potsdamer Ärzte

> „jenes Wasser, in der vorläufig errichteten kleinen Privatanstalt, zum Trinken sowohl, als zum Baden verordnet, und von demselben, hauptsächlich bei nervösen Schwächen, auffallend wohlthätige Wirkungen beobachtet (haben).
> Je lauter jene Umstände für die Quellen sprechen, je vortheilhafter zu gleich die von unserem wackeren Chemiker, Herrn Obermedicinal-Assessor Schrader, unternommene Analyse ausfiel, desto lebhafter fühlte ich mich verpflichtet, einerseits, nach des Eigenthümers Wünschen, die Resultate der bisherigen Untersuchung in der Art zur öffentlichen Kenntniß zu bringen, wie sie aus dem Akten erhellen, und andererseits, meine Kunstgenossen einzuladen, daß sie ihre diesfälligen Erfahrungen, diesen Blättern zur unpartheinischen Würdigung des neuen Heilmittels anvertrauen möchten."

Die Untersuchung der „älteren Quelle", also des ersten auf dem Grundstück gegrabenen Brunnens, die Graefe sehr sorgfältig beschrieben hat, ergab Befunde, die im Vergleich zu denen des Wassers in Bad Freienwalde, dem seit 1684 durch einen Besuch des Großen Kurfürsten bekannt gewordenen, wenn auch kleinen Heilbad, günstiger lauteten. So fanden sich im Potsdamer Wasser „weit mehr Salz- und Eisentheile", vor allem aber enthielt es bedeutend mehr „Extraktivstoffe", nämlich 114 Gran in 25 Pfund Wasser, gegen nur 4 Gran in der gleichen Menge des Wassers aus Freienwalde. Was unter „Extraktivstoffen" verstanden wurde, beschreibt Graefe als das „Fremdartige, was die Quellen bei der Berührung mit organischen Körpern aufnehmen; es kann dies erdharzig sein, gewöhnlicher ist es vegetabilisch-organisch". Er kommt dann zu einer wichtigen Feststellung: „Der Extraktivstoff in den Potsdamer Quellen erscheint animalisch, und es läßt sich nicht erweisen, ob derselbe nicht auch durch den Einfluß des Grundwassers auf die Quellen, in deren Nähe ehemals eine Gerberei Statt gefunden hatte, mit hervorgebracht werde." Graefe berichtet dann auch von der Untersuchung der „neueren Quelle, welche durch das Graben eines Brunnens in der Nähe der älteren entdeckt wurde". Darin konnte Schrader dieselben Bestandteile nachweisen, lediglich der Gehalt an organischen Substanzen war geringer.
Das öffentliche Interesse an der „Heilquelle" veranlasste auch die städtische Polizeidirektion das Wasser untersuchen zu lassen. Dazu wurde der Geheime

Medizinalrat Prof. Dr. Sigismund Hermbstaedt (1760–1833) herangezogen, der als Chemiker und Pharmazeut hohes Ansehen genoss. Beteiligt an diesen Untersuchungen war auch der Potsdamer Hofapotheker Johann Friedrich Frank († 1830). Die Ergebnisse unterschieden sich nicht nennenswert von denen des Obermedizinal-Assessors Schrader. Bei diesem Apotheker Frank handelte es sich übrigens um einen Wohltäter der Stadt, der er testamentarisch 7700 Taler hinterlassen hatte, von denen zwei Sonntagsschulen errichtet werden sollten. Diese bestanden nur kurze Zeit, dann aber wurde aus den Stiftungsmitteln 1854 das Franksche Knabenstift errichtet, das zur Aufnahme „besserungsfähiger verwahrloster Knaben“ bestimmt wurde (204).
Schon bald errichtete der geschäftstüchtige Grundstückseigentümer eine kleine Badeanlage und Kurgäste aus Potsdam, aber auch von auswärts, blieben nicht aus. Im Sommer des Jahres 1822 hatten etwa 180 Kranke die „Quellen“ aufgesucht und, wie Graefe berichtete, sind diese „sowohl zu Bädern als zum Trinken benutzt worden, und haben ihre Heilkräfte in mannigfaltigen nervösen Leiden, Lähmungen, Krämpfen, so wie auch bei Scrofeln, bei Hautkrankheiten, veralteten Geschwüren, rheumatischen und gichtischen Uebeln bereits bewährt.“
Dank einer Zuwendung des Königs von 2000 Talern konnte 1823 auf dem 6 Morgen großen Grundstück ein größeres Badehaus mit 11 Badezimmern und einer „Vorrichtung zu Douchebädern“ gebaut und in Betrieb genommen werden. Die erwähnten Gutachten taten ein Übriges und die Zahl der Gäste nahm zu. Der Kurort Potsdam schien aufzublühen. So konnte man 1823 bereits 228 einheimische und 41 auswärtige Gäste verzeichnen, im folgenden Jahr 160 aus Potsdam und 50 Fremde. Dann aber ließ das Interesse sehr allmählich nach. Man hatte sich vermutlich nicht genügend um Kurgäste bemüht. Ganz sicher aber waren die Potsdamer Ärzte nicht an einem Anwachsen des Kurbetriebs interessiert, gingen ihnen dadurch doch Kranke verloren.
In den Heilquellenverzeichnissen der Zeit taucht Potsdam als Kurort nicht auf, was darauf schließen lässt, dass die Einrichtung wenig Beachtung gefunden hat. Allerdings blieb die Kuranlage noch bis 1836 in der Neuen Königstraße 26 in Betrieb. Dann aber gab man das Unternehmen auf, die Gebäude verfielen, die Brunnen wurden zugeschüttet. Ausschlaggebend war schließlich, dass, ungeachtet aller Analysen und Empfehlungen, immer mehr Zweifel am Wert des Wassers aufgekommen waren. Dass früher auf dem Gelände

eine Gerberei betrieben worden war, hatte bereits Graefe als Erklärung für den hohen Anteil an organischen Stoffen herangezogen. Inzwischen aber war man davon überzeugt, dass die Gerberlohe, die im Boden versickert war und sich mit dem Grundwasser vermischt hatte, Ursache für den Geschmack und die Zusammensetzung des Wassers gewesen war.

Als im Jahre 1908 die Königliche Handels- und Gewerbeschule für Mädchen in der Neuen Königstraße 90/91 (heute Berliner Str. 135) ihren Betrieb aufnahm, wurde ihr das auf der gegenüber liegenden Straßenseite befindliche Grundstück des ehemaligen Heilbades als Turn- und Sportplatz zugewiesen.

Ernst Philipp Lange (Galen) und Friedrich Netto – Potsdamer Ärzte als Schriftsteller

Zwei Potsdamer Ärzte sind als Verfasser von Romanen, Theaterstücken und historischen Abhandlungen schon zu ihren Lebzeiten weit über ihre Heimatstadt hinaus bekannt geworden. Ernst Philipp Lange (1813–1899), war in Potsdam als Sohn des Hofchirurgen Friedrich Lange († 1866)und dessen Ehefrau Christiana geb. Gericke zur Welt gekommen (205). Ostern 1835 erwarb er am Gymnasium in Potsdam das Reifezeugnis und wurde im gleichen Jahr in das medizinisch-chirurgische Friedrich-Wilhelms-Institut aufgenommen, wie die Pépinière seit 1818 hieß, um dem Wunsche des Vaters folgend Militärarzt zu werden. 1839 erhielt er die Doktorwürde der Medizinischen Fakultät der Friedrich-Wilhelms-Universität Berlin und kam im folgenden Jahr als Kompanie-Chirurgus zum Garde-Reserve-Regiment nach Potsdam. 1845 wurde er Kompaniearzt am Potsdamer Kadettenhaus und zwei Jahre später erfolgte seine Versetzung nach Bielefeld als Stabs- und Bataillonsarzt des 15. Landwehrregiments. Er heiratete 1847 in Bielefeld und übte, sehr wahrscheinlich neben seiner truppenärztlichen Tätigkeit, Praxis aus. 1849 wurde er dirigierender Arzt des leichten Feldlazaretts Nr. 19 und nahm als solcher am Feldzug in Schleswig und in Kurhessen teil. Nach weiteren militärärztlichen Verwendungen kam er 1857 als Stabsarzt an die Unteroffizierschule nach Potsdam. In dieser Stellung verblieb er bis zu seiner Pensionierung am 27. September 1878, zuletzt im Range eines Oberstabsarztes. Lange, der nahe der Unteroffizierschule in der Marien- (heute: Gregor-Mendel-)straße 35 wohnte, starb am 20. Februar 1899 in Potsdam. Er wurde auf dem Bornstedter Friedhof beigesetzt, wo noch heute eine Gedenktafel an seine Grabstätte erinnert.
Schon als Schüler und Student war Philipp Lange, offenbar unter dem Einfluss seiner Mutter, literarisch interessiert und auch selbst schriftstellerisch tätig. Sein erstes Schauspiel „Friedrich in Rheinsberg“ schrieb er bereits 1837, gab

es jedoch erst 1871 in Druck. Beobachtungen als Arzt in Irrenhäusern gaben den Anstoß zu seinem vierbändigen Roman „Der Irre von St. James“, der zu seinem größten Bucherfolg wurde, 1854 in 1. Auflage, 1883 in 7. Auflage und in Neuausgaben 1942 und 1974 erschien. In seiner Bielefelder Zeit hatte er bereits den vierbändigen Roman „Der Inselkönig“ geschrieben und das Manuskript dem „Verlags-Comptoir in Grimma und Leipzig“ zum Druck übergeben. Nachdem er nichts mehr vom Verlag gehört hatte, fragte er schließlich nach und erhielt die Mitteilung, dass der Roman bereits erschienen sei und zwar unter dem Verfassernamen „Philipp Galen“. Dieses willkürlich aus den Buchstaben seines Familiennamens entwickelte Pseudonym hat Lange beibehalten, war es doch zugleich der Name des bedeutendsten und schriftstellerisch überaus fruchtbaren Arztes der römischen Antike. Galen (Galenos, 129–199 n. Chr.), geboren in Pergamon, war als Leibarzt dreier römischer Kaiser in Rom tätig gewesen und hat in seinem umfangreichen literarischen Werk ein auf den hippokratischen Schriften aufbauendes umfassendes System der Heilkunde entwickelt, das über ein Jahrtausend lang bestimmenden Einfluss auf das ärztliche Denken und Handeln gehabt hat.

Als Philipp Galen wurde der Potsdamer Arzt zu einem der erfolgreichsten Autoren der aufblühenden deutschen Unterhaltungsliteratur des 19. Jahrhunderts. In fast jährlicher Folge schrieb er meist mehrbändige Romane, von denen die meisten in mehreren Auflagen erschienen sind. Von den über 30 Romanen finden sich heute nur noch wenige in Bibliotheken. Was sie aber seinen Zeitgenossen bedeutet haben, lässt sich kaum noch richtig ermessen. Ein Urteil eines bekannten Literaturkritikers aus dem Jahre 1882 belegt dies (206):

> „Galen ist einer der dem deutschen Lesepublikum bekanntesten und fruchtbarsten Romanschriftsteller; seine Stärke beruht in der geschickten Anlage und der spannenden Entwicklung verschlungener Fäden; auch die Zeichnung von Sitten und Landschaften gelingt ihm teilweise vortrefflich“.

Einige seiner Romane stützen sich auf eigene Erlebnisse und Beobachtungen, tragen gelegentlich auch autobiographische Züge. Dies gilt vor allem für den 1855 erschienenen dreibändigen Roman „Walter Lund“, der im Untertitel als „Erinnerungen aus dem Leben eines Schriftstellers“ bekennzeichnet ist. Der Roman, dessen 4. Auflage 1907 erschienen ist, spielt in Potsdam und enthält

liebevolle Schilderungen der Landschaft des Havellandes. Philipp Galen beklagt, wie wenig sich die Bewohner Potsdams der Schönheit der Natur hingeben (207):
„Wohl sahen wir an besonders schönen und warmen Tagen eine meist aus weiblichen Personen bestehende Gesellschaft hie und da im Grünen sich mit Strickstrumpf und Stadtgeklätsch eine Weile ergötzen, oder an einem bevorzugten Ruheplatze eine Tasse Kaffee oder ein Glas Milch genießen; aber sobald dieser kurze materielle Genuß beendet war, eilten Männer und Frauen beflügelten Schrittes heimwärts, um sich wieder in ihre steinernen Häuser zu verbergen, erstere aber vor allen Dingen in einer qualmenden Trinkstube mit einem Glase Bier, bei einer gemüthlichen Parthie Domino sich die langweilige Zeit zu vertreiben".
Bereits ein Jahr vorher war der Roman „Fritz Stilling" als „Erinnerungen aus dem Leben eines Arztes" in vier Bänden erschienen. Er brachte es bis 1877 auf vier Auflagen und wurde 1940 noch einmal gedruckt. In ihm sind autobiographische Hinweise vorhanden, jedoch auch Erlebnisse und Begebenheiten verwertet worden, die offenbar dem Lebenslauf des Vaters, des Hofchirurgen Lange, entnommen wurden. Erwähnt werden namhafte Persönlichkeiten der Berliner Medizin an der Wende zum 19. Jahrhundert, wie Christian Ludwig Mursinna, Carl Ferdinand von Graefe, Christoph Wilhelm Hufeland, Ernst Ludwig Heim, wie auch Künstler, so der Schauspieler Ludwig Devrient und der Komponist Carl Maria von Weber in die Handlung einbezogen wurden. Der Roman vermittelt darüber hinaus anschauliche Berichte über die beruflichen Verhältnisse, vor allem auch die Veränderungen der sozialen Stellung der Ärzte ebenso wie der Barbierchirurgen und Feldschere in diesen Jahrzehnten und wie der Aufstieg in eine höhere Stufe heilkundlicher Berufsausübung zum erstrebenswerten Ziel für die jeweils jüngere Generation angestrebt wurde. Ganz sicher hat Galen damit ein Stück eigener Familiengeschichte wiedergegeben. In welchem Ausmaß er jedoch Tatsachen aus der Lebensgeschichte seines Vaters mitgeteilt hat, was aus freier Phantasie hinzugefügt oder mit Biographien anderer Zeitgenossen verknüpft worden ist, lässt sich nicht sicher entscheiden, da über Herkunft und berufliche Entwicklung des Hofchirurgen Friedrich Lange kaum etwas bekannt ist.
Philipp Galens eigene Erlebnisse im Krieg gegen Dänemark und die Eindrükke, die er von der Küstenlandschaft des Ostseeraumes gewonnen hatte, tau-

chen in mehreren seiner Romane auf. Gerade seine Schilderungen von norddeutschen Landschaften haben immer wieder die besondere Wertschätzung seiner Leser nicht weniger wie die seiner Kritiker gefunden. Doch auch der in seinen Schriften wiederholt gepriesene Patriotismus, die den meisten seiner handelnden Personen zugeschriebenen geheimnisvollen, erst spät gelüfteten, Eingriffe des Schicksals und die ausdrucksvollen Beschreibungen von Verhaltensweisen von Menschen unterschiedlicher sozialer Schichten und nationaler Herkunft sicherten dem Potsdamer Autor ein großes und treues Leserpublikum.

Ein Blick auf weitere Titel seiner Bibliographie bestätigt die bewundernswürdige Mischung von Persönlichkeitsinhalten des Schriftstellers mit denen des Arztes, des Historikers, des Naturfreundes und zu nationalem Selbstbewußtsein aufsteigenden Vertreters des preußischen Bürgertums. So spielt „Andreas Burns und seine Familie“ (1856) in der Zeit des deutsch-dänischen Krieges 1848–1850, in „Baron Brandau und seine Junker“ (1858) wird der grundbesitzende Adel in der Zeit zunehmender Industrialisierung in seinen vielfach rückständigen Lebensformen dargestellt, im 1858 in vier Bänden erschienenen Roman „Der Strandvogt von Jasmund“ die französische Besatzungszeit von 1807 bis 1813 auf der Insel Rügen als Rahmen gewählt. Dieses Werk gehört zu den besonders erfolgreichen Philipp Galens, in einer 7. Auflage erschien es sogar noch einmal 1929, also 30 Jahre nach seinem Tode. Damit sind nur wenige der Schriften dieses Potsdamer Arztes genannt, von dem außer seiner Doktorarbeit keine medizinisch-wissenschaftlichen Publikationen bekannt sind. Als Romanautor aber gehörte er zu den am meisten gelesenen Schriftstellern seiner Zeit, der unter seinem Pseudonym bekannter war als unter seinem richtigen Namen. Über den Umfang seiner ärztlichen Tätigkeit, neben der als Arzt der Unteroffizierschule, ist nur wenig bekannt. Seine Einnahmen aus schriftstellerischer Tätigkeit waren jedoch schon bald so reichlich, dass er zu den wohlhabenden Potsdamern zählte. Dies galt auch für seine 1869 in Potsdam geborene Tochter Else, die, nach ihrer Eheschließung unter dem Namen Galen-Gube, ebenfalls schriftstellerisch tätig gewesen ist. Veröffentlicht wurden ihre wenigen Arbeiten erst nach dem Tode ihres Vaters.

Im Gegensatz zu Philipp Lange blieb der zweite als Schriftsteller hervorgetretene Potsdamer Arzt zeitlebens eng der ärztlichen Tätigkeit verbunden. Friedrich Netto (1869–1926) wurde in Potsdam als Sohn eines Geheimen Rech-

nungsrates bei der preußischen Oberrechnungskammer geboren (208). Nach dem Besuch der Grundschule erhielt er seine höhere Schulbildung auf der Ritterakademie in Brandenburg, einer renommierten Ausbildungsstätte, zu der im 19. Jahrhundert auch Schüler aus bürgerlichen Familien Zutritt erhielten. Die zumeist aus dem märkischen Adel stammenden Absolventen der Ritterakademie waren darauf eingestellt, den Beruf des Offiziers zu ergreifen. Dies war offensichtlich auch der Wunsch von Friedrich Netto.
Nach Ablegung der Reifeprüfung im März 1890 trat er als Fahnenjunker in das Infanterie-Regiment von Stülpnagel Nr. 48 in Küstrin ein. Da Friedrich Netto jedoch den Anforderungen des Infanteriedienstes körperlich nicht gewachsen war, musste er auf die Laufbahn des aktiven Offiziers verzichten. Er ließ sich zum Füsilier-Regiment Nr. 36 nach Halle/Saale versetzen, wurde aber offenbar wegen Dienstuntauglichkeit bald entlassen, hat er doch bereits zum Wintersemester 1890/91 dort das Studium der Medizin aufgenommen. Er setzte es in Berlin und Rostock fort, legte Physikum und Staatsexamen in Berlin ab, wo er 1898 die medizinische Doktorwürde erwarb. Auffällig ist, dass Netto erst 1905 die Approbation als Arzt erhalten hat (209). Seit 1906 war er dann in Potsdam in eigener allgemeinärztlicher Praxis tätig. Für diesen Zeitpunkt spricht auch, dass er im Oktober des genannten Jahres Mitglied des Potsdamer Ärztevereins wurde, wofür eine Karenzzeit von 6 Monaten seit der Niederlassung gefordert war. Anscheinend war er aber schon vorher in Potsdam wohnhaft gewesen. Dafür sprechen seine frühen stadtgeschichtlichen Veröffentlichungen (1901) und seine Mitwirkung bei der Neugründung des Vereins für die Geschichte Potsdams (1902), jedoch auch Hinweise von Teilnehmern auf seine Vortragstätigkeit vor Angehörigen der Potsdamer Garnison zwischen 1903 und 1905 (210). Bis zu seinem Tode am 14. August 1926 hat Netto seine Praxis im Hause an der Ecke Scharrenstraße/Alter Markt ausgeübt. Bei seinen Patienten war er beliebt und erfreute sich, auch durch seine literarische Tätigkeit, eines nicht geringen Ansehens. In den zwanziger Jahren geriet er allerdings durch Unregelmäßigkeiten in seiner Praxisführung mit dem Gesetz in Konflikt und wurde deshalb aus dem Schutzverband der Ärzte des Bezirks Potsdam ausgeschlossen und verlor damit auch die kassenärztliche Tätigkeit (211).
Die schriftstellerische Tätigkeit Nettos stand sowohl in Zusammenhang mit seiner tiefen inneren Verbundenheit zu seiner Heimatstadt, bezog sich somit auf die Stadtgeschichte Potsdams, als auch zu Themen aus dem Soldatenle-

ben und solchen ausgeprägter vaterländischer Gesinnung, die er in Erzählungen, Romanen und Theaterstücken behandelte. Ganz sicher sind seine historischen Untersuchungen und seine Vortragstätigkeit, aber auch seine Bemühungen um die Wiederbelebung des Vereins für die Geschichte Potsdams Verdienste, die bevorzugt mit seinem Namen verbunden bleiben werden. Im Gegensatz zu Philipp Lange hat bei der Wahl der Themen seiner schriftstellerischen Tätigkeit seine medizinische Ausbildung und die Ausübung des Arztberufs keine Rolle gespielt.

Eine Gruppe von Potsdamer Bürgern, vor allem von Beamten und Offizieren, hatte sich am 30. September 1862 auf Anregung des Hofrats Louis Schneider (1805–1878), des als Vorleser Friedrich Wilhelms IV., persönlicher Bibliothekar Wilhelms I. und Potsdamer Stadtverordneter bekannten früheren Hofschauspielers und ungewöhnlich begabten Schriftstellers zum „Verein für die Geschichte Potsdams" zusammengefunden (212). Eine rege Vortrags- und Exkursionstätigkeit erbrachte wertvolle Beiträge stadthistorischer Forschung, die in gedruckten „Mitteilungen" veröffentlicht wurden. Im Jahre 1880 kam die Arbeit dieses Vereins nach Schneiders Tode zum Erliegen. Den Bemühungen von Friedrich Netto und des Referendars am Kammergericht Friedrich Backschat war es zu verdanken, dass der Verein im Herbst 1902 wieder seine Tätigkeit aufgenommen hat. Den Vorsitz übernahm der Hofgartendirektor Fintelmann. Bis 1945 hat der Verein für die Geschichte Potsdams wieder wichtige Beiträge zur Stadtgeschichte beigesteuert, wobei der Amtsgerichtsdirektor Julius Haeckel (1866–1940) und der Studienrat und spätere Stadthistoriograph Prof. Dr. Hans Kania (1876–1947) das Leben des Vereins sowohl als Leiter von Exkursionen wie auch durch Vorträge nachhaltig bestimmt haben. In den ersten Jahren nach der Wiedergründung ist auch Friedrich Netto mit Vorträgen mehrfach hervorgetreten, von denen einige dann in seinen Schriften in Buchform verwertet wurden. Insgesamt hat er 12 Vorträge beigesteuert. Zuletzt sprach er am 28. Oktober 1919 über „Arabesken zur Architektur Potsdams" (213).

Die erste größere Arbeit zur Lokalgeschichte hat Friedrich Netto zusammen mit Friedrich Backschat im Jahre 1901 anläßlich der Einweihung des Reiterdenkmals Kaiser Wilhelms I. auf der Freundschaftsinsel an der Langen Brükke veröffentlicht. Das Buch behandelt die Geschichte dieses Havelüberganges und die Brückenbauten (214). Besondere Beachtung fand Nettos „Ostasiatische Kunst in Alt-Potsdam", erschienen 1906, ein Buch, das sich durch vor-

zügliche Bebilderung auszeichnet. Die Entstehung des Bassinplatzes und des als „Tabakshäuschen“ im Volksmund bezeichneten Gebäudes, das auf einer Insel im Bassin unter Friedrich Wilhelm I. errichtet worden war, hat Netto ebenso geschildert wie er die Baugeschichte des Belvederes und des Drachenhauses darstellte und allgemein die Einflüsse ostasiatischer auf die europäische Kunst in dieser Publikation behandelt hat. Sehr ausführlich ist er auf die im Volk verbreiteten Ansichten über die Geschehnisse bei den vom Soldatenkönig abgehaltenen Tabaksrunden, den „Tabagien“, eingegangen, von denen sicher ist, dass sie nicht im „Tabakshäuschen“, sondern in Räumen des Stadtschlosses stattgefunden haben.
In dem vom „Potsdamer Verkehrs-Verein – Vereinigung zur Hebung des Geschäfts- und Fremdenverkehrs“ herausgegebenen und ursprünglich von F. Mügge verfassten Stadtführer ist Friedrich Netto als Mitautor zumindest in den Ausgaben 1906 und 1908 verzeichnet. Allerdings lässt der Vermerk „Revidiert und ergänzt von Dr. Netto, prakt. Arzt“ keine Rückschlüsse auf den tatsächlichen Umfang der Mitarbeit zu, jedoch finden sich Hinweise auf die beiden erwähnten Bücher von Netto und Backschat an den darauf bezüglichen Stellen.
Die von Netto verfassten Theaterstücke spielen in den Kreisen, denen er sich besonders verbunden fühlte, dem Soldatenmilieu und dem Königshaus der Hohenzollern. Eine Aufzählung einiger Titel bestätigt dies. Ein „Soldatenspiel“ mit dem Titel „Drei alte Husaren“ brachte er 1906 heraus, 1910 folgte ein „Festspiel in einem Aufzug“ mit der Bezeichnung „Unter der Friedenseiche“, sowie „Der König auf Besuch“, ein „Historisches Lustspiel in einem Aufzug“. Im gleichen Jahr veröffentlichte Netto auch das „Militärische Festspiel“, genannt „Im bunten Rock“ und „Königin Luise“, ein „Vaterländisches Schauspiel in fünf Aufzügen“. Wo und wie oft diese Theaterstücke aufgeführt worden sind, ist nicht mehr nachzuweisen. Es darf jedoch davon ausgegangen werden, dass es dazu reichlich Gelegenheit bei Zusammenkünften von vaterländischen und militärischen Vereinigungen und Treffen „Ehemaliger“ gegeben hat. Bis in die zwanziger Jahre des 20. Jahrhunderts gehörten derartige kurze Theateraufführungen bei diesen „gemütlichen Abenden“ zum festen Programm.
Zwei Romane hat Friedrich Netto geschrieben, die einer besonderen Würdigung bedürfen, zumal sie in anderer Darstellungsform doch von den gleichen vaterländischen Grundmustern geprägt sind wie sein übriges schrift-

stellerisches Werk. Zugleich spiegeln sich darin die Wunschvorstellungen und das Geschichtsbild wider, wie sie das wilhelminische Deutschland kennzeichnete.
Der 1912 erschienene Roman „Die Kreuzbauern“ trägt den Untertitel „Historische Erzählung aus den Befreiungskriegen 1806–1818“ und ist dem Gedächtnis der „Landwehr“ gewidmet, wie Netto im Vorwort emphatisch bekennt:

> „... Sie (die Königin Luise, d. Verf.) starb an gebrochenem Herzen über des Landes Not, wie das Volk sagte, ihr Geist aber lebte und leitete die Helden im Sturm der Befreiungskriege. Jener grossen Zeit Erinnerung gilt dieses Buch. Möge sie nie vergessen werden, und stets die Landwehr des Landes Wehr bleiben. Es grüßt die Kameraden mit dem Kreuze
> Dr. Netto, Oberarzt der Landwehr“

Unter „Landwehr“ hatte man seit dem 16. Jahrhundert das Aufgebot aller waffenfähigen Männer zum Kampf für das Vaterland verstanden, wobei auch von „Landsturm“ gesprochen wurde. In den napoleonischen und den Befreiungskriegen ist in Österreich, Rußland und Preußen die Landwehrpflicht ausgerufen worden. In Preußen verpflichtete eine Verordnung vom 17. März 1813 alle nicht zum stehenden Heere gehörenden Männer vom 17. bis zum 40. Lebensjahr zum Waffendienst als Landwehrpflichtige. Zur Erkennung erhielten die Angehörigen der preußischen Landwehr als Mützenabzeichen zur Landeskokarde das weiße „Landwehrkreuz“. Mit dem preußischen Wehrgesetz von 1814 erfolgte dann die Unterteilung in 1.und 2. Landwehraufgebot, für die über 40jährigen wurde die Bezeichnung „Landsturm“ eingeführt, zu dem im Notfall Männer bis zum 50. Lebensjahr eingezogen werden konnten. Die Begriffe Landwehr und Landsturm sind noch bis 1918 in den preußischen Armeegesetzen erhalten geblieben und auch noch im Wehrgesetz des Deutschen Reiches vom 21. Mai 1935 verwendet worden.
In Nettos Roman sind die „Kreuz“bauern die Träger des illegalen und, dann später als Landwehrmänner, legalen Kampfes gegen die französischen Truppen, sie bilden den Rahmen einer Handlung von Personen, die in den Geschehnissen der Befreiungskriege von schicksalhaften Ereignissen betroffen sind, deren Ausgang schließlich doch den Lohn für die überstandenen schreck-

lichen Dinge erbrachte. So, wie man es von einem Roman erwartet, in dem das glückliche Ende den mit Spannung erfüllten Leser zufrieden stellt.
Nettos letzter Roman erschien unter dem Pseudonym „Friedrich Otten“, womit er dem Vorbild von Philipp Lange folgte, ob bewußt oder aus welchen Gründen, ist nicht bekannt. Auf jeden Fall ist der Familienname von hinten gelesen als Pseudonym verwendet worden. Der Titel des 1924 erschienenen Werkes lautet „Der Kampf um den Riesen“ und behandelt den Versuch einer englischen Expedition zur Besteigung des Mount Everest. Es waren immerhin 12 Jahre vergangen, in denen Netto keine größeren Arbeiten veröffentlichte. Vereinzelte Zeitschriftenaufsätze über historische, vor allem stadtgeschichtliche Themen, sollen hier außer Betracht bleiben.
Will man diesen Roman, den Netto etwa 1923/24 niedergeschrieben hat, einer näheren Betrachtung unterziehen, dann muss man sich etwas darüber informieren, wie es zu dieser Zeit um die Erforschung des Himalayagebirges bestellt war. Im Jahre 1920 wurde der britische Vizekönig von Indien davon verständigt, dass die bis dahin für Bergsteigergruppen gesperrten Gebiete Nepals und Tibets nunmehr zugänglich waren, die höchsten Berge der Erde also aufgesucht werden konnten. Umgehend wurde in London ein Everest-Komitee gegründet, das bereits im Frühjahr 1921 eine Erkundungsexpedition entsandte, die einen Zugangsweg zum Gipfel finden sollte. Sie erreichte den sogenannten Nordsattel (6990 m) und konnte damit zugleich einen geeigneten Zugangsweg zum Gipfel entdecken. Ein weiterer Aufstieg war jedoch wegen der Witterungsverhältnisse nicht möglich (215). Im folgenden Jahr wurde eine weitere Expedition entsandt, zu deren Leiter ein General Bruce bestellt wurde, der viele Jahre als Kommandeur von Gurkhatruppen, nepalesischen Söldnern, gedient hatte, daher mit den Sitten und der Sprache der Eingeborenen vertraut war. Von den acht weiteren Expeditionsmitgliedern, unter ihnen vier Offiziere und zwei Ärzte, waren Mallory und Morshead bereits bei der Erkundungsexpedition des Vorjahres beteiligt gewesen. Für den Nachschub und das Transportwesen waren drei ehemalige Offiziere verantwortlich, ebenfalls mit Erfahrungen als Führer von Gurkha-Einheiten. Man kam diesmal bis auf 8 200 m Höhe. Im Jahre 1924 stieß erneut eine britische Expedition bis dicht an den Gipfel vor, zwei der Bergsteiger, Mallory und Irvine, kamen dabei ums Leben. Ob sie den Gipfel erreicht hatten, ist eine wohl für immer offene Frage. Bei diesem Mallory hat es sich um den

gleichen Bergsteiger gehandelt, der bereits 1921 und 1922 dabei gewesen war.
Über diese Expeditionen, und für Netto kann es sich nur um die beiden ersten hier genannten gehandelt haben, war durch Berichte der Teilnehmer in Buchform, die auch in deutscher Übersetzung erschienen sind, die Öffentlichkeit gut unterrichtet. Auch das 1923 erschienene Buch von Sven Hedin „Mount Everest“ fand weite Verbreitung und so war das allgemeine Interesse an der Erforschung des höchsten Bergs der Erde gegeben.
Netto hat in seinem Roman durchklingen lassen, dass er sich mit der Expedition des Jahre 1922 befaßt hat, trägt doch bei ihm der Leiter den Namen „General Russe“ und einer der Bergsteiger heißt „Kallory“, also hat er sich lautlich nicht sehr weit von „Bruce“ und „Mallory“ entfernt. Sehr weit aber ist er von den Tatsachen abgewichen, indem er zwei Engländerinnen in die Expeditionsgruppe eingefügt hat, um die er es dann zu heftigen Auseinandersetzungen mit den indischen Trägern kommen lässt. Aber auch der Patriotismus kommt wieder mit ins Spiel. Netto beschreibt einen der Teilnehmer als norwegischen Alpinisten, der in Wahrheit jedoch ein Deutscher ist. Sein sehnlichster Wunsch sei es, so erfährt der Leser, den Engländern bei erfolgreichem Besteigen des Gipfels sagen zu können, dass es ohne die Deutschen nicht gegangen wäre. Doch wird der Gipfel nicht erreicht und Netto muss sein Publikum auf die Zukunft vertrösten.
Der erfolgreichere der beiden Potsdamer Schriftsteller-Ärzte war sicher Philipp Lange-Galen. Nicht nur der Umfang seines literarischen Werkes bestätigt dies, auch die Verbreitung seiner Bücher erreichte ungewöhnliche Ausmaße. Er gehörte zu den erfolgreichsten Autoren in der Trivialliteratur seiner Zeit. Netto dagegen, ein charakteristischer Repräsentant des wilhelminischen Zeitalters, war ein literarischer Dilettant im guten Sinne, der als Heimatschriftsteller historisch-wissenschaftlichen Ansprüchen gerade genügte, in seinen übrigen Schriften, Theaterstücken, Erzählungen und Romanen, sich jedoch einem alles überstrahlenden Patriotismus unterordnete.

Der Spuk von Resau

Man mag sich fragen, ob die Vorgänge, die sich am 13. November 1888 in Resau abgespielt haben, einem Vorwerk, wenige Kilometer nördlich von Kanin und Busendorf, von Potsdam aus somit noch vor Lehnin, etwas mit der Medizin und auch noch mit Potsdam zu tun gehabt haben. In den Augen der Öffentlichkeit, die damals lebhaft Anteil an den Geschehnissen genommen hat, war dies allerdings der Fall. Aufgrund einer Nachricht im „Berliner Tageblatt" vom 22. November 1888 beschäftigten sich auch die Berliner Okkultisten- und Spiritistenkreise und Mitglieder der noch jungen „Gesellschaft für Experimental-Psychologie" mit den Vorgängen in der kleinen märkischen Ansiedlung. Nicht weniger Aufsehen erregten die Verhandlungen vor dem Amtsgericht in Werder und später vor dem Landgericht in Potsdam, letztere unter dem Vorsitz des Landgerichtsrates Julius Haeckel, dessen Name uns schon als Stadtgeschichtsforscher begegnet ist (216).

Was war nun in dem kleinen Ort geschehen, dessen Name innerhalb weniger Wochen in aller Munde in Potsdam, in Berlin und anderswo war, zu dem Menschen in Scharen pilgerten, um ihre Neugier zu befriedigen? Es sollten seltsame Dinge passiert sein. Im Gastzimmer des Dorfkrugs in Schwina wären, wie das „Berliner Tageblatt" gemeldet hatte, Stühle von unsichtbarer Hand hin- und hergerückt worden, was mit sonderbaren Geräuschen verbunden gewesen sein soll. Einige Männer hätten sich auf die Stühle gesetzt und seien auf diesen durch den Raum geschoben worden. Ein Förster sei dem „Spuk" bewaffnet entgegen getreten und habe einen Schlag ins Gesicht erhalten.

Genauere Ermittlungen ergaben dann jedoch, dass nicht in Schwina selbst sondern in dem nicht weit entfernt gelegenen, aus mehreren Büdnerstellen bestehenden Vorwerk Resau geheimnisvolle Erscheinungen aufgetreten sein sollten, andere als die Zeitung gemeldet hatte. Die Ereignisse hatten sich in dem Haus der Büdnerfamilie Böttcher und in dessen Nähe abgespielt. Das

Ehepaar Böttcher hatte seit drei Jahren einen Großneffen, den 14 Jahre alten Karl Wolter, bei sich wohnen. Auf diesen fiel bald der Verdacht, Urheber der Spukvorgänge zu sein. Es waren Gegenstände plötzlich umhergeflogen, Fensterscheiben waren eingeworfen worden, der Schweinestall war mehrmals am Tage auf unerklärliche Weise entriegelt worden, so dass die Tiere auf den Hof laufen konnten. Man hatte Klopfgeräusche im Hause gehört, Kleidungsstücke und Hausschuhe waren durch die Luft geflogen, Steine von den Bäumen gefallen, Kartoffeln und Rüben nach Menschen geworfen worden. Mitte November waren diese Ereignisse gehäuft aufgetreten und man hatte sogar den zuständigen Pfarrer Müller aus Bliesendorf geholt, der selbst Zeuge und Opfer einiger „Spuk"-Handlungen wurde. Als Anfang Dezember 1888 Karl Wolter nach Bliesendorf zu seiner Mutter zurückgekehrt war, hörten die geheimnisvollen Geschehnisse auf.
Aus den Prozessakten ging hervor, dass bereits am 21. November ein Gendarm Wilke aus Werder Anzeige gegen Karl Wolter wegen Sachbeschädigung und groben Unfugs erstattet hatte. Am 11. Dezember 1888 fand dann die Vernehmung des Beschuldigten und der Frau Böttcher vor dem Amtsgericht Werder statt. Als Zeugen waren der nächste Nachbar der Böttchers, der selbst auch vom Spuk betroffene Büdner Neumann, der Pastor Müller aus Bliesendorf und der Gendarm, von dem die Anzeige stammte, geladen worden.
Für den zuständigen Landrat von Stülpnagel stand es außer Frage, dass grober Unfug des Karl Wolter vorlag, zumal mit seiner Abwesenheit von Resau die Erscheinungen aufgehört hatten. Am 10. Januar 1889 fand dann die Verhandlung vor dem Schöffengericht in Werder statt. Angeklagt war nun nur noch Karl Wolter, eine Mitschuld der Frau Böttcher wurde nach der Vernehmung vom 11. Dezember 1888 nicht mehr vermutet. Im Gerichtsaal hatten sich sowohl zahlreiche Pressevertreter als auch Mitglieder von Spiritistengruppen aus Berlin und neugierige Ortsansässige eingefunden. Das Urteil lautete auf 14 Tage Gefängnis wegen Sachbeschädigung und 4 Wochen Haft wegen groben Unfugs (217).
Diese Entscheidung löste heftige Meinungsverschiedenheiten aus, „spaltete die Berliner in zwei Lager" (218), einmal diejenigen, die in Wolter ein „Medium" sahen und das Vorliegen geheimnisvoller Kräfte hinter den Spukereien für unbestreitbar hielten, und die anderen, die in Wolter lediglich einen geschickten Spaßvogel sahen und die Geschehnisse als Dummejungenstreiche abtaten.

Die Presse verbreitete die Kenntnis über das in Werder ergangene Urteil und die behördlichen Schritte gegen spiritistische Kreise in diesem Zusammenhang, so das Verbot von Zusammenkünften dieser Gruppen in Resau, weit über die Grenzen der Provinz Brandenburg hinaus (219). Erst recht traten organisierte und auch einzelne Okkultisten gegen die Verurteilung Wolters auf. Der Rechtsanwalt Dr. Bieber aus Werder, der Wolter verteidigt hatte, legte Berufung ein. Zuständig wurde nun die Strafkammer des Potsdamer Landgerichts, das am 13. März 1889 die Verhandlung ansetzte. Vorsitzender Richter war der Landgerichtsrat Julius Haeckel, Beisitzer waren drei Landgerichtsräte und ein Gerichtsassessor. Nach sorgfältiger Beweisaufnahme kam man zu der gleichen Auffassung wie das Amtsgericht in Werder. Die Berufung wurde verworfen. Das Strafmaß wurde bestätigt, auch wenn die Anzahl der nun dabei angesetzten Straffälle geringer war.
Auch gegen dieses Urteil legte Wolter Revision ein, jetzt aufgrund einer unter dem 17.April 1889 verfassten Schrift des Rechtsanwalts Dr. Sauer, an der ein Gerichtsassessor a.D. Puls mitgewirkt hatte, der als Autor eines Buches über den "Spuk von Resau", das bereits 1889 in einer 4. Auflage erschien (220), erklärter Vertreter der Spiritistenbewegung war. Im Gegensatz zu der bisherigen Verteidigungsstrategie wurde nun behauptet, dass Wolter ein echtes „Medium“ mit „paranormalen“ Fähigkeiten sei. Die Verhandlung vor dem Berliner Kammergericht fand am 20. Juli 1889 statt und verwies das Verfahren wegen formaler Mängel, der Beibehaltung des erstinstanzlichen Strafmaßes trotz geringeren Umfangs strafbarer Handlungen, zurück an das Potsdamer Landgericht.
Bei der erneuten Verhandlung (20. September 1889) wurde das Strafmaß wegen groben Unfugs auf 2 Wochen Haft reduziert, die Gefängnisstrafe wegen Sachbeschädigung in unveränderter Höhe beibehalten. Die auch dagegen erhobene Revision beim Berliner Kammergericht blieb erfolglos, so dass Karl Wolter die gegen ihn verhängte Strafe verbüßen musste.
Der Bliesendorfer Pfarrer Müller, der in den Gerichtsverhandlungen seine eigenen Erlebnisse in dem Resauer Büdnerhaus geschildert und es für ausgeschlossen erklärt hatte, dass sie von „Menschenhand“ ausgelöst worden seien und die Möglichkeit eingeräumt hatte, dass „magnetische Strömungen“ dabei mitgewirkt haben könnten, war im weiteren Verlauf des Verfahrens ernsten Belastungen durch seine kirchlichen Vorgesetzten ausgesetzt. Müller hatte bei Hermann von Helmholtz in Berlin angefragt, ob die Erscheinungen

durch magnetische Strömungen verursacht sein könnten und eine negative Antwort erhalten. Er hatte sich aber durch Studien der Zeitschriftenliteratur die Meinung gebildet, dass es einen „wahrhaftigen Spuk“ geben müsse (221) und dies auch vor Gericht geäußert. In den Presseberichten ist Müller immer wieder mit spöttischen Bemerkungen bedacht worden und wurde neben Wolter zur Zielscheibe der Berichterstattung. Im „Kladderadatsch“ wurde er mit einem Gedicht verulkt und auch die „Lustigen Blätter“ beteiligten sich an der verhöhnenden Schilderung seiner Ansichten.

Der „Spuk von Resau“ löste sich für nahezu alle Beteiligten, insbesondere die Vertreter des Okkultismus, in enttäuschender Weise auf, als nach der Verurteilung Karl Wolter in den Dienst des in Berlin bekannten Taschenspielers Max Rösner trat, der im „Wintergarten“ antispiritistische Vorstellungen gab. Dass dabei der bekannte Wolter als Gehilfe mitwirkte, konnte als Bestätigung dafür gelten, was das „Medium“ selbst von seinen Fähigkeiten hielt. Damit passte auch gut zusammen, dass Wolter bei mehreren Gelegenheiten seine Spuktaten eingestanden hatte (222).

Medizinisch-technische und pharmazeutische Industrie

Im 20.Jahrhundert haben sich in Potsdam einige industrielle Unternehmen mit Beziehungen zur Medizin und zum ärztlichen Beruf angesiedelt, deren Erzeugnisse weithin bekannt wurden. Sie sollen hier auch deshalb erwähnt werden, weil sie im Zuge der in der sowjetischen Besatzungszone nach dem Zweiten Weltkrieg vollzogenen Verstaatlichung der Privatindustrie in Westdeutschland sich zuerst als Filialbetriebe, später dann in Fortsetzung der Potsdamer Unternehmen erfolgreich entwickelt haben.

Das älteste dieser Unternehmen war die 1919 aus Berlin-Steglitz, wo sie 1909 als feinmechanische Werkstätte gegründet worden war, nach Potsdam übersiedelte Firma Kaltenbach und Voigt, die ihren Sitz mit eigenen Fabrikationsräumen und ihrer Geschäftsleitung in der Mammonstraße 2–3 hatte. Unter dem Firmenzeichen Ka–Vo stellte sie in Potsdam zahnärztliches Instrumentarium her, anfangs vor allem Bohrmaschinen mit Zubehör, Produkte, die sich bald einen festen Platz in zahnärztlichen Praxen des In- und Auslandes eroberten (223).

Der aus dem Schwarzwald stammende Feinmechaniker Alois Kaltenbach (1887–1971) hatte eine vielseitige Ausbildung in feinmechanischen und optischen Unternehmen, sowie am Observatorium in Heidelberg erworben, ehe er in Berlin eine eigene Werkstatt eröffnete. Anfangs war er mit Aufträgen für wissenschaftliche Institute beschäftigt, nahm dann jedoch die Herstellung von Zubehör für optische Geräte auf. Die Aufträge, die ihm zuflossen, waren zahlreich und er konnte bis zu 30 Mitarbeiter beschäftigen. Nach dem Ende des Ersten Weltkriegs zeigte sich aber, dass die Existenz des Unternehmens lediglich als Zuliefererbetrieb in Zukunft kaum gewährleistet sein würde und Alois Kaltenbach beschloss, sich auf ein eigenes Fertigungsgebiet zu werfen. Er nahm als Gesellschafter einen erfahrenen Kollegen auf, Richard Voigt (1886–1945), der als Betriebsleiter der feinmechanischen Fabrik Himmler in Berlin tätig gewesen war. In Potsdam konnten beide das

Grundstück in der Mammonstraße 1–3 von der Firma Töpfer übernehmen, die dort Instrumente gefertigt hatte, aus Altersgründen jedoch den Betrieb aufgeben musste.

Kaltenbach als ideenreicher Erfinder und Voigt als fertigungstechnischer Experte entwickelten auf Anregung eines Zahnarztes Hand- und Winkelstücke für zahnärztliche Bohrmaschinen, deren Produktion dann für viele Jahre in Potsdam das Schwergewicht des Unternehmens bildete. Innerhalb eines Jahrzehnts wurde die Firma Kaltenbach und Voigt zu einem Spezialunternehmen für Dentalinstrumente, das schon bald auch im Exportgeschäft erfolgreich wurde. Neben den verschiedenen zahnärztlichen Bohrmaschinen, auch solchen für zahntechnische Laboratorien, wurden seit 1935 auch kleinere Einheitsgeräte, Standbohrmaschinen in Kombination mit Saug-, Spül- und Speianlagen, hergestellt. Bei Kriegsende beschäftigte die Firma 420 Mitarbeiter. Beim Luftangriff auf Potsdam wurde eines der Verwaltungsgebäude in der Mammonstraße zerstört, die Fabrikationsgebäude erlitten nur leichte Schäden. Nachdem Richard Voigt am 27. April 1945 bei den Kämpfen in Potsdam durch einen Granatsplitter tödlich getroffen worden war, wurde Erich Hoffmeister (1901–1999), der seit 1925 bei KaVo zuletzt als Betriebsleiter tätig gewesen war, nunmehr Gesellschafter des Unternehmens. Er hat dann, als erkennbar wurde, wohin die Entwicklung in Potsdam führen würde, in Westdeutschland nach einem geeigneten Standort für einen Neubeginn gesucht. In Biberach a.d. Riß fand er eine kleine Werkstatt, wo er seit 1947, zusammen mit 5 Mitarbeitern aus Potsdam, erste Reparaturen an Hand- und Winkelstücken auszuführen begann, ein Jahr später konnte bereits die Fertigung neuer Stücke aufgenommen werden. 1951 kam dann auch Alois Kaltenbach nach Biberach. Das Potsdamer Werk war enteignet worden.

Zwei Apotheker haben durch ihre fabrikmäßig in Potsdam hergestellten Produkte, die auch über die Grenzen des Deutschen Reiches hinaus vertrieben wurden, den Namen der Stadt in Käuferkreise getragen. Die Namen der Präparate „Pertussin“ der Firma Taeschner und „Ohropax“ der Firma Apotheker Max Negwer waren bereits in den zwanziger Jahren des vorigen Jahrhunderts auch in der breiten Bevölkerung wohl bekannt

Die Firma Taeschner ist aus der Kommandanten-Apotheke in Berlin hervorgegangen, für die der Apotheker Emil Taeschner (1843–1900) im Jahre 1889 eine Real-Konzession erhalten hatte. In seinem Apothekenlaboratorium gelang es ihm, die wirksamen Inhaltsstoffe der Thymianpflanze zu gewinnen, von der bekannt war, dass sie hustenlindernd wirkt. Als erstes Arzneimittel auf Thymianbasis brachte er das Präparat „Pertussin“ in den Handel, das sich bald als beliebtes Erkältungsmittel großer Nachfrage erfreute. Das Laboratorium der Apotheke reichte nicht mehr aus, um die benötigten Mengen des Präparats herzustellen und 1896 ging Taeschner deshalb nach Verlegung der Apotheke in die Seydelstraße 16 zur fabrikmäßigen Fertigung über. Die Fabrik wurde von der Apotheke getrennt betrieben. Nach dem Tode des Gründers übernahm Apotheker Seeck die Geschäftsführung, der jedoch 1909 ausschied, um in den Vereinigten Staaten eine eigene Firma aufzubauen. Pertussin hatte sich bald dank des Warenzeichen- und Namensschutzes, der für die wichtigsten Exportländer gesichert worden war, zu einem Erfolgspräparat ersten Ranges entwickelt. Auch nach den Schwierigkeiten, die in den Jahren des Ersten Weltkrieges und der Inflationszeit den Absatz behindert hatten, entstand bald wieder eine so große Nachfrage, dass die Fabrikationsräume in Berlin nicht mehr genügten. Der damalige Direktor der Firma, Max Dobroschke (1881–1946), veranlasste 1927 die Verlegung nach Potsdam, wo ein neu errichtetes Fabrikgebäude in der Behlertstraße 29 von der „Chemisch-Pharmazeutischen Fabrik E. Taeschner“ bezogen wurde. Die Herstellungsverfahren wurden den zeitgemäßen technischen Möglichkeiten angepasst, die Produktion wesentlich erhöht und neue Präparateformen des Pertussins entwickelt. Dazu kam die Einrichtung einer eigenen Druckerei zur Herstellung von Verpackungen und Werbematerial. Die Ertragslage stieg, die Zahl der Beschäftigten erreichte über 70 Mitarbeiter und Pertussin blieb in verschiedenen Anwendungsformen, so auch in Tropfenform und als Zäpfchen, das firmenspezifische Präparat. Nach dem Kriegsende konnte der Betrieb noch wenige Jahre weitergeführt werden, doch zeigte sich schon sehr bald, dass es notwendig war, eine neue Produktionsstätte in Westdeutschland aufzubauen. Dafür wurde ein in Kipfenberg im bayerischen Altmühltal gelegenes Ausweichlager ausgebaut, wo dann nach der Enteignung das Unternehmen unter dem Namen Taeschner & Co. weiter betrieben worden ist (224).

Im Gegensatz zu Pertussin gibt es das Präparat „Ohropax“ noch heute und wird nun von den Enkeln des Firmengründers vertrieben. Gegründet wurde das Unternehmen als „Fabrik pharmazeutischer und kosmetischer Spezialitäten“, wie sie sich schon früh nannte, durch den Apotheker Max Negwer (1872–1943) im Jahre 1907. Negwer betrieb in Berlin W 57 eine Drogerie,

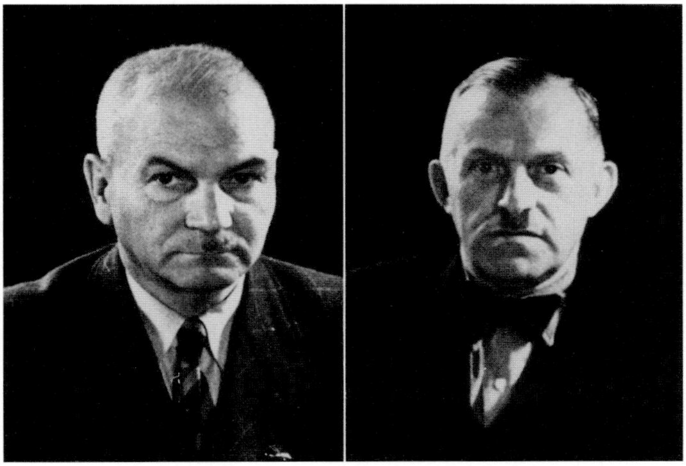

Alois Kaltenbach (1887–1971), Richard Voigt (1886–1945)

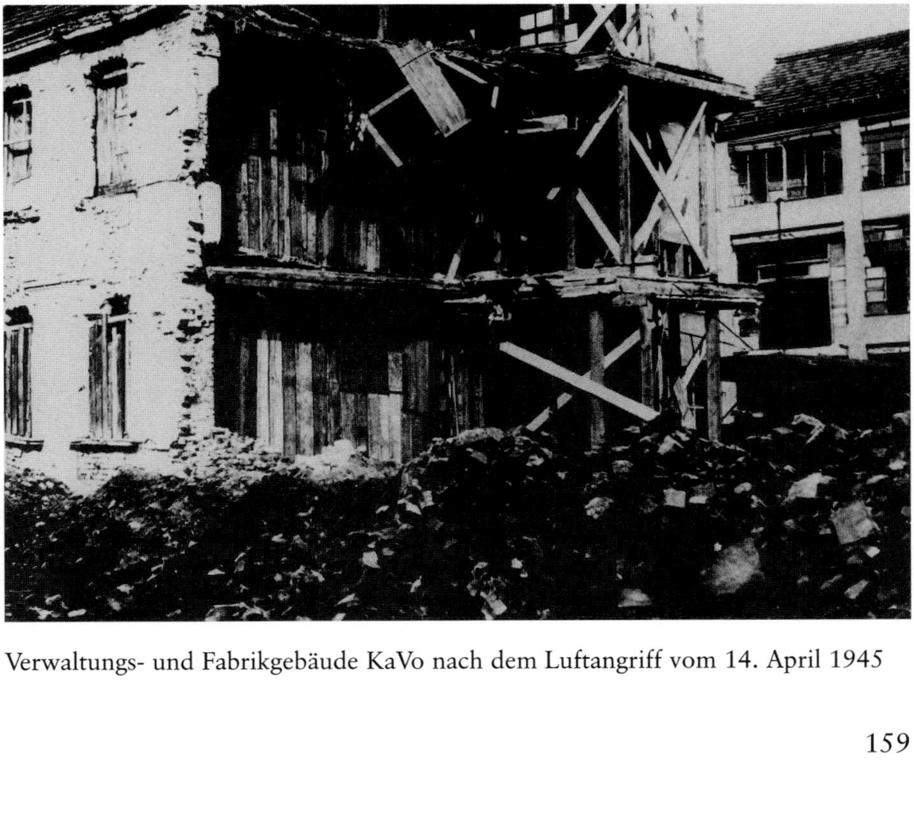

Verwaltungs- und Fabrikgebäude KaVo nach dem Luftangriff vom 14. April 1945

in der er einige kosmetische und pharmazeutische Präparate herstellte und als Großhandlung vertrieb. Schon in seiner Berliner Zeit entwickelte er das Präparat „Ohropax“, angeregt durch einen ihm befreundeten Geheimrat, der selbst versucht hatte, sich durch Wachskügelchen, die er sich in die Ohren steckte, vor dem Lärm der Großstadt zu schützen (225). Max Negwer gelang es nach vielen Versuchen eine Watte mit einer gut gewählten Wachsmischung zu durchtränken und ihr damit genügende Formbarkeit und dabei doch ausreichende Festigkeit zu geben. Diesem Präparat gab er den Namen „Ohropax-Geräuschschützer“. Im Jahre 1924 verlegte Max Negwer seinen Firmensitz nach Potsdam in gemietete Räume in der Jägerstraße 40. Mit „Ohropax“ hatte er einen Namen gefunden, der bald zu einem Begriff wurde. Der Warenzeichenschutz verhalf dem Präparat und damit der Herstellerfirma zu einer weiten Verbreitung, zu regen Geschäftsverbindungen ins Ausland und auch nach Übersee. Daneben waren die anderen Präparate, wie „Warz-Ab“ und „Alemannen-Kräutertee“ wohl bekannt und gefragt, aber nicht in vergleichbarem Umfang von Bedeutung für den wirtschaftlichen Erfolg. Trotz Weltwirtschaftskrise und Machtübernahme durch die NSDAP florierte der Absatz von Ohropax, so dass Anfang der dreißiger Jahre das Haus Marienstraße (Gregor-Mendel-Straße) 5 erworben, aufgestockt und umgebaut wurde, und im Sommer 1935 konnte dort die Fertigung aufgenommen werden.
In den folgenden Jahren entwickelte sich das Unternehmen weiterhin überaus erfolgreich, nach dem Tode des Gründers geleitet von dessen Ehefrau Erna Negwer bis 1960. Während des Zweiten Weltkriegs traten erhebliche Schwierigkeiten auf, einmal durch den Ausfall von hochwertigen, importierten Rohstoffen, für die weniger geeignete inländische Produkte verwendet werden mussten, dann aber auch durch drohende Stillegung, die jedoch abgewendet werden konnte, da Ohropax zu den kriegswichtigen Präparaten gehörte. Es wurde sowohl bei der Kriegsmarine als auch bei der Artillerie benötigt und dies in großen Mengen. Beim Luftangriff auf Potsdam am 14. April 1945 blieb das Fabrikgebäude verschont, doch wurde es 1945 durch Plünderung und Besetzung durch sowjetisches Militär erheblich verwüstet. Nach mühevoller Instandsetzung konnte der Betrieb in stark reduziertem Umfang wieder aufgenommen werden.
Von den fünf Söhnen des Gründers kehrten nur zwei, der älteste und der jüngste, aus dem Kriege zurück. Beide nahmen das Pharmaziestudium auf und beendeten es erfolgreich. Wolfgang Negwer, der ältere der Brüder, er-

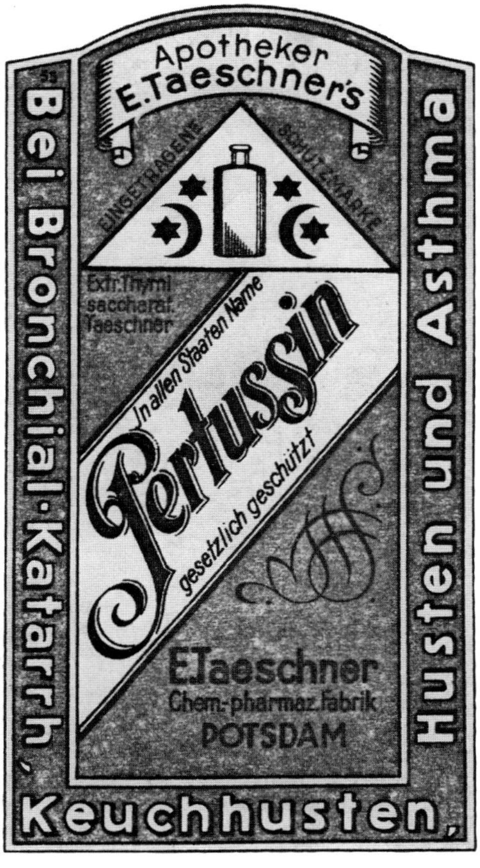

Apotheker
E.Taeschner's
Eingetragene Schutzmarke
Extr. Thymi
saccharat.
Taeschner
In allen Staaten Name
Pertussin
gesetzlich geschützt
E.Taeschner
Chem.-pharmaz. Fabrik
POTSDAM
Bei Bronchial-Katarrh,
Keuchhusten,
Husten und Asthma

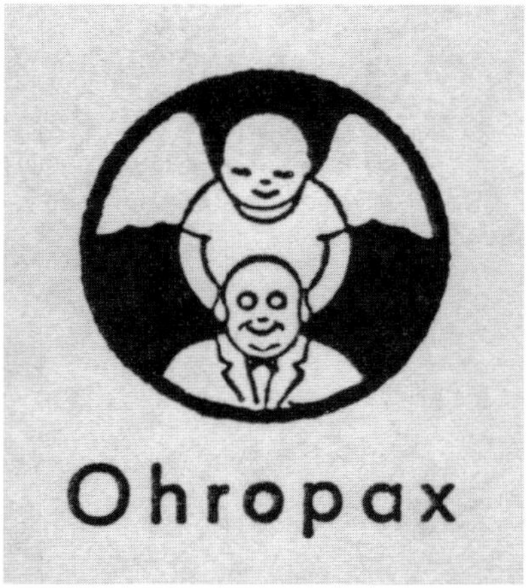

Ohropax

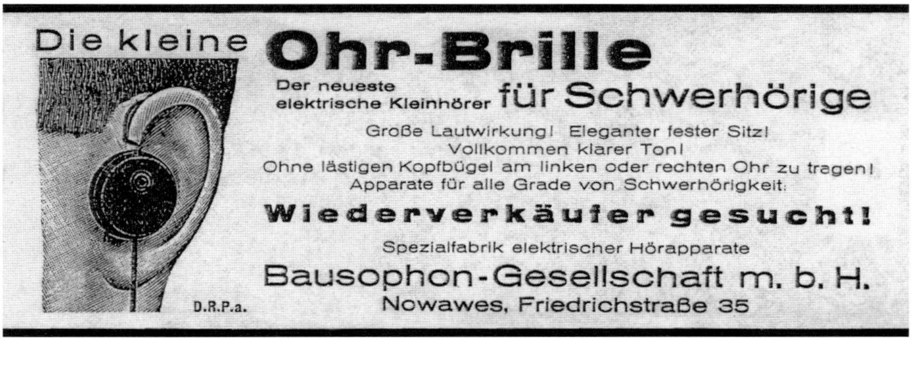

Die kleine Ohr-Brille
Der neueste
elektrische Kleinhörer für Schwerhörige
Große Lautwirkung! Eleganter fester Sitz!
Vollkommen klarer Ton!
Ohne lästigen Kopfbügel am linken oder rechten Ohr zu tragen!
Apparate für alle Grade von Schwerhörigkeit.
Wiederverkäufer gesucht!
Spezialfabrik elektrischer Hörapparate
Bausophon-Gesellschaft m. b. H.
Nowawes, Friedrichstraße 35
D.R.P.a.

richtete im Mai 1950 eine „Filiale“ in Bad Homburg v. d. H., da sich gezeigt hatte, dass nach der Währungsreform eine Belieferung der Kundschaft in Westdeutschland zuerst schwierig und schließlich sogar unmöglich wurde. Seit 1960 führt die Firma den Namen „Ohropax Wolfgang Negwer KG:“ und beliefert wieder einen weltweiten Kundenkreis mit dem beliebten „Geräuschschützer“.
In Potsdam lief die Fertigung weiter, nachdem 1960 Frau Erna Negwer Potsdam verlassen hatte, unter der Leitung von Dr. Martin Negwer, des jüngeren Bruders. Er verließ Potsdam 1961 kurz vor dem Bau der Mauer.
Es gab auch noch zwei kleinere Fabrikationsstätten für medizinische Geräte, die weniger bekannt geworden sind, jedoch hochwertige Produkte geliefert haben. Die optischen Werkstätten Paul Wächter, die 1938 von Ernst Pridat geführt wurden, stellten Mikroskope auch für Ärzte her. Das Unternehmen, das nach 1945 als „Paul Wächter & Co., GmbH, Optische und mechanische Werkstätte“ firmierte, hatte seinen Sitz in der Waisen-(Dortu-)straße 38, später 40. Nach Kriegsende mussten die gefertigten Mikroskope als Reparationsleistungen an die Sowjetunion geliefert werden.
In Nowawes/Babelsberg gab es bereits in den zwanziger Jahren eine „Spezialfabrik elektrischer Hörapparate“ mit dem Firmennamen „Bausophon GmbH“, die ihren Sitz in der Friedrich-(Nietzsche-)straße 35 hatte, im Besitz des Fabrikanten Hans von Bausen war und nach 1945 als „Fabrik für elektromedizinische Apparate“ verzeichnet ist. Aufschlußreich ist eine Anzeige, die 1928 in der „Potsdamer Jahresschau“ abgedruckt wurde. Darin wird das elektrische Hörgerät, das als Kombination von Mikrofon und Kopfhörer in den äußeren Gehörgang eingesetzt werden konnte und über ein nach unten geführtes Kabel aus einer Trockenbatterie mit Strom versorgt wurde, als „Die kleine Ohr-Brille für Schwerhörige“ bezeichnet. Das Modell war patentiert und die Firma bemühte sich um Wiederverkäufer. Immerhin gehört dieses Hörgerät zu der ersten Generation elektrischer Hörgeräte, die seit der Mitte der zwanziger Jahre des vorigen Jahrhunderts am Beginn einer Entwicklung standen, die dank moderner Elektronik zu hochleistungsfähigen Hörapparaten geführt hat. Die damals gelieferten Hörgeräte waren nach dem Verstärkerprinzip konstruiert, wobei auch alle Nebengeräusche in den Hörvorgang Eingang fanden.

Georg Schneider – Arzt und Berufspolitiker

In der Geschichte der Potsdamer Medizin hat ein Arzt eine herausragende Bedeutung weit über die Grenzen des Stadt und näheren Umgebung hinaus erlangt, der um die ärztliche Standespolitik in Deutschland hochverdiente Dr. Georg Schneider, dessen Name auch in allen internationalen ärztlichen Berufsorganisationen eine guten Klang hatte. Seine Person und seine Arbeit seien deshalb auch hier gewürdigt.

Georg Schneider wurde 1874 in Frankfurt/Oder geboren und kam schon in jungen Jahren nach Potsdam, wohin sein Vater als Rechnungsrat versetzt worden war. Er besuchte das Viktoria-Gymnasium, legte dort im Herbst (Michaelis) 1893 die Reifeprüfung ab und erhielt 1898 nach Ablegung der Ärztlichen Staatsprüfung in Königsberg/Pr. die Approbation als Arzt. Er diente als Einjährig-freiwilliger Arzt vom 1. Dezember 1898 bis 31. Mai 1899 beim Eisenbahnregiment 1 in Berlin und danach bis 31. Juli 1899 beim Infanterieregiment 35 in Brandenburg. Von 1899 bis 1906 übte dann Georg Schneider in Vierraden bei Schwedt a. d. Oder eine Landpraxis aus, in der er die besonderen Lebens- und Arbeitsbedingungen eines ganz auf sich allein gestellten Allgemeinarztes kennen gelernt hat. Tag und Nacht in Bereitschaft zu sein, mit dem Pferdefuhrwerk zu den Patienten in entferntere Dörfer und auf einsame Gehöfte zu fahren, auf allen Gebieten der Medizin tätig sein zu müssen und allein verantwortlich zu sein, das hat er zeit seines Lebens als wichtige Erfahrung bewahrt und sich auch in seinen späteren einflußreichen Ämtern für den Schutz der landärztlichen Tätigkeit mit Nachdruck eingesetzt.

Im Jahre 1906 übergab Georg Schneider seine Landpraxis an einen Kollegen und zog in seine eigentliche Heimatstadt Potsdam, der er bis zum Tode eng verbunden blieb. Er eröffnete eine Praxis, die sich bald erfolgreich entwikkelte und wurde in Kreisen des Adels und des wohlhabenden Bürgertums zu einem gesuchten Hausarzt. Er hat selbst festgestellt, dass ihn 550 Familien als ihren „ständigen Hausarzt“ in Anspruch nahmen, und er „20 bekannte

Generäle und Heerführer sowie führende Männer der Industrie und Wirtschaft" zu seinen Patienten zählte. Schneider war „im eigentlichen Sinne des Wortes nie Kassenarzt". Er „hielt nur an 5 Tagen der Woche Nachmittagssprechstunde ab, da ich schon morgens um ½ 9 Uhr meine Besuchsfahrten antreten mußte; Sprechstunden zu Besuchen verhielten sich wie 1:3" (226). Zu den Erfolgen Schneiders als niedergelassener Arzt befähigten ihn „neben seinen diagnostischen Gaben und der Kunst der Menschenbehandlung seine Einfachheit, seine Selbstsicherheit und die vollkommene, jedem fühlbare Lauterkeit seines Wesens", wie einer seiner engen Mitarbeiter in seinem Nachruf feststellte (227).
Ein einmaliges Dokument, aus dem Art, Umfang und Besonderheiten der Praxisausübung Schneiders ersichtlich sind, ist sein erhalten gebliebenes Patienten-Protokollbuch für die Jahre 1923 bis 1925 (228). Es enthält 584 Patientennamen, wobei es sich zumeist um Familien handelte, in denen auch mehrere Mitglieder gleichzeitig betreut wurden, wie dies dann bei einem Hausbesuch häufiger der Fall war. Man findet die Namen vieler bekannter Potsdamer Bürgerfamilien und des Adels, dem übrigens jeder zehnte Patient angehörte. Auffällig ist, dass Schneider lediglich auf den Status des Familienmitglieds hinweist, z.B. „Frau", „Sohn" oder die Vornamen der betreuten Kinder angibt, nicht jedoch das Lebensalter. Gelegentlich einmal erwähnt er das „hohe Alter". Sorgfältig hat er bei neuen Patienten anamnestische Angaben, also das, was über frühere Erkrankungen und Beschwerden bekannt war, sowie die Befunde der allgemeinen Untersuchung niedergeschrieben. Wenn seine Vorschläge, z.B. ein Krankenhaus zur Weiterbehandlung aufzusuchen, nicht befolgt wurden, lehnte er die weitere Behandlung ab. Ein breites Spektrum an Arzneimitteln, das voll auf der Höhe der Zeit war, pflegte Schneider einzusetzen. Daneben aber kamen physikalische Maßnahmen, wie Wärmeanwendungen in verschiedener Form, kalte Umschläge, Bäder und Massagen zur Anwendung. Häufig wurden auch Brunnenkuren zu Hause oder Kuraufenthalte in bekannten Badeorten, nicht selten in Schlesien, empfohlen. Die Überweisung an Fachkollegen, insbesondere zu Röntgendurchleuchtungen der Lungen, wird gelegentlich erwähnt, doch war dies selten notwendig, da Georg Schneider nicht nur ein gutes diagnostisches Gespür besaß, sondern auch die von ihm beherrschten Untersuchungstechniken, wie Auskultation und Perkussion, genügend Aufschlüsse boten. Nicht ersichtlich ist der Umfang von Laboratoriumsuntersuchungen, die wohl, nach dem

damals üblichen Vorgehen, zumeist in Apothekenlaboratorien vorgenommen wurden und dies, vielfach veranlasst vom Patienten selbst, schon vor der Inanspruchnahme des Arztes. Die Behandlung von Zuckerkranken mit Insulin stand noch in den Anfängen, wurde aber auch von Schneider bereits angewandt.

Mit dem Eintritt in seine Potsdamer Praxis wurde Georg Schneider Mitglied des Ärztlichen Vereins und von diesem 1909 zum Obmann im „Leipziger Verband“ bestellt. Dem von Hermann Hartmann (1863–1923) in Leipzig im Jahre 1900 gegründeten „Verband der Ärzte Deutschlands zur Wahrung ihrer wirtschaftlichen Interessen“ kam eine wichtige Rolle in den Bemühungen um die Besserung der ärztlichen Berufsverhältnisse zu. Wie es damit in Potsdam bestellt war, hat Schneider geschildert (229):

> „Die Ärzteverhältnisse in Potsdam sind trostlos und rückständig. Wahre Kollegialität ist kaum zu finden, wenn auch scheinbar ein gutes Verhältnis unter den Ärzten besteht und die Sitzungen des Ärztevereins unter der Leitung eines liebenswürdigen, tüchtigen, aber leider nicht mit der Zeit fortgeschrittenen und daher hemmenden, jedem entschlossenen Vorgehen abholden Vorsitzenden anregend und harmonisch verlaufen. Die Forderungen der Lage sind hier völlig unberücksichtigt geblieben, freie Arztwahl besteht nirgends und die Bezahlung bleibt bei den Kassen weit unter den im Reich üblichen Sätzen zurück“.

Schneider nahm das ihm übertragene Amt des Obmannes ernst. Er warb um Mitglieder für den „Leipziger Verband“, gründete 1911 eine selbständige Ortsgruppe in Potsdam, aus der dann 1912 der „Schutzverband der Ärzte des Bezirks Potsdam“ entstand, dessen Leitung Georg Schneider übertragen wurde. Dieses Amt hat er bis 1931 innegehabt. Die Aufgaben dieses Schutzverbandes waren vor allem die Sicherstellung von Kassenarztverträgen, in denen die Honorare für ärztliche Leistungen in angemessener Höhe gewährleistet wurden, die Zulassung von Ärzten zur kassenärztlichen Tätigkeit zu überprüfen, sowie in Streitfragen zwischen niedergelassenen Ärzten und Krankenhausärzten, aber auch Amtsärzten und Militärärzten, sowie deren vorgesetzten Dienststellen und anderen Behörden als Gutachter, Berater und auch als Vermittler tätig zu sein. Im Vordergrund standen jedoch die Beziehungen der Ärzteschaft zu den Krankenkassen und die Unterstützung von notleidenden Ärzten, deren Hinterbliebenen und Waisenkindern. Schneider hat die Aufgaben des Schutzverbandes mit großer Sorgfalt wahrgenommen, auch in den Jahren des Ersten Weltkriegs, in denen es erhebliche Schwierigkeiten bei der ärztlichen Versorgung der Potsdamer Bevölkerung durch die Einberufung zahlreicher Ärzte gab. Schneider selbst wurde 1914 als Bataillonsarzt zum 1. Garde-Reserve-Regiment in Potsdam einberufen, im Herbst und Winter 1915/16 als Bataillonsarzt in Weißensee eingesetzt und im Frühjahr 1916 wieder nach Potsdam versetzt, wo er verschiedene Einheiten militärärztlich versorgen musste. In welchem Umfang der „Schutzverband der Ärzte des Bezirks Potsdam" unter der Führung Georg Schneiders für die Ärzte Potsdams tätig gewesen ist, hat Schneider selbst in einer „Geschichte der wirtschaftlichen ärztlichen Organisation und des Schutzverbandes der Ärzte des Bezirks Potsdam" in drei Bänden auf insgesamt 1186 Seiten handschriftlich niedergelegt (230). Dieses Manuskript bietet reiches Material nicht nur zur ärztlichen Standesgeschichte insgesamt, sondern auch über die Verhältnisse in Potsdam selbst, die Potsdamer Ärzteschaft und deren Probleme.

Die bereits in dem Bericht über die Frühgeschichte des Potsdamer Ärztevereins geschilderten Ursachen für die Bildung von ärztlichen Organisationen zur Durchsetzung standespolitischer Interessen, hatten schon bald nach der Gründung des Deutschen Reiches und damit der Übernahme der Bestimmungen der norddeutschen Gewerbeordnung für das gesamte Reichsgebiet, wodurch die sogenannte „Kurierfreiheit", also das allgemeine Recht auf Ausübung heilkundlicher Tätigkeit auch ohne ärztliche Berufsausbildung, in Kraft trat, zu einer überregionalen Zusammenfassung bestehender Ärztevereine geführt. Der auf Initiative von Prof. Dr. Hermann Eberhard Richter (1826–1876) gegründete Deutsche Ärztevereinsbund (DÄVB) nahm 1873 seine Tätigkeit auf, die sich sowohl auf die „Förderung der ärztlichen Wissenschaft und Kunst" wie die Mitwirkung bei der öffentlichen Gesundheitspflege und der Wahrung der Standesinteressen der Ärzte bezog. Dieser Ärztevereinsbund berief auch die Hauptversammlungen ein, die als „Ärztetage" alljährlich an wechselnden Orten abgehalten wurden, ein bis in die Gegenwart beibehaltener Brauch. Auf diesem Ärzteparlament, erstmals 1874 in Eisenach zusammengetreten, wurden die in den Satzungen festgelegten Aufgaben wahrgenommen, also die Wünsche und Forderungen der Ärzteschaft an die Politiker und die Öffentlichkeit unterbreitet. Bereits 1874 gehörten zum DÄVB 111 Vereine mit 6165 Mitgliedern, 1890 waren es bereits 225 Vereine mit

11 066 Mitgliedern, was bei einer Gesamtzahl von 18 467 Ärzten im Deutschen Reich, unter Einrechnung der Militärärzte, den hohen Einfluss dieses Gremiums verdeutlicht (231).
Im Jahre 1921 gehörte Schneider zu den Gründern des Ärzteverbandes der Provinz Brandenburg und hatte seitdem das Amt des Vorsitzenden bis 1932 inne. Dem Vorsitz der Ärztekammer Berlin-Brandenburg gehörte er bis 1928 an, dann erhielt er den Vorsitz der Ärztekammer für die Provinz Brandenburg und die Grenzmark Posen-Westpreußen. Als solcher war er bis zum 1. Januar 1934 im Amt.
Bereits 1922 war Georg Schneider zum Mitglied des Geschäftsausschusses des DÄVB gewählt worden, womit er in dem einflussreichsten Gremium der ärztlichen Berufspolitik in Deutschland bestimmendes Gewicht erhielt. Als im Jahre 1926 der Generalsekretär des DÄVB sein Amt aufgab, wurde Schneider einstimmig auf diesen Posten gewählt. Für Georg Schneider bedeutete dies Aufgabe seiner Praxistätigkeit, ein Verzicht, der ihm besonders schwer gefallen ist. Als neuer Generalsekretär hat Schneider bis zur Niederlegung aller Ämter im Jahre 1934 eine Schlüsselstellung in der deutschen Gesundheits- und ärztlichen Berufspolitik innegehabt, die sich nur mit der von Alfons Stauder (1878–1937) vergleichen lässt. Stauder, seit 1925 Stellvertretender und seit 1927 Erster Vorsitzender des DÄVB, zugleich seit 1929 auch Vorsitzender des Hartmannbundes, war der überragende Repräsentant der deutschen Ärzteschaft bis 1933. Er konnte diese Stellung einnehmen, da er neben und hinter sich Georg Schneider wusste, beide in Freundschaft miteinander verbunden, jeder gestützt durch das uneingeschränkte Vertrauen des anderen. Ein derartige Zusammenarbeit hat es so an der Spitze einer Berufsorganisation zu jener Zeit und auch danach kaum noch einmal in ähnlicher Weise gegeben. Der Briefwechsel zwischen beiden Ärzteführern in der Zeit des zunehmenden Drucks der neuen nationalsozialistischen Machthaber, dem Stauder und Schneider ebenso weichen mussten wie andere Vertreter demokratischer Parteien und Organisationen, bietet Einblicke in Persönlichkeiten, die ihre privaten Lebensumstände und ihre Gesundheit den sich selbst gesetzten Zielen, für ihre Berufskollegen und die bestmögliche Versorgung kranker Bürger die erforderlichen vertraglichen und organisatorischen Voraussetzungen zu schaffen, bis an die Grenzen des Zumutbaren geopfert haben (232).

Welche Aufgaben und vielseitigen Verpflichtungen mit dem Amt des Hauptgeschäftsführers verbunden waren und wie sich diese unter den wirtschaftlichen und politischen Gegebenheiten erweitert und verändert haben, bestätigen am besten die von Schneider verfassten Tätigkeitsberichte, die unter der Bezeichnung „Geschäftsbericht“ für die Jahre 1926 bis 1929 und als „Jahresberichte“ für die Jahre 1930 bis 1932 erschienen sind, der letztgenannte umfasste die Zeit bis zum 31. März 1933.
Mit der Übernahme der Geschäftsführung durch Georg Schneider wurde die Geschäftsstelle des DÄVB nach Potsdam verlegt, wo sie zuerst in der Babelsberger Straße 4 ihren Sitz hatte. Jedoch wurde bereits im Geschäftsjahr 1926/27 eine so starke Zunahme der Aufgaben festgestellt, dass neue Mitarbeiter eingestellt werden mussten und abzusehen war, dass schon bald größere Räume benötigt werden würden. Man verfügte nur über zwei Zimmer, in denen der Hauptgeschäftsführer Schneider und vier Angestellte tätig waren, der fünfte Angestellte musste in seiner Wohnung arbeiten. Deshalb entschloss sich der Geschäftsausschuss das Haus Schützenstraße 10 anzukaufen.

> „Es war früher den Besuchern Alt-Potsdams als Wackermannshöhe bekannt und ist im Jahre 1923/24 durch einen Erweiterungsbau modernisiert und völlig neu ausgebaut worden. Das Haus ist beschlagnahmefrei, liegt acht Minuten vom Bahnhof entfernt auf dem Brauhausberg und hat einen umfassenden Blick über die Havelseen und die Stadt. In drei Etagen, von denen zwei vermietet bleiben, enthält es je sieben Zimmer und wirkt durch seinen Baustil (runder Turm, in dem sich der Treppenaufgang befindet) und das von Zinnen gekrönte Dach durchaus repräsentativ“ (233).

Anfang Mai 1928 konnte nach Abschluss der Renovierungsarbeiten das Haus in der Schützenstraße bezogen werden. Zwei Wochen vorher war ein weiterer geschäftsführender Arzt eingestellt worden. Schon mehrere Monate lang hatte Dr. Dr. Curt Walder neben seiner ärztlichen Allgemeinpraxis in Berlin-Lübars in der Geschäftsstelle gearbeitet, am 15. April 1928 wurde er als hauptamtlich tätiger Mitarbeiter übernommen.
Die Bemühungen Schneiders, möglichst alle deutschen Ärztevereine als Mitglieder zu gewinnen, zeigten bald Ergebnisse. Ärztevereine, die noch nicht dem Vereinsbund angehörten, wurden gezielt zum Beitritt aufgefordert und in jedem Jahr konnten Neuzugänge gemeldet werden. Im Jahre 1930 waren

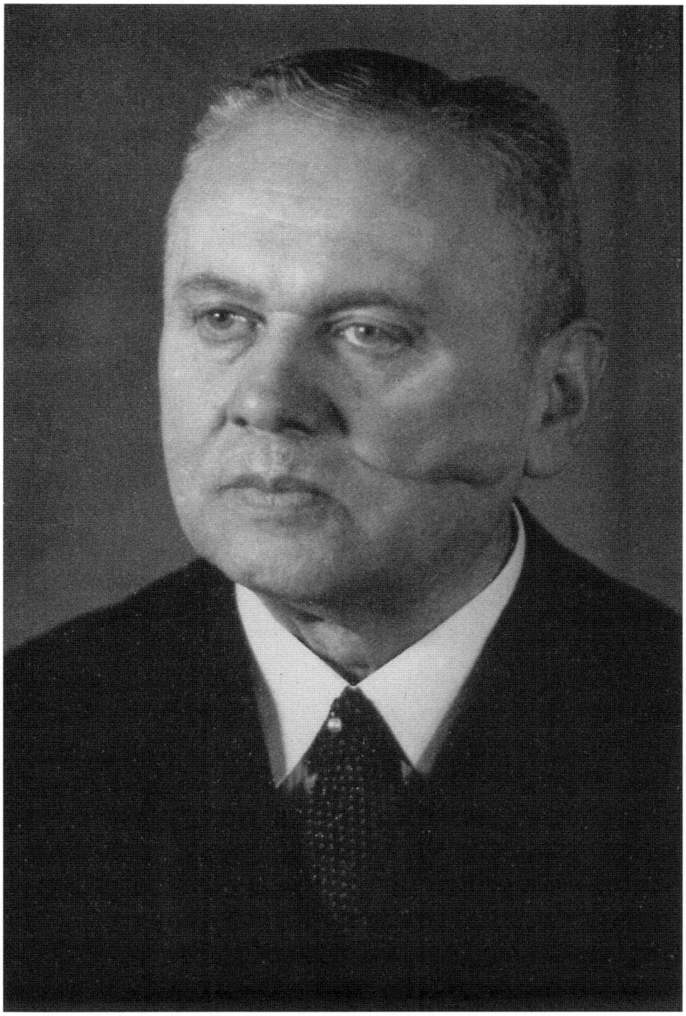

Dr. Georg Schneider (1875–1949),
Hauptgeschäftsführer des Deutschen Ärztevereinsbundes

schließlich 619 Vereine dem DÄVB angeschlossen, denen insgesamt 41 720 Ärzte angehörten. Der Mitgliedsbeitrag, der von jedem Verein für seine Mitglieder gezahlt werden musste, betrug 10 Mark für jeden Arzt. Manche Vereine hatten Schwierigkeiten, diese Beiträge aufzubringen, da die Zahl der Not leidenden Ärzte von Jahr zu Jahr zunahm. Dass insgesamt erhebliche Geldmittel den Spitzenverbänden der Ärzteschaft zur Verfügung standen, ist unbestreitbar, andererseits wurden diese auch dringend benötigt, um die wichtigsten Aufgaben erfüllen zu können, die sich der DÄVB gestellt hatte. Bewährt hatte sich die Hinzuziehung von Vertretern der Gruppe der beamteten Ärzte, der Kommunal-, Schul- und Fürsorgeärzte, der Assistenzärzte und der Medizinischen Fakultäten. Nachdem in der Zusammenarbeit mit dem Hartmannbund anfängliche Differenzen überwunden werden konnten, gelang es Stauder und Schneider schließlich eine weitgehende Geschlossenheit der Spitzenverbände herbeizuführen. Die Wahl Stauders zum Vorsitzenden des Hartmannbundes 1929 wurde ergänzt durch ein Abgrenzungsabkommen. Danach sollten grundsätzliche Fragen des ärztlichen Standeslebens gemeinsam behandelt werden, so die Frage der Reichsärzteordnung, der Reichsversicherungsordnung, der Maßnahmen der Gesundheitsfürsorge und die Angelegenheiten der beamteten und Krankenhausärzte. Der Hartmannbund wurde fortan verantwortlich für die Beziehungen zu den Trägern der Krankenversicherung, die ärztliche Gebührenordnung, das ärztliche Genossenschaftswesen und alle sonstigen, primär wirtschaftlichen Fragen. Dem DÄVB oblag nun die Verantwortung für die Wahrung der Interessen der Ärzteschaft in allen Fragen der medizinischen Wissenschaft, der Gesundheits- und Sozialgesetzgebung, des ärztlichen Vereinswesens, der Standesgerichtsbarkeit und der Angelegenheiten der ärztlichen Ausbildung, des Kurpfuscherwesens und insbesondere der ärztlichen Fortbildung (234).
Eine zunehmend wichtige Rolle kam den alljährlich abgehaltenen Ärztetagen zu, die als Ärzteparlament Beschlüsse fassten, die von erheblicher gesundheitspolitischer Bedeutung waren und immer stärker in der Öffentlichkeit beachtet wurden. Die Organisation der Ärztetage, die Festlegung der Tagesordnung und die Auswahl prominenter Redner zu volksgesundheitlich aktuellen Fragen war Aufgabe Schneiders, der in Übereinstimmung mit Stauder die anstehenden Beratungen vorbereitete und die Verbindung zu den örtlich Verantwortlichen gewährleistete. Lediglich im Jahre 1932 musste der Ärztetag ausfallen, der in Hannover stattfinden sollte, da unter den politischen Um-

ständen mit unliebsamen öffentlichen Auseinandersetzungen zu rechnen war (235).
Schon auf dem 45. Ärztetag in Eisenach 1926 traten die Vorarbeiten für den Entwurf einer Reichsärzteordnung, die schon auf mehreren Ärztetagen nach dem Ende des Ersten Weltkriegs betrieben worden waren, in ein neues Stadium. Stauder berichtete über die Notwendigkeit, dem Arzt die für die Ausübung seines Berufes notwendigen Rechte innerhalb der Reichsgewerbeordnung zu sichern. Er beklagte die Feststellung, dass die Ärzte mehr und mehr dazu tendierten,

> „die rein rechtliche Stellung des Arztes unter der Reichsgewerbeordnung als eine tatsächliche anzunehmen, sich im innersten Herzen als Gewerbetreibender zu fühlen, eine besondere Berufspflicht und eine besondere Ethik unserer Berufsidee abzulehnen, alle Mittel einer schrankenlosen Reklame für sich zu fordern ..." (236).

Es wurde 1927 ein Ärzteordnungsausschuss gebildet, in dem Schneider eine maßgebliche Rolle spielte. Im September 1928 lag bereits ein Gesetzentwurf vor, der als sehr vertraulich behandelt und lediglich dem Geschäftsausschuss des Ärztevereinsbundes und dem Vorstand des Hartmannbundes zur Kenntnis gegeben wurde. Das Reichsinnenministerium hatte zu erkennen gegeben, dass es keinen eigenen Entwurf einer Reichsärzteordnung plante, vielmehr den des DÄVB zur Grundlage weiterer Beratungen nehmen wollte.
Dieser erste Entwurf wurde wiederholt überarbeitet, wobei neue Kommissionen gemeinsam von DÄVB und Hartmannbund gebildet wurden, schließlich sind 1931 auch die Vertreter der Ärztekammern zu den Beratungen hinzugezogen worden. Die Anhörung dieser nach Länderrecht gebildeten Standesorganisationen war notwendig, da die Spitzenverbände als oberste ärztliche Berufsvertretung die staatliche Einsetzung einer Reichsärztekammer vorgesehen hatten. Eine „Vereinigung der deutschen Ärztekammern" mit Schneider als Schriftführer wurde für die weiteren Beratungen konstituiert. Auf dem 50. Deutschen Ärztetag am 18. und 19. Juni 1931 wurde ein Teil des Entwurfs vorgestellt. Der Geschäftsausschuss wurde beauftragt, die weiteren Arbeiten an einem Gesetzentwurf zu übernehmen, wobei die Notwendigkeit der Schaffung einer Reichsärztekammer anerkannt wurde (237).
Mit der Machtübernahme durch die Nationalsozialisten und die Einsetzung des Vorsitzenden des NS – Deutschen Ärztebundes, Dr. Gerhard Wagner, als

Kommissar der ärztlichen Spitzenverbände, erfolgte die weitere Arbeit an einer Reichsärzteordnung unter neuen Grundsätzen, wobei die Verfahren demokratischer Willensbildung dem „Führerprinzip" weichen mussten und rassenhygienische Forderungen hinzutraten. Überprüft man den Inhalt der am 13. Dezember 1935 erlassene Reichsärzteordnung dann zeigt sich, dass mit Ausnahme der genannten ideologischen Forderungen die wesentlichen Inhalte des Entwurfs des DÄVB und des Hartmannbundes beibehalten worden sind. Die dafür verantwortlich gewesenen Persönlichkeiten waren zu diesem Zeitpunkt jedoch nicht mehr als verantwortliche Standespolitiker im Amt.

Enge laufende Verbindungen hielt die Geschäftsstelle des DÄVB, vertreten durch Georg Schneider, mit dem Reichsinnenministerium, dem Reichsgesundheitsamt, dem Reichsarbeitsministerium, dem Reichswirtschaftsministerium, dem Reichswirtschaftsrat, den in den Parlamenten tätigen Ärzten, den Versicherungsträgern, also den Krankenkassen und den Berufsgenossenschaften, sowie zu zahlreichen gesundheitspolitischen Organisationen. Besondere Aufmerksamkeit in der Öffentlichkeit hat zeitweilig die Schaffung eines „Sonderfonds" (auch „Sonderkonto" genannt) gefunden, der zur wirtschaftlichen Sicherstellung der in die Parlamente gewählten Ärzte diente, die Ausgleich für die Verluste in ihrer beruflichen Tätigkeit erhalten sollten. Eine Entschädigung der Abgeordneten durch die Parlamente gab es damals mit Ausnahme der Zahlung von Tagegeldern, sogenannter Diäten, nicht. Auf dem Ärztetag in Danzig 1928 war daher auf Antrag des Geschäftsausschusses die Erhebung einer Sonderumlage beschlossen worden. Eine „Bevorzugung bestimmter Parteien" sollte nicht in Betracht kommen dürfen. Die Verwaltung des Sonderfonds erfolgte durch den Hartmannbund unter Wahrung höchster Geheimhaltung. Die Entscheidungen wurden von einem Ausschuss getroffen, dem zwei Spitzenvertreter des Hartmannbundes sowie vom DÄVB Stauder und Schneider angehörten. Die persönliche Akte Schneiders ist erhalten und bietet einen guten Einblick in die Bemühungen der ärztlichen Spitzenverbände um die Unterstützung der ärztlichen Vertreter in den Parlamenten. Im Jahre 1929 verfügte der Sonderfonds über 342 800 Mark, einen außerordentlich hohen Betrag. Die den Abgeordneten gewährten Unterstützungsbeträge lagen bei monatlich 200 bis 500 Mark. Für Zwecke der Wahlpropaganda wurden 1932 für Kandidaten der Deutschnationalen Partei, der Deutschen Volkspartei und der Zentrumspartei jeweils 5 000 Mark zur Verfügung gestellt (238). Eingesetzt wurden die Mittel aus diesem Sonderfonds in erster Linie für die Wahlen zum Reichstag. Mittel für Ärzte als Kandidaten zu Landtags- oder Kommunalwahlen zur Verfügung zu stellen, wurde in einzelnen Fällen erörtert, gelegentlich zustimmend, meist jedoch, so bei Kommunalwahlen, zurückhaltend oder ablehnend entschieden. Am 7. Mai 1932 wurde vom „Verwaltungsausschuß des Sonderkontos des deutschen Ärztevereinsbundes und des Verbandes der Ärzte Deutschlands" eine Anfrage des „Nationalsozialistischen Deutschen Ärztebundes e. V." beantwortet mit der Feststellung, dass die Mittel dieses Sonderkontos „selbstverständlich auch von nationalsozialistischen Kollegen" in Anspruch genommen werden könnten. Schon bald gingen die ersten Anträge ein, zu denen Schneider nüchtern und neutral Stellung nahm. Er gab sein Einverständnis nur dann, wenn die Verhältnisse eindeutig waren, der Aufwand der Kollegen nachgewiesen werden konnte und sich im vertretbaren Rahmen hielt. Im Sommer 1932 waren die Mittel des Sonderfonds bereits so stark eingeschmolzen, dass die Unterstützungsbeträge für Ärzte in Reichstagsmandaten auf monatlich 500 Mark begrenzt werden mussten. Am 15. Oktober 1932 belief sich die Höhe des Sonderkontos auf 172243,– Mark (239). Unter diesen Umständen konnten Mittel für die Unterstützung von Wahlpropaganda nicht mehr vergeben werden. Am 28. April 1933 hat Dr. Wagner, nunmehr als Kommissar der Spitzenverbände, die Auszahlungen aus dem „Sonderfonds", den er als „Parlamentarierfonds" bezeichnete, gesperrt und Auszahlungen nur an die „staatlichen Gesundheitskommissare", die „von mir für die ärztlichen Organisationen eingesetzten Beauftragten", genehmigt. Dagegen hatten die Mitglieder des Ausschusses keine Einwände. Als jedoch auf Anweisung Wagners 5000 Mark aus dem Sonderfonds als „Stiftung für die Opfer der Arbeit" überwiesen werden mussten, legte Georg Schneider sein Amt im Vergabeausschuss nieder (240).

Unter den mit der Tätigkeit als Hauptgeschäftsführer des DÄVB verbundenen Aufgaben, über die hier nicht ausführlicher berichtet werden kann, war eine ihm besonders wichtig und zu einer persönlichen Angelegenheit geworden, die Mitarbeit in der Association Professionelle Internationale des Médecins (A.P.I.M.). Deshalb sind dazu einige Hinweise angebracht. Im Jahre 1925 traten Vertreter ärztlicher Berufsvereinigungen des Auslandes an den Geschäftsausschuss des DÄVB heran, wobei sich holländische Kollegen als Vermittler betätigten, und forderten zu einer Mitarbeit auf. Die erste Zusam-

menkunft fand im September 1926 in Paris statt. Bevor der DÄVB eine Mitwirkung zusagte, hatte sich der Geschäftsausschuss zusichern lassen, dass absolute Gleichberechtigung gewährleistet sein müßte und ein Vertreter im Leitungsgremium vertreten sein sollte. Diese Position hat dann Georg Schneider bis zu seinem Ausscheiden 1934 eingenommen. Die Tagungen der A.P.I.M. fanden in den Jahren 1926 bis 1928 in Paris statt, im Jahre 1929 war die Wahl auf Berlin gefallen. Inzwischen hatte sich das Gremium bereits als wichtige Institution zur Vertretung ärztlicher Interessen in Organen des Völkerbundes, vor allem des Internationalen Arbeitsamtes in Genf, bewährt. Schneider gehörte auch dem von der A.P.I.M. eingesetzten Ausschuss an, der die Verhandlungen mit den Völkerbundseinrichtungen führte.
Eines der wichtigeren Themen für den internationalen Meinungsaustausch war das Verhältnis der ärztlichen Berufsorganisationen zur Sozialversicherung. Schneider hat diese Frage in einem Grundsatzreferat auf der Jahresversammlung der A.P.I.M. 1928 in Paris behandelt. Auf der Tagung in Berlin standen die Bekämpfung der Kurpfuscherei, die Müttersterblichkeit, die Organisation der Ersten Hilfe bei Unfällen und der Rechtsschutz der Ärzte auf der Tagesordnung. Die Jahresversammlung 1930 fand wieder in Paris statt, 1931 kam man in Budapest zusammen, 1932 in Genf. Auf dieser Zusammenkunft stand die Zusammenarbeit mit dem Völkerbund und dem Internationalen Arbeitsamt im Vordergrund. Die in zahlreichen Ländern spürbare „Überfüllung des ärztlichen Berufes“ war Anlaß für Beratungen über Beschränkungen des Zugangs zum Medizinstudium, wobei die Verhältnisse in den skandinavischen Ländern, wo bereits wirksame Maßnahmen getroffen waren, besondere Aufmerksamkeit fanden (241).
Georg Schneider hat in der A.P.I.M. eine ungemein wichtige Rolle gespielt, was nicht zuletzt auf seinen persönlichen Umgangsformen, seiner freundlich-verbindlichen Wesensart, vorsichtigen Wortwahl und seinem Eingehen auf Überlegungen seiner Beratungspartner beruhte. Dass Deutsch offizielle Verhandlungssprache in allen Gremien war, musste als großer Erfolg des Vertreters des DÄVB angesehen werden, ebenso die Tatsache, dass Schneider sowohl dem Verwaltungsrat wie auch allen wichtigen Ausschüssen angehörte. Welcher persönlichen Wertschätzung er sich bei den ausländischen Kollegen erfreute, wurde jedoch am deutlichsten, als er seine Ämter aufgegeben hatte, und 1934 Dr. Karl Haedenkamp im Auftrage Dr. Wagners an der Sit-

zung der A.P.I.M. teilgenommen hatte. Haedenkamp berichtete am 4. Oktober 1934 (242):

> „Bei dieser Gelegenheit wurde in besonders liebenswürdiger und freundschaftlicher Weise vielfach Ihrer und Ihrer Frau Gemahlin gedacht. Die Delegierten brachten wiederholt ihr Bedauern darüber zum Ausdruck, dass Sie Ihre Tätigkeit bei der Apim beendet hatten und baten mich wiederholt, Ihnen hiervon Mitteilung zu machen und Ihnen die herzlichsten Grüße der Erschienenen zu übermitteln ...“

Der Generalsekretär der British Health Resorts Association Alfred Cox hatte bereits in einem Handschreiben Schneiders Ausscheiden bedauert. Den in englischer Sprache geschriebenen Brief schloss er mit den deutschen Worten „Mit herzlichem Grüssen Ihr alter Freund Alfred Cox“ (242). Von der Pariser Tagung erreichte Schneider auch ein Kartengruß des langjährigen französischen Präsidenten von A.P.I.M. Dr. Decourt, den Unterschriften mehrerer Teilnehmer und der französischen Abschlußformel „Et tous les autres camarades“ (243).

Wer wie Georg Schneider als Interessenvertreter der Ärzteschaft über mehr als zwei Jahrzehnte nach den Regeln demokratischen Vereinsrechts und in kollegialer Korrektheit tätig gewesen war, dem musste der Stil der Vertreter des NS-Ärztebundes, das von ihnen vertretene Führerprinzip, das Vorgehen gegen jüdische Kollegen und die allein ideologisch geprägten gesundheitspolitischen Maßnahmen, aber auch das immer wieder rabaukenhafte Auftreten von Repräsentanten der neuen politischen Organisationen zuwider sein. Auch wenn in den ersten Wochen nach der Übernahme der Macht durch die NSDAP noch die Hoffnung bestand, dass neue Impulse junger politischer Kräfte manche Verbesserungen bringen könnten, so verflog diese Erwartung bei denen, die kritisch in die Zukunft blickten, sehr schnell. So hatte Georg Schneider bei einem Empfang, den Hitler am 5. April 1933 den Vertretern der ärztlichen Spitzenverbände Stauder, Reichert, Haedenkamp und ihm gegeben hatte, an dem auch Wagner teilnahm, nicht den Eindruck, dass eine „gehässige Judenverfolgung“ vorgesehen sei. Hitler habe sich in sehr zurückhaltender Weise auch über die Aufgaben der ärztlichen Berufsvertretung und ihre zukünftigen Probleme ausgesprochen. Schneider hatte noch einmal Anlass, dieses Gespräch kritisch zu rekapitulieren, nachdem Wagner als „Reichsärzteführer“ auf dem Schleswig-Holsteinischen Ärztetag am 29. Mai

1937 in Lübeck eine Darstellung dieses Treffens gegeben hatte, in der er die früheren Leiter der ärztlichen Spitzenverbände, vor allem Stauder, in übler Weise herabgesetzt und dazu angebliche Äußerungen Hitlers bei dem Empfang im Jahre 1933 zitiert hatte (244). Für Schneider bestand bereits im Sommer 1933 kein Zweifel, dass eine weitere Mitarbeit im DÄVB nach dem Ausscheiden von Stauder für ihn nicht mehr in Betracht kommen könnte. Im Oktober 1933 suchte Schneider deshalb bei Wagner um seinen Rücktritt nach. Er hatte diesen davon unterrichtet, „dass ich die Entwicklung der ärztlichen Verhältnisse mit meinen Anschauungen nicht in Übereinstimmung zu bringen vermag", wie er den engeren Mitarbeitern der Spitzenverbände mitteilte (245).

Das „Deutsche Ärzteblatt" brachte am 30. Juni 1934 eine Mitteilung der Schriftleitung, die das offizielle Ende der Tätigkeit Georg Schneiders für die deutsche Ärzteschaft bekanntgab (246):

> „Mit dem 1. Juli 1934 scheidet Herr Dr. Georg Schneider, Potsdam, aus seiner Stellung als zweiter Vorsitzender und Generalsekretär des Deutschen Ärztevereinsbundes aus und zwar auf seinen eigenen Wunsch. Herr Dr. Schneider hat seine Tätigkeit auf den besonderen Wunsch des Reichsärzteführers Dr. Wagner bis zum 1. Juli 1934 fortgeführt, weil damit gerechnet werden konnte, daß etwa um die gleiche Zeit die Reichsärztekammer begründet und damit gleichzeitig der Deutsche Ärztevereinsbund aufgelöst werden würde.
>
> Dr. Schneider ist aus seiner Tätigkeit ausgeschieden, weil er glaubte, manche grundsätzliche Auffassung preisgeben zu müssen, die er sich in seiner langjährigen standes- und berufspolitischen Arbeit gebildet hatte. Seine Beweggründe verdienen deshalb Achtung und sind vom Reichsärzteführer Dr. Wagner auch entsprechend gewürdigt worden. Herr Dr. Schneider hat es der Schriftleitung durch seinen ausdrücklichen Widerspruch leider unmöglich gemacht die Verdienste zu würdigen, die er sich in der Vergangenheit um die deutsche Ärzteschaft und um den Deutschen Ärztevereinsbund erworben hat. Dem dringenden Ersuchen Schneiders hat sich die Schriftleitung fügen müssen, sie glaubt aber, daß die Verdienste Schneiders in der gesamten Ärzteschaft auch ohnedies so bekannt sind und so gewürdigt werden, daß ihm die deutschen Ärzte ein dankbares Andenken bewahren werden."

Am 15. Februar 1930 hat die „Ärzteschaft der Provinz Brandenburg und der Grenzmark Posen-Westpreußen als bleibendes Zeichen der dankbaren Verehrung für den Vorsitzenden des Ärzteverbandes der Provinz Brandenburg e.V." anläßlich der 10. Wiederkehr des Tages der Gründung dieses Verbandes, den Georg Schneider ins Leben gerufen hatte, eine Stiftung errichtet und ihr den Namen „Dr. Georg Schneider-Stiftung" gegeben. Diese Stiftung, deren Satzung und Verwendungszweck Georg Schneider selbst zu bestimmen hatte, wurde durch ihn in seinem Testament zur Erbin seines Vermögens eingesetzt. Wertvollster Bestandteil dieses Vermögens war und ist das Hausgrundstück Potsdam, Persiusstr. 12, dem Dr. Schneider, der unter dem 12. Dezember 1937 eine Stiftungssatzung verfügt hatte, den Zweck zugedacht hatte, als Heim für Arztwitwen zu dienen, wie er dies in seinem Testament vom 2. September 1940 festgelegt hat. Georg Schneider selbst änderte in dem genannten Testament den Namen der Stiftung in „Dr. Georg und Frieda Schneider- Stiftung". Vom damaligen Rat der Stadt Potsdam wurde im Sommer 1959 die Anerkennung der Stiftung versagt und das Vermögen enteignet. Ein Rückerstattungsanspruch ist u.a. durch die Landesärztekammer Brandenburg angemeldet worden, die das Fortbestehen der Stiftung sicherzustellen bereit ist (247).
Die Zeit nach dem Ausscheiden aus seinen Ämtern war für Georg Schneider durch über viele Jahre sich hinziehende Auseinandersetzungen mit der Reichsärztekammer um die Höhe seiner Rente belastet, die ihm vor allem deswegen wichtig war, weil alle Einkünfte in das Vermögen seiner Stiftung Eingang finden sollten. Die ihm zuteil gewordene Behandlung durch die neuen Machthaber in der Ärzteschaft führte zu einer zunehmenden Verbitterung, wie sein langjähriger Wegbegleiter, Dr. Walder, in einem Nachruf festgestellt hat (248). Dass die Nationalsozialisten Deutschland in den Untergang führen würden, stand für ihn schon bald fest, hatte er doch in den ersten eineinhalb Jahren ihrer Herrschaft auch hinter die Kulissen ihres Machtapparates sehen können. Eifrig sammelte er Materialien in Form von Notizen und Zeitungsausschnitten, um später einmal diese Zeit zu beschreiben. Doch dazu kam Schneider nicht. Nach dem Zusammenbruch der staatlichen Ordnung und unter den anfänglich hoffnungsvoll erscheinenden Bemühungen der Besatzungsmächte, stellte er sich bereits im Herbst 1945 wieder zur Verfügung. Seine Freunde und Kollegen aus den Jahren vor 1933 baten ihn um seine bewährte Unterstützung und Georg Schneider tat wieder das, was er als Aufgabe seines

Lebens angesehen hatte, den Ärzten zu einer angemessenen Entlohnung ihrer Leistungen durch die Krankenkassen und zur Sicherung ihrer Stellung in der Öffentlichkeit und gegenüber staatlichen und halbstaatlichen Organisationen zu verhelfen. Im Rahmen der in der Sowjetischen Besatzungszone allein zugelassenen Form als Bestandteil einer „Industriegewerkschaft" zog Schneider ärztliche Interessenverbände auf kommunaler, Landes- und Besatzungszonenebene auf, die er durch Vertragsabschlüsse mit den Krankenkassen und ihren Verbänden zu ärztlichen Abrechnungsstellen entwickelte. Dabei hat er auch auf der Seite der Krankenkassen mit persönlich aus der Zeit vor der Machtübernahme durch die NSDAP bekannten Persönlichkeiten zusammenarbeiten können. Schon Anfang 1946 wurden die ersten Kassenarztverträge abgeschlossen, deren Gültigkeit auch von der sowjetischen Besatzungsmacht nicht in Frage gestellt wurde und die letzten Endes dazu führten, dass die Ärzteschaft der sowjetischen Besatzungszone nicht in die Polikliniken überführt worden ist, wie es geplant war. Niedergelassene Ärzte hat es dann, wenn auch in abnehmender Zahl bis zum Ende der DDR-Zeit gegeben. Dass dies ein Verdienst von Dr. Georg Schneider war, ist kaum noch jemandem bekannt (249).
Georg Schneider, der auch Landtagsabgeordneter und Fraktionsvorsitzender der Liberaldemokratischen Partei war, verstarb am 26. Oktober 1949 im Alter von 74 Jahren. Seine Frau folgte ihm in den Tod. Mit ihm verlor die Ärzteschaft einen Interessenvertreter, der als überzeugter Demokrat und mit klarem Urteilsvermögen ausgestattet, hohen moralischen Ansprüchen gerecht wurde und die Bedeutung des ärztlichen Berufs für das Gemeinwesen mit allen Mitteln gefördert hat.

Potsdamer Ärzte und Heilkunde bis zum Ende des Zweiten Weltkriegs

Die allgemeinen Lebensumstände veränderten sich in Potsdam in den Jahrzehnten von der Wende zum 20. Jahrhundert bis zum Jahre 1945 in ganz besonderem Maße, mehr noch als in den meisten anderen Städten Deutschlands. Die vom königlichen und kaiserlichen Hof und der großen Garnison bestimmten Wesenszüge der Stadt wandelten sich mit dem Ende der Monarchie, auch wenn vieles an äußeren Formen bestehen blieb. Der bunte Rock der preußischen Garderegimenter verschwand, das Feldgrau der Reichswehruniformen beherrschte das Straßenbild, das Auto ersetzte die Pferdekutsche, die wirtschaftliche Not der Inflationsjahre traf diejenigen schwer, die sich bisher auf feste Einkünfte im Staatsdienst und aus Privatbesitz hatten verlassen können. Auch in den früher wohlhabenden Familien der ehemaligen Residenzstadt wurde nicht selten gehungert, nach außen jedoch der Anschein vergangener Zeiten bewahrt. Die Stadt entwickelte sich in den zwanziger Jahren allmählich zu einem beliebten Anziehungsort für Touristen. Wochenendbesucher aus der Reichshauptstadt und Gäste aus dem In- und Ausland kamen in größerer Zahl als jemals früher. Staatsgästen des Deutschen Reiches wurden die Sehenswürdigkeiten der Stadt gezeigt, so auch dem König Aman Ullah (1892–1960) von Afghanistan, der am 26. Februar 1928 nach Potsdam kam, ein Jahr bevor er wegen seiner Reformpolitik gestürzt wurde und sein Land verlassen musste.

Für die deutschen Konservativen war Potsdam ein bevorzugtes Symbol ruhmreicher Vergangenheit und deshalb häufig aufgesuchtes Ziel für Erinnerungstreffen, die politische Linke betrachtete die Stadt als einen Hort reaktionärer Kräfte. Auch wenn mit dem „Tag von Potsdam“ (21. März 1933), der Eröffnung des Reichstages in der Garnisonkirche, die neuen Machthaber den preußischen Geist der Stadt für sich vereinnahmen wollten, so hat der Nationalsozialismus hier doch keineswegs eine Resonanz gefunden, die mit der in vielen anderen Städten vergleichbar gewesen wäre. Die Bevölkerung der Stadt blieb in großen Teilen der Gesinnung nach deutschnational, auch wenn viele sich die Vorteile des neuen Regimes zu Nutze machten. Dies galt insbesondere für die mit dem Aufbau der Wehrmacht verbundenen Möglichkeiten der Reaktivierungen und Beförderungen.

Diese Veränderungen der Lebensbedingungen trafen auch diejenigen, die als Ärzte, Zahnärzte, Tierärzte, Hebammen, Krankenschwestern oder in irgendeiner Hinsicht sonst im Gesundheitswesen in Potsdam tätig waren. Bis 1918 gab es Hof- und Leibärzte und eine große Zahl von Militärärzten aller Rangstufen, die auch in den zwanziger Jahren sich noch gern ihrer alten Titel und Dienstbezeichnungen bedienten. So haben ehemalige aktive Sanitätsoffiziere, die in Potsdam praktizierten, ihre Dienstgrade als „a. D." weitergeführt. Dabei machte es sich besonders gut, dass der Titel „Generalarzt" einem Sanitätsoffizier im Range eines Obersts und „Generaloberarzt" dem eines Oberstleutnants zustand und dies auch noch in Zeiten der Reichswehr. Erst am 1. April 1934 wurden die neuen Dienstgradbezeichnungen „Oberstarzt" statt „Generalarzt" und „Oberfeldarzt" statt „Generaloberarzt" eingeführt (250). Auch ehemalige Hofärzte und Leibärzte verwiesen noch auf ihre früher innegehabten Ämter, sowohl auf Rezeptformularen wie auch in Sprechstundenankündigungen.

Während der Jahre des Ersten Weltkriegs hatte Potsdam nicht nur durch die Errichtung von Reserve- und Hilfslazaretten, die Versorgung von Rekonvaleszenten und die Fürsorgemaßnahmen für die Kriegsversehrten auch unmittelbar mit den Kriegsereignissen zu tun. Freiwillige Helfer und ihre Organisationen erwiesen sich als unerläßliche Betreuer, die Ausbildung von Hilfskräften nahm einen beachtenswerten Umfang an und niedergelassene Ärzte waren tatkräftig daran beteiligt. Was dies bedeutete, vermag man nur zu verstehen, wenn man weiß, dass mehr als die Hälfte der in Potsdam tätigen Ärzte zum Kriegsdienst eingezogen war oder neben ihrer Praxis militärärztliche Aufgaben in der Garnison wahrnehmen musste. Durch Einberufungen war die Potsdamer Bevölkerung über längere Zeit ohne Fachärzte für Orthopädie, Frauenkrankheiten, Dermatologie und für Hals-Nasen- und Ohrenheilkunde, auch die augenärztliche Fachpraxis konnte nur mit Vertretern fortgeführt werden (251).

Gewisse Schwierigkeiten entstanden dadurch, dass viele Soldatenfamilien ärztlich betreut werden mussten, die ohne Versicherungsschutz waren. Anfangs

erklärten sich die Potsdamer Ärzte dazu bereit, dies kostenlos zu tun. Nachdem jedoch immer weitere Jahrgänge zum Kriegsdienst eingezogen wurden, nahm die Zahl dieser Behandlungsfälle so stark zu, dass der Schutzverband der Potsdamer Ärzte sich um eine vertragliche Regelung mit der Stadt Potsdam bemühte. Dabei zeigte sich der Magistrat als solcher für die Honorarforderungen aufgeschlossen, während die Stadtverordneten sogar in der Öffentlichkeit die Bedingungen der Ärzte anfänglich verwarfen, jedoch schließlich auch zustimmen mussten. Große Sorgen bereitete die zunehmend schlechtere Ernährung der zivilen Bevölkerung, wodurch eine zusätzliche Beeinträchtigung des Gesundheitszustands vor allem bei Kindern und alten Personen zu verzeichnen war. Die bereits 1916 spürbare allgemeine Preissteigerung wirkte sich auch auf die Arzthonorare in der Privatpraxis aus, die eine wichtige Rolle spielten. Durch die erhebliche zusätzliche Inanspruchnahme der Ärzte waren ihre Einkünfte jedoch in den Kriegsjahren eher höher als früher (252).
Große Schwierigkeiten ergaben sich für die niedergelassenen Ärzte in den letzten Kriegsjahren dadurch, dass in zunehmendem Maße Beförderungsmittel, insbesondere Kraft- und Pferdedroschken stillgelegt werden mussten. Die Bemühungen, Abhilfe zu schaffen, erwiesen sich als wenig erfolgreich, auch wenn immer wieder vom Magistrat der Stadt Unterstützung versprochen wurde. So blieb die Benutzung von Autodroschken über die Stadtgrenzen hinaus untersagt und auch für Nachtfahrten war es Ärzten kaum möglich, Beförderungsmöglichkeiten zu bekommen. Erhebliche Sorgen bereitete vor allem im Winter 1918/19 die Kohlenknappheit. Auch wenn den Ärzten Sonderzuteilungen gewährt wurden, so erwiesen sich die ausgegebenen Bezugscheine doch als wertlos, da eben keine Kohlen vorhanden waren. Die Auswirkungen auf die Arbeitsmöglichkeiten in den Kliniken und Praxen waren folgenschwer.
Seit dem Sommer 1918 traten auch in Potsdam gehäuft Grippeerkrankungen auf. Diese ganz Europa überziehende Epidemie, auf deren Bedeutung für das gesamte öffentliche Leben bereits hingewiesen worden ist, beeinträchtigte auch das Gesundheitswesen nachhaltig. Nicht nur die Inanspruchnahme der Ärzte erreichte ein erhebliches Ausmaß, auch Erkrankungen von Ärzten, ihren Mitarbeitern und Familienangehörigen führten zu zusätzlichen Schwierigkeiten für die gesundheitliche Versorgung der Potsdamer Bevölkerung.
Wohl trat eine gewisse Besserung der Verhältnisse dadurch ein, dass zum Kriegsdienst eingezogene Ärzte wieder zurückkehrten. Gleichzeitig aber ver-

breitete sich unter den Ärzten die Sorge vor einer Überfüllung des Arztberufes. Die während der Kriegsjahre notapprobierten Ärzte, die Zunahme weiblicher Medizinstudierender, das Interesse ehemaliger Offiziere und vieler Jugendlicher am Studium der Medizin, die vielen ehemaligen aktiven Militärärzte, die ihren Beruf in eigener Praxis ausüben wollten und nicht zuletzt eine beachtliche Zahl von Ärzten aus den verlorenen Ostgebieten (Posen-Westpreußen) führten zu einem eindeutigen Anstieg der Zahl der Ärzte. Die Kriegsverluste von etwa 1500 Ärzten wurden dadurch „doppelt und dreifach ausgeglichen" (253).

Auch wenn in den Potsdamer Adressbüchern Ärztelisten verzeichnet sind, so war es bis in die zwanziger Jahre des vorigen Jahrhunderts schwierig, die genaue Anzahl der in der Stadt tätigen Ärzte festzustellen. Dafür waren die oft kurzfristigen Änderungen in der Besetzung von Militärarztstellen ein wichtiger Grund, aber auch zivile Ärzte übten Praxis aus, ohne dass sie sich erfassen ließen. In den Jahren von der Wende zum 20. Jahrhundert bis zum Beginn des Ersten Weltkriegs lag die Zahl der Ärzte in Potsdam zwischen 50 und 70, von denen jeder dritte Militärangehöriger war. Diese Militärärzte übten, wenn auch nicht alle, so doch die meisten private Praxis in teils geringem, vereinzelt aber doch beachtlichem Umfang aus.

Bereits vor Beginn des Ersten Weltkrieges waren in Potsdam Ärzte niedergelassen, die über Jahrzehnte hinweg das Rückgrad der gesundheitlichen Versorgung der Stadtbevölkerung bildeten. Sie übten allgemeinärztliche Tätigkeit aus, einige davon ohne Zulassung zu den Krankenkassen. Wie bereits am Beispiel Dr. Schneiders gezeigt, war dies in Potsdam ohne weiteres möglich. In der Zeit der Monarchie gab es genügend wohlhabende Familien, die in Potsdam, der zweiten Residenzstadt Preußens und des Deutschen Reiches, ansässig waren und sich als Angehörige des kaiserlich-königlichen Hofes, als hochrangige Offiziere, als Beamte oder Pensionäre privatärztliche Betreuung leisten konnten.

Die Potsdamer Ärzteschaft war durch den hohen Anteil an aktiven, nach 1918 zumeist pensionierten Militärärzten geprägt, mehr als dies in anderen Städten vergleichbarer Größe der Fall war. Symbolhaft dafür ist, dass als einziges militärisches Erinnerungsdenkmal über die DDR-Zeit hinweg das am 27. Oktober 1929 eingeweihte Monument für die Gefallenen des deutschen Sanitätsdienstes im Ersten Weltkrieg erhalten geblieben ist. Es steht vor dem Neuen Friedhof und zeigt auf einer stumpfen Pyramide zwei Sanitätssoldaten, die einen verwundeten Kameraden betreuen. Das Denkmal hatte erhebliche Schäden erlitten und wurde nach umfangreicher Restaurierung am 14. April 1992 wieder von der Stadt Potsdam in Betreuung übernommen. Gedacht wird der 15 001 Toten der Sanitätskorps von Armee, Marine und Schutztruppen (254).

Großer Beliebheit als Arzt erfreute sich in allen Kreisen der Potsdamer Bevölkerung Dr. Gustav Körbin (1845–1912), rau und dabei herzlich im Umgang mit seinen Kranken, war er stets hilfsbereit, immer begleitet von seinen Dackeln gehörte er zu den stadtbekannten Persönlichkeiten. Abends traf man ihn in seinem Stammlokal, auch dort bereit, ärztliche Ratschläge zu erteilen und sich zu Hausbesuchen abholen zu lassen. Sein Grabstein auf dem Neuen Friedhof, am Durchgang zum oberen Teil, erinnert noch heute an ihn, der zu seiner Zeit ein Potsdamer Original gewesen ist.

Fünf Jahrzehnte lang versorgte der Geheime Sanitätsrat Dr. Johannes Hausmann († 1929) seine große Praxis. Im Herbst 1874 (255) hatte er sich als „praktischer Arzt und Geburtshelfer", wie man damals die allgemeinärztliche Tätigkeit auf dem Praxisschild ankündigte, niedergelassen und gewann schon bald einen guten Ruf. Erst in den zwanziger Jahren des vorigen Jahrhunderts war er aus gesundheitlichen Gründen dazu genötigt, seine Sprechstunden- und Besuchstätigkeit einzustellen, sehr zum Leidwesen vieler Potsdamer, denen er oft mehreren Generationen hausärztlichen Beistand geleistet hatte. Hausmann gehörte zu den Gründern des Potsdamer Ärztevereins (1884), dessen Vorsitz er 1905 übernahm. 1909 hat er zum 25jährigen Bestehen des Vereins eine Festschrift veröffentlicht, die wertvolle Angaben zur Geschichte der Potsdamer Ärzteschaft in diesem Zeitabschnitt enthält. Nicht verwandt mit ihm war Dr. Heinz Hausmann (1890–1971), der von 1924 bis 1945 eine große allgemeinärztliche Praxis unterhielt, zuerst in der Jägerallee 28, dann in der Hoditzstr. 8 und schließlich Wilhelmplatz 5. Er geriet 1945 als Volkssturmarzt in Bornstedt in sowjetische Gefangenschaft, aus der er im Juli entlassen wurde. Er hat sich dann in Bad Pyrmont niedergelassen (256).

Eine herausragende Rolle als Arzt und im öffentlichen und politischen Leben Potsdams hat Dr. Max Masius (1859–1939) gespielt. Zwei Jahre nach Erlangung der Approbation als Arzt ließ er sich 1884 in Potsdam nieder. Mehr als ein halbes Jahrhundert hat er eine umfangreiche allgemeinärztliche Praxis in der Nauener Str. 23 ausgeübt. Als Stadtverordneter, später auch als Stadtältester und selbst als ärztlicher Berufspolitiker war der Geheime Sanitätsrat

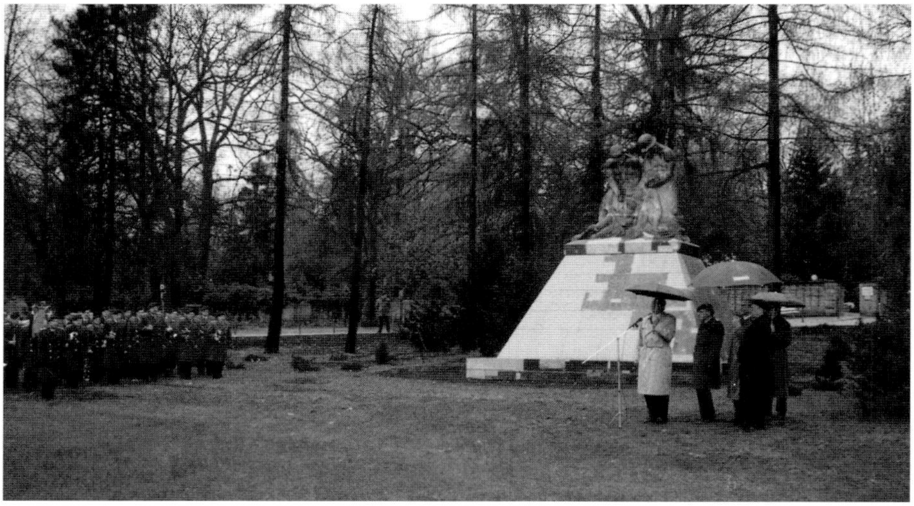

Wiedereinweihung des Denkmals für die Gefallenen der Sanitätstruppen des Ersten Weltkriegs am 14. April 1992

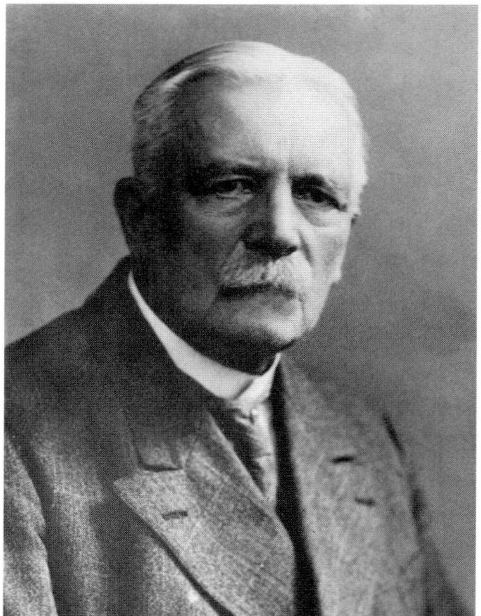

Geheimer Sanitätsrat
Dr. Max Masius (1859–1939),
Stadtältester

Masius eine der maßgeblichen Persönlichkeiten des Gesundheitswesens der Stadt, in den Jahren zwischen den beiden Weltkriegen der ehrwürdige Repräsentant der niedergelassenen Ärzte. Zu diesen Vertretern der klassischen Hausärzte, die nach längeren Praxistätigkeiten in der Zeit der Monarchie den Titel eines Sanitätsrates, einige auch Geheimer Sanitätsrat erhalten haben, gehörte auch der als Sohn des Besitzers der Löwen-Apotheke in Potsdam geborene Dr. Hermann Krumbholtz. Er ließ sich 1893 in seiner Vaterstadt nieder und übte eine ausgedehnte Praxis in der Brandenburger Vorstadt aus, wo er in der Auguste-Viktoria-Str. 7 wohnte. Dazu gehörten auch der seit 1895 in Potsdam niedergelassene Dr. Gustav Seebald, der in der Teltower Vorstadt im Haus (Schützenplatz, umbenannt 1932 in) Brauhausberg 1, in dem sich auch die „Kronen-Apotheke" befand, Praxis machte und Richard Kasack (1870–1941), der in Potsdam beheimatet war (257). Kasack, der viele Jahre lang auch als Polizeiarzt tätig war, hat keine kassenärztliche Tätigkeit ausgeübt. Er war von 1900 bis 1935 Am Kanal 15, danach in der Jägerallee 4 ansässig. Sein Sohn Hermann Kasack (1896–1966) ist der bekannte Dichter, dessen „Stadt hinter dem Strom" (geschrieben in Potsdam 1942–1944 und 1946), das große literarische Ereignis der Nachkriegszeit in Deutschland darstellte und ihm Weltruhm einbrachte.
Noch zwei Ärzte, die sich vor dem Ersten Weltkrieg in Potsdam niedergelassen haben, müssen hier genannt werden: Dr. Paul Schlichting (1873–1958) und Dr. Kurt Schollwer (1872–1949). Beide haben noch nach 1945 aus dem Zwang zum Überleben Praxis ausgeübt. Schlichting, der sich 1900 in Potsdam niederließ, gehörte zu den Ärzten, die sich schon früh für die Anwendung der Röntgenstrahlen interessierten. Bereits am 23. Februar 1903 hielt er im Potsdamer Ärzteverein einen Vortrag „Über Röntgenphotographie". In seiner Praxis in der Hoditzstr. 20 betrieb er ein „Röntgenlaboratorium", wo er auch Untersuchungen für andere Ärzte ausgeführt hat. Schollwer, gebürtiger Potsdamer, eröffnete 1902 seine Praxis in der Luisenstr. 79. 1915 erhielt er das Amt eines " Königlichen Hofarztes", einen Titel, den er bis 1945 geführt hat, zuletzt als „i. R." Verdienste hat sich Schollwer auch als Berufspolitiker im engeren Bereich Potsdams und der Provinz Brandenburg erworben und dabei vertrauensvoll mit Georg Schneider zusammen gearbeitet, dem er auch in einigen Funktionen nachgefolgt ist (258).
Zu den Ärzten, die ihre hausärztliche Allgemeinpraxis bis in die Zeit nach dem Zweiten Weltkrieg ausgeübt haben, gehörte auch der 1918 nach Pots-

dam zugezogene Dr. Theodor Kathen (geb. 1879), der eine ausgedehnte Familienpraxis in der Spandauer Str. 17 (Friedrich-Ebert-Str. 61) ausübte, die sich vorwiegend auf die Spandauer Vorstadt erstreckte, wo durch zahlreiche Neubauten in den zwanziger Jahren eine erhebliche Bevölkerungszunahme eingetreten war. Bis zu seinem Tode praktizierte in Bornim/Bornstedt Dr. Erich Stappenbeck (1889–1963), der sich dort in den zwanziger Jahren niedergelassen hatte und in diesen Randgemeinden nicht zuletzt als Geburtshelfer hohes Ansehen genoß. Unter den zahlreichen Ärzten, die nach dem Ende des Ersten Weltkriegs Praxen in Potsdam eröffneten, waren solche, die in Potsdam beheimatet waren, jedoch auch einige, die bereits als Militärärzte in Potsdam in Garnison gewesen waren. Zu den gebürtigen Potsdamern gehörten Dr. Otto Niemeyer (1888–1971) und Dr. Hans Graatz (1888–1959). Beide waren Abiturienten des Viktoria-Gymnasiums (1906) und aktive Militärärzte gewesen, als Klassenkameraden und Absolventen der militärärztlichen Kaiser-Wilhelms-Akademie blieben sie eng befreundet. Sie ließen sich 1919 bzw. 1920 als Allgemeinärzte in ihrer Vaterstadt nieder. Graatz übernahm 1925 die Position des Polizeiarztes als Polizei-Medizinalrat, wurde beim Aufbau der Wehrmacht reaktiviert und war zuletzt als Oberstarzt Stellvertretender Korpsarzt im Wehrkreis III. Nach dem Ende des Zweiten Weltkriegs übte er noch einige Jahre Allgemeinpraxis in der Kastanienallee 35 aus, verließ dann jedoch Potsdam. Niemeyer war neben seiner ausgedehnten Praxis auch als ärztlicher Berater der Potsdamer Ortsgruppe der Deutschen Lebens-Rettungsgesellschaft tätig. Es war eine stadtbekannte Tradition, dass sich beide Ärzte allwöchentlich bis zum Beginn des Zweiten Weltkrieges im Restaurant des „Hotel Stadt Königsberg“ zu einem Dämmerschoppen trafen, ein gewohnter Anblick für die Stammgäste dieses beliebten Potsdamer Gasthauses in der Brauerstrasse.

Zu den in der Innenstadt tätigen Ärzten gehörte auch der 1921 aus dem Elsass nach Potsdam zugezogene Dr. Karl Betz (1891–1976), der anfangs in der Schloßstr. 4, später der Waisenstr. 47 praktizierte. Er war während des letzten Krieges, wie auch andere Potsdamer Ärzte am Reservelazarett 101, dem Standortlazarett, als Kriegsarzt eingesetzt.

Unter den Ärzten, die allgemeinärztlich tätig waren, traten einige als Anhänger des homöopathischen Heilverfahrens auf, besaßen auch die Berechtigung zur Führung einer eigenen homöopathischen Hausapotheke. Sie sind in den zwanziger Jahren nach Potsdam zugezogen. Als 1924 Dr. Kurt Brass (geb.

1899) sich niederließ, erregte er den Unwillen des Schutzverbandes der Ärzte, da er sich „gleichzeitig als Biochemiker und Homöopath" bezeichnete (259). Die in dieser Zeit populär gewordene sogenannte biochemische Heilweise „nach Dr. Schüssler", die ebenso wie die Homöopathie bevorzugt von Heilpraktikern betrieben wurde, hatte durch den „Biochemischen Bund", der in Potsdam eine sehr aktive Ortsgruppe unterhielt, ein lebhaftes öffentliches Interesse gefunden. So überrascht es nicht, dass die „Mineralstoffheilweise" auch Resonanz bei der Ärzteschaft fand. Dr. Brass musste sich allerdings auf Veranlassung des Schutzverbandes auf die Ankündigung „Homöopathie" beschränken. Neben ihm waren auf diesem Gebiet tätig Dr. Friedrich Karl Noack (geb. 1897), der in seinem Haus Neue Königstr. 37 praktizierte und sich auch als „Arzt für biologische Heilweisen" bezeichnete, sowie Dr. Franz Seiler († 1945), der in der Kaiser-Wilhelmstr. (Hegelallee) 44, später 9 niedergelassen war. Er hat während des Zweiten Weltkriegs als Sanitätsoffizier der Reserve in Potsdamer Lazaretten Dienst getan, gleichzeitig aber auch seine Praxis weitergeführt. In den letzten Kriegstagen ist er, wie auch sein Sohn, im Kessel von Halbe gefallen.

Die Zahl der in eigener Praxis arbeitenden Fachärzte erreichte zu Ende der zwanziger Jahre in Potsdam die der Allgemeinärzte. Nachdem die ärztlichen Standesorganisationen auf dem Ärztetag 1924 in Bremen eindeutige Richtlinien für die Zuerkennung des Rechts auf Führen einer Bezeichnung als Facharzt verabschiedet hatten, wurden die bis dahin vielfach willkürlich gewählten und nicht durch ordentliche klinische Ausbildung abgesicherten Spezialgebietsbezeichnungen einem geregelten Verfahren unterworfen. Wer sich nicht an diese Grundsätze hielt, dem konnten die kassenärztlichen Rechte entzogen werden.

Hier können nur diejenigen aus diesem Kreis erwähnt werden, die durch besonders große und renommierte Praxen eine herausragende Rolle für das Gesundheitswesen der Stadt gespielt haben. Neben den bereits erwähnten Leitenden Ärzten der Inneren Abteilungen der Krankenhäuser haben mehrere Ärzte auf dem Gebiet der inneren Medizin sowie dem der Magen-Darm- und Stoffwechselkrankheiten praktiziert. Als „Spezialarzt für Magen-, Darm- und Nervenkranke" bezeichnete sich 1913 der seit 1909 in Potsdam praktizierende Dr. Ludwig Disqué (1854–1928), der sich bei namhaften klinischen Lehrern in Straßburg und Halle (Kussmaul, A. Schmidt) mit Magen- Darmkrankheiten und der Diätlehre beschäftigt hatte. Von ihm stammt ein für

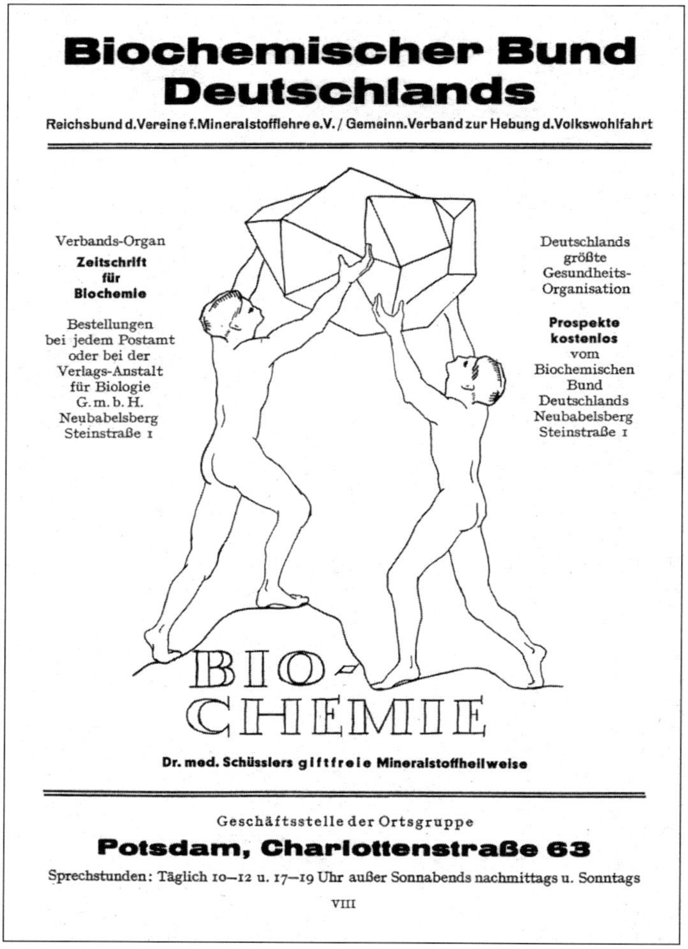
Biochemischer Bund Deutschlands
Reichsbund d. Vereine f. Mineralstofflehre e.V. / Gemeinn. Verband zur Hebung d. Volkswohlfahrt
Verbands-Organ Zeitschrift für Biochemie
Bestellungen bei jedem Postamt oder bei der Verlags-Anstalt für Biologie G. m. b. H. Neubabelsberg Steinstraße 1
Deutschlands größte Gesundheits-Organisation
Prospekte kostenlos vom Biochemischen Bund Deutschlands Neubabelsberg Steinstraße 1
BIO-CHEMIE
Dr. med. Schüsslers giftfreie Mineralstoffheilweise
Geschäftsstelle der Ortsgruppe
Potsdam, Charlottenstraße 63
Sprechstunden: Täglich 10–12 u. 17–19 Uhr außer Sonnabends nachmittags u. Sonntags
VIII

Ärzte und Laien geschriebenes Buch „Diätetische Küche", das 1894 in erster, 1913 in einer erweiterten sechsten Auflage erschien. Die Wichtigkeit, die er dem Thema für die Allgemeinheit zuschrieb, zeigt sein Hinweis: „Die Frauen sollten sich mehr mit der diätetischen Küche beschäftigen als mit Literaturgeschichte und fremden Sprachen". Auch sein Sohn Ludwig Disqué jun. (1889–1965) hat sich auf dem gleichen Fachgebiet betätigt, wobei die „Stoffwechselkrankheiten" für ihn von zusätzlicher Bedeutung wurden. Er war im Ersten Weltkrieg in russische Gefangenschaft geraten und als Arzt unter den Kriegsgefangenen in Taschkent eingesetzt worden, wo er das Vorkommen von Skorbut beobachten und wissenschaftlich bearbeiten konnte. Darüber hat er 1918 in einer Veröffentlichung berichtet. Seine Potsdamer Praxis in der Nauener Str 28, nach 1945 in seinem Haus in der Seestr. 44, war nicht zuletzt für die Betreuung der Diabetiker von herausragender Bedeutung. Auch als Leiter der Diabetikerfürsorge hat sich Disqué in der Nachkriegszeit, in der die Insulinversorgung anfangs zusammengebrochen war und erst allmählich wieder unter strenger Rationierung in Gang kam, große Verdienste erworben. Eine wichtige Rolle spielte er im ärztlichen Vereinsleben der Stadt, insbesondere hat er auch nach dem Kriege führend in der Fachgruppe Ärzte mitgewirkt.

Bereits während des Ersten Weltkriegs kam Dr. Martin Könnemann (1893–1972) nach Potsdam. Bis 1945 übte er seine große internistische Fachpraxis im Haus Charlottenstr. 34, Ecke Hoditzstr. aus, später in seinem Haus Werderscher Weg 1. Neben ihm hat Dr. Bruno Süring (1895–1971), der anfangs als Hautarzt tätig war, später seine Facharzttätigkeit für innere Krankheiten im Haus Am Alten Markt 17 an der Ecke Schloßstrasse betrieben, wo er auch, wie dies bei den meisten Internisten zur Regel wurde, über eine eigene Röntgenanlage verfügte. Während des Zweiten Weltkriegs war er zum Militärdienst einberufen, aber am Reservelazarett 101 eingesetzt, so dass er auch seine zivile Praxis weiter versehen konnte. Nach dem Kriege war Süring Leiter der Inneren Abteilung des Städtischen Krankenhauses Babelsberg.

Als Fachärzte für Kinderkrankheiten waren Dr. Erich Hoffmann (geb.1882) und Dr. Kuno Brosemann (geb. 1891) jahrzehntelang in der Stadt tätig. Hoffmann kam 1913 nach Potsdam, übernahm 1916 die Stelle als Leiter der Städtischen Säuglingsfürsorgestelle und als Städtischer Kinderarzt auch der Säuglingsabteilung des Städtischen Krankenhauses in der Moltkestr. 4. Seine Praxis betrieb er in der Hoditzstr. 13. Brosemann kam, nach militärärztlichem

Einsatz im Ersten Weltkrieg, 1922 nach Potsdam. Seine kinderärztliche Ausbildung erwarb er u. a. auch in der Städtischen Säuglingsklinik. Von 1923 bis 1926 war er außerhalb Potsdams tätig, dann eröffnete er seine Praxis in der Kaiser-Wilhelm-Str. 5, später in der Nauener Str. 18 (Friedrich-Ebert-Str. 100), wo er auch nach 1945 arbeitete. Beide Kinderärzte waren auch als Schulärzte für städtische Schulen verpflichtet worden, Brosemann vor 1945 auch für das Staatliche Viktoria-Gymnasium.

Als Neurologen und Psychiater standen neben den Ärzten der Landesheilanstalten auch niedergelassene Ärzte zur Verfügung. Dr. Ernst August Martin kam 1918 in die Stadt und war außerhalb der eigenen Sprechstunden, die er im Hause Wilhelmplatz 19 abhielt, als Konsiliararzt im St. Josefs-Krankenhaus und als Leiter der Städtischen Alkoholfürsorgestelle beschäftigt. Von 1931 bis 1949 hat Dr. Siegfried Möller (geb. 1898) in der Charlottenstr. 85 eine große nervenärztliche Praxis unterhalten. Möller, der nach längerer klinischer Fachausbildung schon in seiner Geburtsstadt Braunschweig von 1926 bis 1931 als Facharzt niedergelassen war, hat sich auch als Psychotherapeut ausbilden lassen. Durch umfangreiche literarische Tätigkeit auf dem Gebiet der ärztlichen Fortbildung ist Möller besonders hervorgetreten. Nach seiner Übersiedlung nach West-Berlin 1949 änderte er seinen Namen in Möller-Schönherr. Aus dem aktiven Militärsanitätsdienst war Prof. Dr. Ewald Stier (1874–1962) hervorgegangen, der sich in seinem Haus Straßburger (Tizian-)Str.4/5 in den zwanziger und dreißiger Jahren vorwiegend als Fachgutachter betätigte.

Niedergelassene Chirurgen gab es in Potsdam nicht, wohl aber Fachärzte für orthopädische Chirurgie, von denen zwei über mehrere Jahrzehnte leistungsfähige eigene Orthopädische Institute betrieben haben. Bereits 1902 hat sich Richard Zuelzer (1870–1950) nach mehrjähriger klinischer Ausbildung in Potsdam niedergelassen, seit 1909 in der Spandauer Str. 5, wo heute eine Gedenktafel an ihn erinnert. Im Jahre 1923 eröffnete Walter Menckhoff (1890–1988) ein orthopädisches Institut, das er in seinem Hause Breite Str. 27 mit großem Erfolg auch nach Kriegsende bis ins hohe Alter geleitet hat. Zuelzer, der seit Mitte der zwanziger Jahre als Folge ungeschützten Umgangs mit Röntgenstrahlen bösartige Geschwürsbildungen an den Händen bekommen hatte, die zu Fingeramputationen, schließlich (1948) zur Absetzung des rechten Arms und zum Tode führten, musste 1938 wegen seines jüdischen Glaubens Deutschland verlassen und ging nach England. Auch andere in Pots-

dam wohnhafte jüdische Ärzte konnten rechtzeitig emigrieren, so der beliebte Augenarzt Dr. Jakob Stern, der in seinem Haus Wilhelmplatz 18 praktizierte und 1938 nach Mandschukuo ausreiste. Dr. Stern war auch viele Jahre lang augenärztlicher Belegarzt am Städtischen Krankenhaus und der Eisenhartschen Heilanstalt.
Seit 1885 war der Geheime Sanitätsrat Dr. Fritz Makrocki († 1921) in Potsdam als Augenarzt tätig gewesen. Während des Ersten Weltkrieges wurde er zum Militärdienst eingezogen und daher war zeitweilig die augenärztliche Betreuung der Potsdamer Bevölkerung nicht mehr gewährleistet. Es gelang jedoch durch Vermittlung des Schutzverbandes der Ärzte, also Dr. Georg Schneiders, den Assistenten der Berliner Universitäts-Augenklinik Dr. Gerhard Schwartzkopff (1885–1925) für die Abhaltung von Sprechstunden in Potsdam bei gleichzeitiger fachärztlicher Versorgung der Soldaten der Potsdamer Garnison zu gewinnen. Schwartzkopff siedelte dann auch nach Potsdam über, zusammen mit seiner Frau Dr. Ruth Schwartzkopff (1889–1973), die auch noch nach 1945 allgemeinärztlich tätig gewesen ist. Als Augenärzte haben Dr. Bruno Dohme (geb. 1887), der von 1928 bis 1957 auch als Belegarzt am St. Josefs-Krankenhaus arbeitete, und Dr. Max Wilhelm Linkenbach, der in der Brandenburger Str. 28, später 48 praktizierte und die Augenabteilung im Städtischen Krankenhaus bis 1945 leitete, während der Kriegsjahre auch der Reservelazarettabteilung im Städtischen Krankenhaus vorgestanden hat, sich große Verdienste erworben.
Auf dem Gebiet der Hals- Nasen- und Ohrenheilkunde sind vor allem zwei Fachärzte zu nennen, die jahrzehntelang in Potsdam ansässig waren: Dr. Otto Burchardt (1869–1934) und Dr. Walter Hüttner (geb. 1873). Burchardt war bis zum Ende des Ersten Weltkriegs aktiver Militärarzt, hatte als solcher eine Fachausbildung an der Halsklinik der Charité und der Ohrenpoliklinik der Universität Bonn absolviert, wo er sich 1904 für Laryngologie habilitieren konnte. Er kam 1910 nach Potsdam als Bataillonsarzt des 1. Garde-Regiments zu Fuß, dann als Regimentsarzt des 4.Garde-Feld-Artillerieregiments. Als Generaloberarzt verabschiedet, praktizierte er bis 1934 in der Kurfürstenstr. 21. Als Konsiliararzt hat er schon in der Zeit seiner militärärztlichen Tätigkeit in Potsdam am St. Josefs-Krankenhaus sein Fach vertreten. Hüttner, der als Militärarzt 1915 nach Potsdam zuzog, wurde nicht nur durch seine große Praxis, die er auch nach dem Ende des Zweiten Weltkriegs fortsetzte,

eine stadtbekannte Persönlichkeit, sondern auch durch vieljährige Tätigkeit für das Rote Kreuz und als Konsiliararzt im Städtischen Krankenhaus.
Aus dem militärärztlichen Dienst ging auch Dr. Paul Keller (1869–1930) hervor, der bereits vor dem Ersten Weltkrieg als Frauenarzt in Potsdam tätig war. Er hatte seine Fachausbildung an der Frauenklinik der Berliner Charité erworben und war 1909 zum Leibarzt der Kronprinzessin berufen worden, gleichzeitig war er Regimentsarzt des 1. Garde-Ulanen-Regiments. In Potsdam ließ sich 1921 als Frauenarzt Dr. Werner Hoeck nieder, dessen Praxis in der Nauener Str. 17 sich großen Zuspruchs erfreute. Seine Tätigkeit als Belegarzt der privaten Frauenklinik in der Roonstraße wurde bereits erwähnt. Hoeck gehörte zu den Ärzten Potsdams, die sich bereits in den zwanziger Jahren ein Auto anschafften (260). In den dreißiger Jahren bezeugte ein prächtiges Kabriolett der Marke Horch 8 vor seinem Praxishaus seine Anwesenheit, bewundert von allen Vorbeigehenden. Welcher Potsdamer Arzt als erster sich ein Kraftfahrzeug zugelegt hat, ließ sich nicht eindeutig klären, sehr wahrscheinlich war es Dr. La Pierre. Es handelte sich um ein Fahrzeug der Marke Benz mit niedriger Herstellungsnummer, das dann in das Eigentum des Wagenfabrikanten Gustav Kesslau (1853–1934) in der Elisabethstr. 20 überging, in dessen Familie es verblieb. Es wurde nach 1948 von DDR-Dienststellen beschlagnahmt. Das weitere Schicksal des Fahrzeugs ist unbekannt (261).
Unter den Fachärzten für Haut- und Geschlechtskrankheiten müssen wegen des Umfangs ihrer Praxen und ihrer langjährigen Tätigkeit in Potsdam zwei Namen genannt werden: Dr. Fritz Landt (1891–1969) und Dr. Fritz Überschär (1890–1951). Landt kam 1920 nach Potsdam. Er praktizierte viele Jahre lang, auch nach 1945 im Haus Luisenplatz (Brandenburger Platz) 1. 1949 wurde er von der sowjetischen Besatzungsmacht inhaftiert. Erst 1955 ist er aus der Sowjetunion zu seiner inzwischen nach Hamburg verzogenen Familie zurückgekehrt. Überschär kam 1925 nach Potsdam, übte seine Praxis Am Kanal 40 aus und erhielt die Leitung der Abteilung für Haut- und Geschlechtskrankheiten im Städtischen Krankenhaus. Nach dem Ende des Zweiten Weltkriegs hat er 1948/49 kommissarisch die Universitäts-Hautklinik in Greifswald geleitet.
Bereits vor 1912 war Frau Dr. Martha Thimm (1875–1951) in der Nauener Str. 26 als Ärztin tätig. Im gleichen Haus unterhielt ihr Ehemann Carl Thimm eine Kaufmännische Privatschule. Frau Dr. Thimm, die sich anfangs als

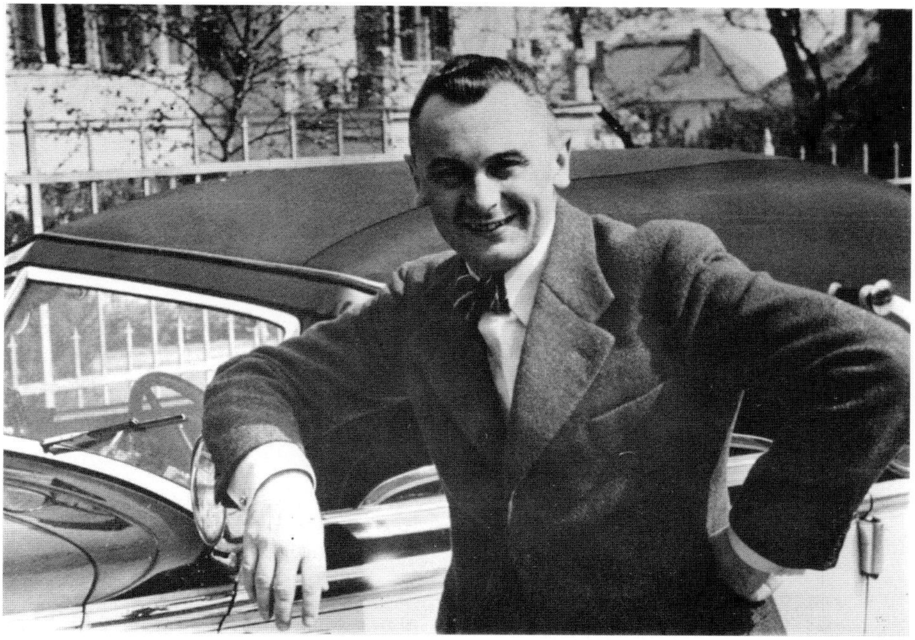

Dr. Werner Hoeck (1894 – 1945), mit Kabriolett „Horch 8“

„Spezialärztin für Frauen und Kinder“ bezeichnete, musste auf Veranlassung des Schutzverbandes der Ärzte diese Fachbezeichnung ablegen. Sie firmierte dann jedoch als „Ärztin für Frauen und Kinder“. Ihre Tochter war mit dem Arzt und Zahnarzt Prof. Dr. Dr. Heinrich Hammer (1891–1972) verheiratet, der nachmittags in der Charlottenstr. 45/47 Praxis ausübte, während er an den Vormittagen an der Universitäts-Zahnklinik in Berlin tätig war. Hammer hatte sich 1930 in Berlin habilitiert und ist von 1947 bis 1960 als ordentlicher Professor Direktor der Universitätsklinik für Zahn-, Mund- und Kieferkrankheiten in Kiel gewesen.

Die zahnärztliche Versorgung der Potsdamer Bevölkerung in der ersten Hälfte des 20. Jahrhunderts verbesserte sich dadurch ganz erheblich, dass die Zahl der am 1884 der Universität Berlin angegliederten Zahnärztlichen Institut ausgebildeten Zahnärzte beachtlich zugenommen hatte. So gab es in Potsdam 1907 bereits 6 Zahnärzte und 14 Dentisten bzw. Zahntechniker, die Patienten behandelten. 1914 war die Zahl der Zahnärzte bereits auf 11 angestiegen, 1932 waren 16 Zahnärzte in Potsdam niedergelassen, die alle den Doktortitel führten, also bereits nach der Prüfungsordnung von 1909 eine Universitätsausbildung durchlaufen hatten. Daneben gab es noch die doppelte Anzahl Dentisten, von denen diejenigen besonders gekennzeichnet wurden, die „staatlich geprüft“ worden waren. Zu den Dentisten gehörte auch Helena Struve, die in der Kaiser-Wilhelm-Str. 55 praktizierte und als „American Dentist“ firmierte, zweifellos eine Empfehlung, hatten sich doch in Nordamerika bereits früh selbständige zahnärztliche Schulen entwickelt, von denen manche im 19. Jahrhundert richtungweisend für die wissenschaftliche Zahnheilkunde geworden waren. Unter den Zahnärzten Potsdams hatten die Namen Dr. Karl Brandt, Dr. Artur Klesse, Dr. Fritz Mertens und Dr. Kurt Stützel neben anderen in den zwanziger und dreißiger Jahren einen guten Ruf. Einige der Dentisten verfügten ebenfalls über guten Zuspruch und betrieben einträgliche Praxen. Die meisten Zahnärzte und Dentisten haben auch noch nach 1945 ihre Tätigkeit ausgeübt, allerdings einige in anderen Räumen als vor 1945, eine Folge der Zerstörung von Gebäuden durch den Luftangriff vom 14. April 1945 aber auch infolge Beschlagnahme von Häusern durch die Besatzungsmacht.

Noch viele Namen von Ärzten und Zahnärzten, die in den Jahren von der Wende zum 20. Jahrhundert bis zum Ende des Zweiten Weltkriegs in Potsdam tätig waren, müßten genannt werden, um ein vollständiges Bild der

Medizin der Stadt zu vermitteln. Mancher wird sicher gerade den einen oder anderen Arztnamen vermissen, mit dem besondere Verbindungen bestanden haben, doch konnten nur wenige herausragende Persönlichkeiten genannt werden, um einen Eindruck zu geben, wie sich die gesundheitliche Betreuung in dieser Stadt, die auch nach 1918 den Zusatznamen „Residenzstadt“ führte, verändert und entwickelt hat. Im Zweiten Weltkrieg bestimmten Einberufungen und Lazarett- und Truppenarztdienste, vielfach auch neben der Praxisausübung die ärztliche Berufstätigkeit. Bis an die Grenze ihrer Leistungsfähigkeit wurden die Ärzte und alle übrigen im Gesundheitswesen tätigen Personen beansprucht, wobei die zunehmend häufigeren und länger dauernden Fliegeralarme, durch die Angriffe auf die Reichshauptstadt verursacht, eine zusätzliche Belastung darstellten. Die wenigen Schäden durch Fliegerbomben, die bis Jahresbeginn 1945 in Potsdam selbst entstanden, sollten nicht den Eindruck vermitteln als wäre die Bevölkerung Potsdams wenig vom Luftkrieg betroffen worden. Dies sollte auch im Vergleich zu den Verhältnissen im Ersten Weltkrieg berücksichtigt werden, ebenso dass die Lebensmittelversorgung der deutschen Bevölkerung besser organisiert und bedarfsgerechter war. Erst 1945, nach der Kapitulation, wurden die Ärzte mit Krankheitserscheinungen infolge Mangelernährung (z. B. Hungerödemen) bei Heimkehrern aus der Kriegsgefangenschaft, Flüchtlingen und bald auch der ansässigen Bevölkerung konfrontiert.

Lässt man das wechselhafte Bild der Medizin in Potsdam in den ersten 45 Jahren des vorigen Jahrhunderts abschließend an sich vorbeiziehen, vom Kaiserreich bis zum Zusammenbruch einer von Rassenideologie und Welteroberungsanspruch beherrschten Diktatur, den Folgen von zwei Weltkriegen, von Inflation und Massenarbeitslosigkeit, dann kann man nur mit Hochachtung vieler der hier genannten Persönlichkeiten gedenken, die in dieser Zeit in den Heilberufen tätig waren.

Anmerkungen

1. Die Darstellung stützt sich auf die wichtigsten Arbeiten zur Stadtgeschichte, vor allem die Schriften von F. Nicolai: Beschreibung der Königlichen Residenzstädte Berlin und Potsdam (1779); H. L. Manger: Baugeschichte von Potsdam (1782); E. Fidicin: Geschichte der Stadt und Insel Potsdam (1858); G. Sello: Potsdam und Sanssouci (1888); Garnisonbeschreibung Potsdam (1900); J. Haeckel (Hrsg.): Geschichte der Stadt Potsdam (1912); H. Kania: Potsdamer Baukunst (1926); H. Zappe(Hrsg.): Die Soldatenstadt Potsdam (1935); M. Pehle (Hsrg.): Potsdam, ein Heimatbuch (1938); H. J. Giersberg: Potsdam, Stadtansichten aus drei Jahrhunderten (1976); B. R. Kroener (Hrsg.): Potsdam. Staat, Armee, Residenz (1993).
2. Sello (1888) S. 99
3. Boschan, in: Haeckel (1912) S. 16
4. Liste vom 4. Oktober 1660, die vom Rat der Stadt „Potstamb" dem Kurfürsten vorgelegt wurde mit namentlicher Angabe von 198 Hausbesitzern. Sello (1888) S. 327–334.
5. Sello (1888) S. 335–339
6. Jochen Klepper (1903–42) hat in seinem Roman „Der Vater" (1937) die wohl beste und durch Archivstudien sorgfältig dokumentierte Darstellung der Persönlichkeit dieses Königs geliefert.
7. Garnisonbeschreibung (1900) S. 274; Haeckel, in Zappe (1935) S. 20
8. Kania, Geschichte des Victoria-Gymnasiums zu Potsdam (1939) S.14–124
9. Kania, in: Zappe (1935) S. 35, spricht von 2000 Knaben und 500 Mädchen. Davon abweichende Zahlen in Geschichte des Königlichen Potsdamschen Militärwaisenhauses (1824) S. 98. Dort werden angegeben für 1758: 1250 Knaben und 750 Mädchen und S. 102 für 1763 999 Knaben und 776 Mädchen.
10. Kania, in: Zappe (1935) S. 34 f.

11. Haeckel, in: Pehle (1938) S. 145
12. Haeckel, Potsdamer Jahresschau 1931 S. 39 – 44.
13. Die Angaben sind entnommen aus Zappe (1935), Garnisonbeschreibung (1900) und den Regiments- bzw. Bataillonsgeschichten.
14. 1873 gab es in Potsdam 3568 Pferde, 381 Rinder, 273 Ziegen, 326 Schweine und 327 Bienenstöcke. Kanzow (1876) S. 128
15. Kanzow (1876) S. 1
16. Führer durch Potsdam (1906) S. 5
17. Nippoldt (1927)
18. Demeter (1969)
19. Goerke (1998) S. 58–60; Sticker (1908/10)
20. Strukat (1935)
21. Goerke (1994)
22. Geschichte des Militärwaisenhauses (1824) S. 56–61
23. Haeckel (1937); Kania, in Zappe (1935) S. 65 f.
24. Potsdamer Jahresschau (1929) Ereignisse, S. 77
25. Pistor (1909) S. 130
26. Goerke (1998) S. 62–65; Fischer (1933) Bd. 1, S. 267; Mamlock (1907) S.107 f.
27. Gins (1963) S. 15; Militz (2000); Kessler (1879) S. 122
28. Gins (1963) S. 20
29. Pistor (1909) S. 136
30. Militz (2000)
31. Kanzow (1876) S. 22
32. Garnisonbeschreibung (1900) S. 294
33. Ebd., S. 280
34. Ebd., S. 294
35. Goerke (1998) S. 68 f.
36. Ebd., S. 282–284
37. Versen, v. (1899) S. 20
38. Militz (1999)
39. Mitteilungen d. Vereins f. d. Geschichte Potsdams. Bd. 3, Potsdam 1867, S. 11
40. Garnisonbeschreibung (1900) S. 285
41. Ebd., S. 285–287
42. Goerke (1998) S. 69–73
43. Garnisonbeschreibung (1900) S. 288, S. 298 f.

44. Weltzien (1903) S. 162–164
45. Garnisonbeschreibung (1900) S. 287
46. Potsdamer Jahresschau (1931) Ereignisse, S. 79
47. Garnisonbeschreibung (1900) S. 287
48. Goerke (1998) S. 80–82
49. Riché (1987) S. 35 f., S. 89
50. Sello (1888) S. 105 f.; Heffter (1866) S. 201
51. Kania (1939) S. 21; Schäfer (1936) S. 14
52. Sello (1888) S. 279; Kania (1939) S. 53 f.
53. Fidicin (1858) S. 74 f.; Garnisonbeschreibung (1900) S. 68
54. Ebd., S. 69 f.; Manger (1789) S. 388
55. Wolf (1963) S. 49–57; Stürzbecher (1966) Med. Versorgung d. Berliner Bevölkerung, S. 106–109. Weist nach, dass die Zünfte ärztliche Leistungen nicht honoriert haben, jedoch Beiträge für Krankenhausaufenthalte leisteten.
56. Edb., S.16–18, S. 37–39
57. Jetter (1986) S. 154
58. Murken (1991) S. 29
59. Kania (1929) S. 185–187; Militz (1998); Bei Wolf (1963) findet sich auf S. 71 eine Wiedergabe der Grundrisse der drei Geschosse dieses Gebäudes.
60. Taschen- u. Addreßbuch (1813)
61. Garnisonbeschreibung (1900) S. 70–73; Guttstadt (1885) S. 673 f.
62. Kanzow (1876) S. 15–20
63. Guttstadt (1885) S. 674
64. Garnisonbeschreibung (1900) S. 74 f.
65. Adressbuch der Kranken-, Pflege- und Wohlfahrtsanstalten (1912) S. 454
66. Goerke (1974)
67. von Kress (1962)
68. Guttstadt (1885) S. 674 f.
69. Adressbuch, s. Anm. 64, S. 455
70. Kurall (1992)
71. Arkona (1987); Garnisonbeschreibung (1900); Movius (1907); Wendlandt (1937)
72. Guttstadt (1885) S. 675
73. Arkona (1987)

74. von Bergmann, Gustav (1953) S. 52
75. Buchholtz (1911) S. 585–588
76. Briefl. Mitt. Ernst La Pierre v. 11.9.1970
77. Holthusen (1959) S. 68 f
78. Garnisonbeschreibung (1900) S. 81; Pistor (1909) S. 228; Goerke (1968)
79. Guttstadt (1886) S. 550; Kanzow (1876) S. 88; Guttstadt (1885) S. 676
80. Adressbuch (1912) S. 454
81. Guttstadt (1886) S. 551; Deutsch. Med. Wschr. 12 (1986) S. 476
82. Langer (1966)
83. Adressbuch (1912) S. 454
84. Vorlesungsverzeichnis Friedrich-Wilhelms-Universität (1944); Asen (1955) S. 74; Winau in Kudlien (1985) S. 202; Schmuhl (2000) S. 43–46; Pers. Ausk. Hans-Walter Schmuhl v. 11.6.2001
85. Red.: Die brandenburgischen Provinzialanstalten. Bevorstehende Schließung der Landesanstalt Potsdam. Ärzteblatt f. Berlin u. Kurmark 43 (1938) S 717 f.
86. Kreisausschuß (1914) S. 90–99
87. Adreßbuch Potsdam, Babelsberg, Werder (1938/39) S. VI, 8
88. Verf. verdankt wertvolle Hinweise den Schriften von Jeutner (2000); Pape (1999); Oberlinverein (1996)
89. Sello (1888) S. 202; Fidicin (1866) S. 413
90. Fidicin (1866) S. 419
91. Sello (1888) S. 318 f.
92. Sello (1888) S. 89
93. Anschauliche Darstellung in der Autobiographie von Johann Dietz (1665–1738); Dietz (1915); Artelt (1948) S. 24–30
94. Ausführliche Biographien s. Artelt (1940, 1948, 1976) u. Winau (1976, 1987)
95. Kraft (1976) S. 107–111
96. Winau (1976) S. 75–78
97. von Ahlefeldt (1866)
98. Sello (1888) S. 39, S. 354; Kania (1933) S. 40
99. Elsholtz (1663); Krausch (1993)
100. Elsholtz (1682); Elsholtz (1667) S. 19 f.; Artelt (1948) S. 5–12; Goerke (1950) S. 291; Goerke (1959) S. 243 f.
101. Sello (1888) S. 354

102. Artelt (1948) S. 24 Fußnote; Goerke (1953) S. 181; Winter (1954) S. 250
103. Artelt (1948) S. 22–24; Fischer (1933) S. 340–343; Eingehende Darstellung bei Stürzbecher (1966), Brandenb. Medizinalgesetzgebung, S. 8–34
104. Artelt (1948) S. 42 f.
105. Königl. Preuß. Med. Edikt (1725); Pistor (1909) S. 28. Die Angabe, dass Stahl bis zu seinem Tode Chef des Ober-Collegium medicum gewesen sei, trifft nicht zu. 1725 wurden zuerst der Ober-Marschall von Printzen und nach wenigen Wochen der Minister von Creutz in dieses Amt berufen.
106. Artelt (1948) S. 47
107. Mamlock (1907) S. 41–43; Koehler (1899) S. 161 f.
108. Haeckel in Zappe (1935) S. 18 f.
109. Schickert (1895) S. 131; Koehler (1899) S. 131; Stechow (o. J.)
110. Koehler (1899) S. 135–145
111. Artelt (1948) S. 62 f.; Scheibe (1910) S. 15 f.
112. Mamlock (1907) S. 63
113. Manger (1789) S. 377: 130 Fuß = 40,82 m, 38 Fuß = 11,93 m; Guttstadt (1885) S. 672
114. Kania (1927) S. 23 f.; Kania (1935) S. 48 f.; Mielke (1972) S. 486, Bildteil T. 224, S. 226; Kolmsee (1991)
115. Garnisonbeschreibung (1900) S. 105
116. Geschichte Waisenhaus (1824) S. 53, 324
117. Ebd., S. 82–84, 324
118. Goerke (1985) S.19 f., 48
119. Geschichte Waisenhaus (1824) S. 95–99; Haeckel (1912) S. 86–88; Reiche u.Wisanowski (1927) S. 81
120. Geschichte Waisenhaus (1824) S. 322 f.
121. Ebd., S. 324–326; Goerke (1989) S. 111; Lammel (1989) S. 47; Cothenius (Kriegsrat) gehörte 1749 das Haus Am Kanal 28, 1768 ist Geh. Rat Cothenius mit Frau u. 2 Töchtern u. 5 männl. u. 6 weibl. Gesinde im „ 4. Viertel“ d.h. im Karree Linden-Junker-Waisenstraße-Hegelallee, wohnhaft gewesen. Ausk. Stadtarchiv Potsdam v. 5.1.1990
122. Geschichte Waisenhaus (1824) S. 337
123. Carl Heinrich Harsleben (gest. 1772) hatte am 15. Juni 1735 die Tochter Marianne des Apothekers Nicolaus Becker, des Besitzers der Löwen-

Apotheke, geheiratet. 1750 ist Carl Friedrich Harsleben als Schüler der Potsdamer Großen Stadtschule, ebenso wie sein Bruder Johann Friedrich 1754, der als Apotheker später Nachfolger des Vaters wurde, nachgewiesen. Vgl. Kania (1939) 62

124. Mamlock (1907) S. 126; Œuvres posthumes de Fréderic II. Bd. III, S. 355
125. Geschichte des Waisenhauses (1824) S.138
126. Manger (1789) S. 121; 120: Fuß = 37,68 m, 40 Fuß = 12,56 m
127. Ebd., S. 183 f.: 123 Fuß = 38,62 m, 40 Fuß = 12,56 m, 1 „Quadratruthe“ = 14,185 qm
128. Ebd., S. 213; 100 Fuß = 31,40 m, 44 Fuß = 13,81 m
129. Garnisonbeschreibung Potsdam (1900) S. 215–251, Tafel 52–63
130. Adreßbuch Krankenanstalten (1912) S. 454
131. Hingewiesen sei u.v.a. auf Zimmermann (1788), Mamlock (1907), Schwetz (1939) u. Artelt (1955).
132. Mamlock (1907) S. 88
133. Schreiben a.d. König v. 7.7.1776; Mamlock (1907) S. 119 f.; Stürzbecher (1954); Goerke (1989); Lammel (1989)
134. Mamlock (1907) S. 92
135. Ebd., S. 44 f.
136. Ebd., S. 63, S. 70
137. Koehler (1899) S. 171–187
138. Ebd., S. 39, S. 186
139. Goerke (1950) u. (1990) S. 86; Köhler, in: Schmucker (1776) Bd. I
140. 8 Fuß = 2,5 m
141. Köhler ist im gleichen Jahr 1784 verstorben, wie eine Gedenktafel auf dem Bornstedter Friedhof bestätigt.
142. Bock u.a. (1901); Goercke(1818); Goerke (1986); Winau (1987); Schickert (1895)
143. Abgedruckt in: Neue Beiträge zur Natur- und Arzneywissenschaft, herausgegben von Selle, 3 Bände, Berlin 1782–1786, in Bd. 3, S. 152
144. Zimmermann (1788)
145. Zimmermann: Über Friedrich d. Großen (1788) S. 21
146. Besonders aufschlussreich ist der Bericht des Ersten Kammerhusaren Gottfried Neumann (1752–1799), den v. Luck (1867) veröffentlicht hat.; Goerke (1999) S. 720
147. Vgl. Ciba-Zschr. Basel 6 (1939) S. 2372 f.

148. Ebd. S. 2371
149. Die besondere Situation des Apothekers in einem Ort ohne „Medicus“ wird im Königlich Preußischen Medicinal-Edict vom 27. September 1725 durch eine spezische Eidesformel ausgedrückt (S. 64, Num 25. Ad § 1)
150. Winkler (1906) S. 226 f.; s. auch Biela (1990)
151. Königl. Preuß. Medicinal-Edict (1725) S. 24–35
152. Riehl (1874); Becker in Hürlimann (1933) S. 55; Familienarchiv E. Rindtorff, Recklinghausen (Korresp. i. Bes. d. Verf.)
153. Elwert (1799) S. 51 f.; Bauer (1963) S. 159; Hein/Schwarz (1975) S. 33 f.
154. Elwert (1799) S. 51
155. Goerke (1985) S. 46 u. 51
156. Ebd., S. 47 f.
157. Winkler (1906) S. 239; Biela (1993, Stadtapotheke)
158. Schelowsky (1867), dort auch Text des Privilegs vom 7. Dezember 1726
159. Eingehend dargestellt bei Biela s. Anm. 157
160. Pistor (1909) S. 250–253
161. Biela (1994) S. 2502
162. Biela (1995)
163. Fidicin(1858) S. 77
164. Goerke (1985)
165. Biela (1991), Biela (1997)
166. Fidicin (1858) S.128 f.
167. Nicolai (1779) S. 903. Die Lage des Gasthofs wird genau beschrieben: „Die vierte Gasse aus dem Platz vor dem Brandenburgerthor geht längs der Stadtmauer, und führet zum Obelisk bey Sanssouci. Gleich vorn an der Ecke dieser Gasse ist der Pohlmanns Gasthof, Zum weißen Roß genannt.“ Dieser Gasthof hat noch 1845 an der gleichen Stelle bestanden, benannt als „Am Obelisk Nr. 1“. Vgl. Lowenberg (1845) S. 176, im Jahre 1872 wird er als Gasthof II. Klasse in der Obeliskenstr. 1 unter dem Besitzer Laub aufgeführt, wie im Adress-Kalender (1872) S. 46 vermerkt ist.
168. Vereins- und Museumsnachrichten (Fritz Rumpf). Mitt. d. Vereins f. d. Geschichte Potsdams. N. F., Bd. VI, Potsdam 1927, S. 69 f.
169. Kania (1935) Tagebuch, S. 21 f.
170. Wimmer (1985), (1992)

171. Wirth (1964) S.17 f.; Jensen (1982) S. 15; F. W. A. Puhlmann hatte eine Schwester, verehelichte von Velten, deren Tochter Olga († 1859) Hermann (von) Helmholtz 1849 in seiner ersten Ehe heiratete.
172. Wirth (1964) S. 63; Reproduktionen s. Paepke (1969) S. 123 und Klövekorn (1956) S. 131
173. Paepke (1969) S. 120–124; Martens (1989) S. 79
174. Knitter (1992)
175. Wirth (1864) S. 81. Menzel bittet Puhlmann in einem Brief vom 1. April 1871, den Bart bis zur Rückkehr nach Potsdam zu erhalten, damit er ihn so „mit dem Pinsel zu verewigen“ Gelegenheit bekäme.
176. Kessel (1881) S. 358
177. S. Anm. 168
178. Rademacher (1912) S. 121
179. Garnisonbeschreibung (1900) S. 85 f.
180. Pierer (1813) S. 294 f.
181. Biograph. Lexikon (1929) 1. Bd., S. 245 f.
182. Neuburger (1917) S. 10. S. 36
183. Hausmann (1909) S. 69
184. Trendelenburg (124) S. 172–175
185. Kania (1933) nach S. 64; Goerke (1995)
186. Rassow (1912) S. 33–35, Vollständ. Abdruck des Reifezeugnisses von H. Helmholtz
187. Du Bois-Reymond (1897) S. 80; Ebert (1949) S. 75–77
188. Kania (1933) Ernst Haeckel
189. Uschmann (1954) S. 232
190. Hirschberg (1894); Fischer (1932) Bd. 1, S. 634
191. Pierer (1813) S. 295
192. Schickert (1895) S. 139
193. Parreidt (1909) S. 6–8
194. Hoffmann-Axthelm (1973) S. 264 f.
195. Pehle (1935) S. 89
196. S. Anm. 194
197. Adress-Kalender (1872) S. 45
198. Kanzow (1876) S. 54
199. Biogr. Lexikon, Bd. 2 (1930) S. 764 f.
200. Fischer (1933) Bd.1, S. 215–217, Bd. 2, S. 85–89, S. 398–402; Stürzbecher (1966) Medizin. Versorgung Berlins, S. 106–110

201. Hausmann (1909) S. 6–8
202. Ebd., S. 15
203. Graefe (1823) S. 1–11; Herter (1875); Heinze (1912) S. 232 f.
204. Garnisonbeschreibung (1900) S. 82; Potsd. Verkehrsverein (1906) S. 45
205. Laude (1970); Wittmann (1982); Schieke (1996); Militz (1999)
206. Bornmüller (1882) S. 254 f.
207. Laude (1970) S. 13
208. Ebd., S. 23–25
209. Hausmann (1909) S. 73
210. Laude (1970) Anm. 52
211. Schneider (1931) Bd. 2, S. 158, S. 339
212. Giese (1989)
213. Vereinsnachrichten 1916–1926. In: Mitt. d. Vereins f. d. Gesch. Potsdams. Neue Folge, Bd. VI, Potsdam 1927, S. 63–67
214. Netto/Backschat (1901)
215. Finch (1925) S. 27–51; Wieser in: Müller u. Raunig (1982) S. 123 f.
216. Kurzweg (1976) S. 202–253; Hellwig (1928) S. 28–32; Moll (1936) S. 98 f.
217. Hellwig (1928) S. 30
218. Moll (1936) S. 98
219. Kurzweg (1976) S. 230
220. Hellwig (1928) S. 30
221. Kurzweg (1976) S. 233
222. Hellwig (1928) S. 31; Moll (1936) S. 99; Kurzweg (1976) S. 250
223. Kaltenbach & Voigt, 50 Jahre. Biberach-Riss 1959; Kaltenbach & Voigt, ein Stück Zahnmedizin-Geschichte. Zahnarzt-Wirtschaft-Praxis 6 (2000) S. 74 f.; Briefl. Mitt. v. R. A. B. Kaltenbach (Enkel v. Alois K.) v. 6.5.2001
224. Briefl. Mitt. d. Geschäftsführung (W. Mangelsdorff) d. Taeschner u. Co. v. 1.7.1976 u. 9.2.1977 a. d. Verf.
225. Briefl. Mitt. v. Wolfgang Negwer (Bad Homburg) v. 26.5.1976 u. pers. Auskünfte v. Dr. Martin Negwer (Berlin).
226. Aus einem Brief a.d. Kölner Ärzteverein 1932 als Reaktion auf von diesem vorgebrachte Beschuldigungen gegenüber der Geschäftsführung des Deutschen Ärztevereinsbundes. Auszugsweise Abschrift in Handakten Georg Schneiders.
227. Walder (1949)

228. Schneider, Patienten-Protokollbuch
229. Schneider: Geschichte d. wirtschaftl. ärztlichen Organisation usw., Bd. I, S. 2 f.
230. Ebd.
231. Graf (1890) S. 25
232. Georg Schneider, Akte zum Ausscheiden aus meinen Ämtern 1933/34. U. a. Brief Stauder an Schneider v. 6. März 1934.
233. Geschäftsbericht 1927, S. 3
234. Geschäftsbericht 1929, S. 11 f.
235. Jahresbericht 1932, S. 6. Notiz Schneider in Briefwechsel mit Standespolitikern. „Seit 1930 begannen starke nationalsozialistische Einflüsse uns die Arbeit mehr und mehr zu erschweren ..."
236. Knüpling (1965) S. 23
237. Ebd, S. 40–42
238. Akte Sonderfonds, Schreiben Stauder an Haedenkamp v. 19.2.1932
239. Ebd., Schreiben Dr. Lautsch an Stauder, Schneider u. Reichert v. 19.10.1932
240. Schreiben Schneider an Lautsch v. 9. Mai 1933
241. Jahresberichte 1931, S. 31 f. u. 1932, S. 39 f.
242. Georg Schneider, Akte zum Ausscheiden aus meinen Ämtern 1933/34. Brief A. Cox v. 8. August 1934
243. Ebd., Ansichtskarte d. Madeleine- Kirche ohne Datum
244. Ärzteblatt f. Hamburg u. Schleswig-Holstein 24 (1937) S. 353–363; Georg Schneider, Akte zum Ausscheiden aus meinen Ämtern 1933/34. „Nachträgliche Niederschrift über den Empfang beim Führer in der Reichskanzlei am 5. April 1933" (handschriftlich); Bericht über den Empfang im Deutschen Ärzteblatt 63 (1933) 13. April 1933
245. Georg Schneider, Akte zum Ausscheiden aus meinen Ämtern 1933/34. Brief Georg Schneider an Bundt, Eckel,Kordhanke, Langbein, Münchmeyer, Riecke, Rohde, Schmidt und Wiebe v. 5. März 1934
246. Deutsches Ärzteblatt Heft 26 v. 30. Juni 1934, S. 673
247. Der Verf. ist lt. handschriftlichem Testament Dr. Georg Schneiders (6. Nachtr. v. 3. März 1948) Mitglied des Kuratoriums der Stiftung, dem satzungsgemäß auch der Präsident der Landesärztekammer Brandenburg angehört.
248. (Walder) Schleswig-Holsteinsches Ärzteblatt 1949, S. 267

249. Der Verf. war 1946 bis 1950 Stellvertreter Schneiders als Vorsitzender der Fachgruppe Ärzte in Potsdam und Mitglied im Vorstand des Landesarbeitsausschusses der Ärzte.
250. Der „Generalarzt“ stand fortan im Range eines Generalmajors, ranghöher waren der „Generalstabsarzt“ und der „Generaloberstabsarzt“. Bei der Marine wurden ebenfalls die bisher üblichen „Marine-Generalarzt“ und „Marine-Generaloberarzt“ durch „Flottenarzt“ und „Geschwaderarzt“ ersetzt.
251. Georg Schneider, Geschichte der wirtschaftl. ärztlichen Organisation. Bd. 1, S. 119 f.
252. Ebd., S. 162 f., 201 f., S. 248, S. 269–271.
253. Ebd., S. 289.
254. H. Goerke(1990) Ehrenmal der Deutschen Sanitätskorps; Wedel (1992)
255. Hausmann (1909) S. 7
256. Briefl.Auskünfte von Dr. K.-H. Hausmann (Bad Pyrmont) v. 29.5.2001
257. Die biographischen Angaben verdanke ich seinem Sohn, Prof. Hermann Kasack (1896–1966), Briefe v. 18.1. u. 18.2.1965.
258. Die folgenden biographischen Angaben sind dem Privatarchiv des Verf. entnommen sowie den drei Bänden der handschriftlich niedergeschriebenen Geschichte der wirtschaftlichen ärztlichen Organisation und des Schutzverbandes der Ärzte des Bezirks Potsdam.
259. Schneider, Geschichte der wirtschaftl. ärztlichen Organisation, Bd. 2, S. 282
260. Herrn Jürgen Hoeck, Sohn von Dr. Werner Hoeck, verdanke ich eine Liste der von Potsdamer Ärzten in den zwanziger und dreißiger Jahren gefahrenen Kraftwagen.
261. Dem Verf., mütterlicherseits ein Großneffe von Gustav Kesslau, ist dieses Fahrzeug, das bei festlichen Anlässen noch in den dreißiger Jahren vorgeführt wurde, gut bekannt.

Biographien

Alberti, Gustav geb. 30. Juli 1848 Jauer (Schlesien), gest. 23. Februar 1905 Potsdam. 1867–1870 Ausb. militärärztliche Bildungsanstalten in Berlin, Dr. med. 1870, 1881–1883 Kommando z. Chir. Klinik d. Charité. 1883 Stabs- u. Batl. Arzt im 1. Garde-Rgt. z. F. in Potsdam, 1884 Oberarzt d. Chir. Abt. d. St. Josefs-Krankenhauses in Potsdam. 1891 Oberstabsarzt II. Kl. und Garnisonarzt in Potsdam, danach Reg. Arzt d. Gren. Rgts. Nr. 12 in Frankfurt/Oder. 1894 a. d. aktiven Militärdienst ausgeschieden. 1895 Chefarzt d. St. Josefs-Krankenhauses Potsdam. 1898 Prof.-Titel anl. d. 25jährigen Bestehens des Krankenhauses. 1902 Vorsitzender des Ärztevereins Potsdam.

Albinus (eigentl.: Weiß), Bernhard geb. 7. Januar 1653 Dessau, gest. 7. Februar 1721 Leyden/Holland. Medizinstudium in Leyden, dort 1676 Dr. med. Chirurgische Ausbildung u. a. in Paris. 1681 Prof. der Medizin Universität Frankfurt/Oder. Durch Großen Kurfürsten als Geheimer Rat und Leibarzt nach Berlin und Potsdam berufen, dort bis 1683, dann wieder in Frankfurt/Oder. Verdienstvoll als Lehrer der Anatomie, errichtete 1684 eine Anatomisches Theater in Frankfurt/Oder. 1694 Berufung nach Holland abgelehnt, Leibarzt König Friedrichs I. in Berlin. 1702 Berufung nach Leyden als ord. Prof., lehnte 1715 Berufung nach Berlin ab. Nachfolger auf seinem Lehrstuhl in Leyden wurde sein Sohn Bernhardt Siegfried Albinus (1697–1770), einer der bedeutendsten Lehrer der Medizin an dieser berühmten holländischen Universität.

Augustin, Friedrich Ludwig geb. 3. Juni 1776 Berlin, gest. 23. Juni 1854 Potsdam. Reifeprüfg. am Grauen Kloster in Berlin. 1794–1797 Medizinstudium Halle, dort 1797 Dr. med. Niederlassung als prakt. Arzt in Berlin. 1798 Beginn umfangreicher literarischer Tätigkeit. 1801 Dozent am Collegium medico-chirurgicum in Berlin, dort 1803 außerordentlicher, 1804 ordentlicher Professor. Bei Auflösung des Collegiums 1809 Ernennung z. Reg.-u. Med.-Rat b. d. Regierung der Kurmark in Potsdam. 1833 Geh. Med. Rat. Verfasser von Fachbüchern und Herausgeber von Zeitschriften. Wichtigstes Werk: „Die königlich preussische Medicinalverfassung, oder vollständige Darlegung aller das Medicinal-Wesen und die medicinische Polizei in den preussischen Staaten betreffenden Gesetze, Verordnungen und Einrichtungen", 5 Bde. 1818–1833, Fortsetzungsbände 1842 und 1843.

Bassenge, Lothar geb. 26.Oktober 1873 Ratibor/Oberschlesien., gest. 17. November 1937 Potsdam. Abitur Humanistisches Gymnasium Hirschberg 1892. Ausbildung militärärztliche Bildungsanstalten Berlin, Dr. med. 1896 Berlin. 1901 bis 1904 Teilnahme an Chinaexpedition, ostasiatische Besatzungsbrigade. 1905 (Juni–Nov.) Gesandtschaftsarzt d. Kaiserl. außerordentl. Gesandtschaft in Fez/Marokko. 1905–1908 Kommando an d. I. Medizin. Klinik der Charité. 1908 Stabsarzt u. Hilfsreferent Medizinalabt. d. Preuß. Kriegsministeriums. 1911 Bataillonsarzt Garde-Schützen-Batl. Berlin-Lichterfelde, 1913 Reg. Arzt d. 3. Garde-Ulanen-Regts. in Potsdam. Während des Ersten Weltkriegs Div. Arzt d. 1. Garde-Reserve-Division. 1918 als Generaloberarzt a.D. entlassen. Chefarzt am Versorgungskrankenhaus Potsdam, Obermedizinalrat. 1931–1935 Chefarzt der Inneren Abt. d. St. Josefs-Krankenhauses in Potsdam.

Bergmann, Ernst von geb. 16. Dezember 1836 Riga, gest. 25. März 1907 Wiesbaden. Medizinstudium Univ. Dorpat 1854–1860, Dr. med. 1860 Dorpat. 1863 Habilitation für Chirurgie in Dorpat. 1866 u. 1870/71 Tätigkeit als Kriegschirurg, 1871 ord. Prof. f. Chirurgie u. Ophthalmologie in Dorpat. 1877 als beratender Chirurg d. russischen Donauarmee Teilnahme am Feldzug gegen die Türkei. 1878 Berufung nach Würzburg, 1882 als Nachfolger Bernhard von Langenbecks (1810–1887) Direktor der Chirurgischen Universitätsklinik in Berlin. Bedeutender Kriegschirurg, Einführung der aseptischen Operationssaal- und Wundbehandlungstechnik, Förderer der Hirnchirurgie. Wichtige Rolle bei der Behandlung des an Kehlkopfkrebs erkrankten preußischen Kronprinzen, der als Kaiser Friedrich III. 1888 verstarb. Generalarzt à la suite des Sanitätskorps im Range eines Generalmajors 1889. Förderung der ärztlichen Fortbildung. Gehörte zu den prominentesten Chirurgen seiner Zeit.

Betz, Karl geb. 15. Juli 1891 Straßburg/Bischheim, gest. 12. Dezember 1976 Potsdam. Zugezogen nach Potsdam 1921. Allgemeinärztl. Praxis Schloßstr. 4, später Waisenstr. 47, nach 1945 Nansenstr. 13. Als Kriegsarzt im 2. Weltkrieg im Reservelazarett 101.

Bosdorff, Hermann geb. 1832 in Caputh b. Potsdam, gest. 26. Dezember 1901 Berlin. Ärztl. Approbation 1858. Ließ sich 1868 in Potsdam als prakt. Arzt nieder. 1875 auch dirigierender Arzt an der Eisenhartschen Heilanstalt. 1887 San. Rat, 1897 Geh. San.-Rat. Seit 1891 Vertreter der Potsdamer Ärzte i. d. Ärztekammer Berlin-Brandenburg. 1889–1901 Vorsitzender des Ärztevereins Potsdam.

Brandhorst, Johann Conrad Friedrich geb. 1694 Cleve, gest. 1. Mai 1740 Potsdam. Vater Hofrat in Cleve. König Friedrich I. hatte dessen beide Söhne kennen gelernt, übernahm deren Ausbildung. 1711 wurde Friedrich B. Regimentsfeldscher des Grenadier-Garde-Infanterie-Reg. Nr. 6, dessen Kommandeur der Kronprinz Friedrich Wilhelm war. Nahm 1715 am Feldzug in Pommern teil, wurde königlicher Leibchirurg. 1716–1718 zur chirurgischen Ausbildung auf Kosten des Königs nach Paris geschickt. Regimentfeldscher des Großen Grenadier-Garde-Regiments in Brandenburg 1719. Vermutlich 1732 hat B. den König, entgegen den Behandlungsvorschlägen der Hofärzte, erfolgreich an einer Fußphlegmone operiert, spontan soll ihn Friedrich Wilhelm I. dann zum Doktor promoviert haben. B. wurde auch erster Generalchirurgus der Garde, 1734 Hofrat und Mitglied des Obercollegium medicum. 1739 erhielt B. als erster Bürgerlicher Erlaubnis, ein Rittergut (Satzkorn b. Potsdam) zu erwerben. Der König unterstützte ihn beim Ausbau der Gebäude. B. besaß in Potsdam das Haus Am Kanal 26.

Burchardt, Otto geb. 5. Juni 1869 Kassel, gest. 1934 Potsdam. Militärärztl. Bildungsanstalten Berlin 1890–1894. Dr. med. Berlin 1894. Kommando Halsklinik Berlin 1901–1903, Ohren-Poliklinik Univ. Bonn 1903–1905. 1904 Habilitation für Laryngologie Bonn. 1910 Stabsarzt u. Batl. Arzt 1. Garde-Regt. z. F. Potsdam, 1914 Oberstabsarzt u. Regt. Arzt 4. Garde-Feld-Art.-Regt. Potsdam. Mit Ende des Ersten Weltkriegs aus dem aktiven Militärdienst als Generaloberarzt ausgeschieden. 1918 Niederlassung in Potsdam als HNO-Facharzt, Praxis: Kurfürstenstr. 21, Tätigkeit als Belegarzt im St. Josefs-Krankenhaus.

Cothenius, Christian Andreas geb. 14. Februar 1708 Anklam, gest. 5. Januar 1789 Berlin. Vater Barbierchirurg, war als Regimentsfeldscher in schwedischen Diensten gewesen. C. studierte 1728–1732 Medizin in Halle, dort 1732 Dr. med. 1738 Stadtphysikus in Havelberg u. Physikus d. Prignitz. Wurde 1743 Mitglied der Academia Leopoldina in Halle. 1748 als Hofarzt und Stadtphysikus nach Potsdam berufen, auch Physikus der Kreise Zauche und Teltow, Arzt des Großen Militärwaisenhauses. Teilnahme am Siebenjährigen Krieg als Leibarzt des Königs(seit 1751) und Generalfeldstabsmedicus, Leiter des gesamten Feldlazarettwesens. 1769 Übersiedlung nach Berlin. 1757 Geheimer Rat. 1761 Mitglied der Akademie der Wissenschaften in Berlin. 1768 Dekan des Obercollegiums medicum und Direktor des Collegiums medicochirurgicum, damit oberster Medizinalbeamter Preußens.

Disqué, Ludwig geb. 3. März 1854, gest. 8. August 1928 Potsdam. Dr.med., San.-Rat. In Potsdam ansässig seit 1909. Vorher Kreisarzt in Chemnitz. Spezialarzt für Magen-, Darm- und Nervenkranke in Potsdam. Verf. eines Diätkochbuchs „Diätetische Küche“ (1. Aufl. 1894, 6. Aufl. 1913). Grabstätte Bornstedter Friedhof.

Disqué, Ludwig geb. 18. August 1886, gest. 14. April 1965 Potsdam, Facharzt für Magen-Darm- und Stoffwechselkrankheiten. Praxis: Nauener Str. 28. Wohnung: Seestr. 44. Im Ersten Weltkrieg 1916 als Oberarzt d.R. in russischer Gefangenschaft in Taschkent. Nach Austausch im Jahre 1918 eingesetzt im Reservelazarett Allenstein/Ostpr. Langjähriger Schriftführer des Ärztevereins zu Potsdam. Nach 1945 Praxis und Tätigkeit in der Diabetikerfürsorge. Vorsitzender der Fachgruppe Ärzte im FDGB nach 1950. Grabstätte Bornstedter Friedhof

Dohme, Bruno geb. 14. Oktober 1887. Seit 1925 als Augenarzt in Potsdam niedergelassen. Praxis zuerst Blücherplatz 2, später Kupferschmiedsgasse (Ebräerstr.) 9, zuletzt Markgrafenstr. (Leiblstr.) 3. Belegärztlich am St. Josefs-Krankenhaus tätig 1928–1957.

Eisenhart, August Friedrich geb. 29. August 1773 Potsdam; gest. 13. März 1846 Potsdam. Sohn des Potsdamer Kaufmanns („Materialisten") Gottfried Eisenhart, dessen Geschäft er nach dem Tode des Vaters und eines älteren Bruders übernahm. Erwarb während der Kontinentalsperre (1806–12) großes Vermögen. 1810 Stadtverordneter u. unbesoldeter Stadtrat. 1828 Stadtältester. Vermachte einen großen Teil seines Vermögens der Stadt zur Errichtung wohltätiger Stiftungen (Eisenhartsche Heilanstalt, Stipendien, Schule). 1909 Denkmal vor seinem Haus Berliner Straße 3 (nach 1945: Nr.161/162; erbaut 1817, 1972 abgerissen), Sandsteinkopie jetzt Ecke Eisenhart-/Behlertstraße.

Eller, Johann Theodor geb. 26. November 1689 Pötzkau/Anhalt, gest. 13. September 1760 Berlin. Jura- u. Physikstudium in Jena 1709 bis 1711, dann Medizinstudium in Halle, Schüler von Stahl, weitere Ausbildung in Holland (Leyden, Amsterdam). 1721 Anhalt-Bernburgischer Leibarzt und Physikus, 1724 als Professor an das Collegium medico-chirurgicum nach Berlin berufen, Hofrat, Leibarzt, Arzt am Großen Friedrichs-Hospital. 1735 Generalstabsfeldmedikus, 1741 Sitz und Stimme im Armendirektorium, 1755 Vorsitzender des Obercollegium medicum.

Elsholtz, Johann Sigismund geb. 1623 Frankfurt/Oder, gest. 1688 Berlin. Medizinstudium Univ. Frankfurt/Oder, Wittenberg u. Königsberg/Pr. Reisen nach Holland, Frankreich u. Italien. 1653 Dr. med. in Padua. Niederlassung in Berlin, Hof- und Leibarzt d. Großen Kurfürsten, Regimentsarzt der kurfürstlichen Garde. Bekannt als einer der Begründer der intravenösen Injektion (1665/67), weitere Veröffentlichungen „Anthropometria", „Diaeteticon", „Flora Marchica" u. a.

Ernesti, Adolph geb. 19. Januar 1837 Roeder b. Leißnig (Sachsen), gest. 28. Februar 1905 Potsdam. Trat 1865 als einjährig-freiwilliger Arzt i. d. Armee ein, Teilnahme an den Kriegen 1866 und 1870/71. 1872 Stabsarzt. 1875 Batl.-Arzt i. 1. Garde-Regt. z. F. in Potsdam, 1877 als solcher z. Garde-Jägerbatl. versetzt. 1884 Oberstabsarzt II. Kl. u. Regts.-Arzt 4. Garde-Regt. z. F. in Spandau. 1885 als Regts.-Arzt wieder z. 1. Garde-Regt. z. F. nach Potsdam versetzt. 1888 Oberstabsarzt I. Kl. 1894/95 Chefarzt d. Garnisonlazaretts Potsdam. 1895 als Generalarzt i. d. Ruhestand. Führte am 27. Mai

1895 die Mitglieder des Potsdamer Ärztevereins durch das neue Garnisonlazarett.

Friedel, Karl geb. 13. Dezember 1833 Berlin, gest. 20. April 1885 Potsdam. Eintritt i. d. Armee 1855, 1856 einjährig-freiwill. Unterarzt 2. Garde-Regt. z. F.; 1857 zur Marine. 1863 Stabsarzt. Teilnahme an mehreren See-Expeditionen (1858/59 Westindien, Mexiko, Nordamerika; 1859–62 Ostasienreise mit Graf Eulenburg). Teilnahme a. d. Kriegen 1864, 1866 und 1870/71. 1868 Oberstabsarzt. Begleitarzt mehrerer preußischer Prinzen (1865/66, 1868). 1872 Regts.-Arzt 1. Garde-Regt. z. F. in Potsdam. Zuletzt Oberstabsarzt I. Kl.

Gall, Franz Joseph geb. 9. März 1758 Tiefenbronn /Baden, gest. 22. August 1828 Montrouge bei Paris. Studium d. Medizin in Straßburg u. Wien, dort 1785 Dr. med. Ärztliche Praxis in Wien. Beginn seiner Schädelstudien. Seit 1786 Privatvorlesungen über die von ihm entwickelte Phrenologie. 1801 Verbot der Vorlesungen durch den Kaiser als religionsgefährlich. Verließ 1805 Wien. Vortragsreisen durch Deutschland, Dänemark, Holland, die Schweiz. Seit 1807 in Paris ansässig, ärztliche Praxis, Vorlesungen und zahlreiche Veröffentlichungen über seine Lehren. 1823 Reise nach England. Fraglos haben G.'s Studien, bei aller Fragwürdigkeit und auf publikumswirksame Verbreitung gerichteter Tendenz, einen wichtigen Anstoß für die hirnanatomische Forschung bedeutet.

Géronne, Karl geb. 10. Mai 1874 Hillesheim (Rheinprov.), gest. 31. Oktober 1930 Potsdam. Ausbildung militärärztliche Bildungsanstalten Berlin 1892–1896, seit 1895 Kaiser-Wilhelms-Akademie für das militärärztliche Bildungswesen. Dr. med. 1897 Berlin. 1905–1906 Kommando an die Medizin. Universitäts-Poliklinik, 1908 bis 1909 an die I. Medizin. Klinik der Charité. 1904–1907 Leibarzt des Prinzen Joachim Albrecht von Preußen, als dessen Begleiter 1906/07 in Deutsch-Südwestafrika. 1910 Stabsarzt an der Unteroffizierschule in Potsdam und Leiter der inneren Abt. d. St. Josefs-Krankenhauses in Potsdam. Er wurde als Generaloberarzt 1919 aus dem aktiven Militärdienst verabschiedet

Gisevius, Friedrich geb. 25. Dezember 1796 Sorquitten/Ostpreußen (heute: Sorkwity), gest. 21. Januar 1871 Potsdam. Ausbildung militärärztl. Bildungsanstalten Berlin, Dr. med. Berlin. Teilnahme als Hilfsarzt a. d. Befreiungskriegen. Kreisphysikus in Königsberg/Pr. Zeitweilig Landwirt. 1852 Niederlassung in Elbing als homöopathischer Arzt, dann Übersiedlung nach Potsdam.

Gisevius, Bruno geb. 22. Juni 1839 Rößel/Ostpreußen, gest. 25. Oktober 1910 Berlin. Studium Jura, dann Medizin in Halle und Berlin. Staatsexamen 1862. Teilnahme a. d. Feldzügen 1866 und 1870. Praxis als homöopathischer Arzt in Potsdam, Freienwalde u. Berlin. Sein Sohn Friedrich Gisevius (geb. 1867), später San. Rat, wurde ebenfalls homöopathischer Arzt, als solcher in Berlin sehr gesuchter Praktiker.

Goercke, Johann geb. 3. Mai 1750 Sorquitten/Ostpreußen (heute: Sorkwity), gest. 30. Juni 1822 Potsdam. Sohn eines Landpfarrers, 1763 Feldscherausbildung in Tilsit, dann in Königsberg. 1767 Kompaniechirurg in Königsberg. Seit 1774 Kompaniechirurg beim Regiment Prinz von Preußen in Potsdam, 1776/77 Bildungsreisen nach Göttingen, Halle und Leipzig. 1778 Kompaniechirurg beim Ersten Bataillon Garde in Potsdam. Im Bayerischen Erbfolgekrieg Einsatz in Lazaretten in Breslau. 1784 Pensionärchirurg am Invalidenhaus in Berlin, Studium am Collegium medico-chirurgicum, dort 1787 Abschlußprüfung. Königliches Stipendium für wissenschaftliche Reise, 1787 bis 1789 nach Wien, dort 7 Monate Studium an der Josephs-Akademie, Besuch italienischer Krankenhäuser und namhafter Ärzte, 1788 nach Paris, weiter nach London und Edinburgh. In Abwesenheit zum Regimentschirurgen befördert, 1789 zum Stellvertreter des Generalstabschirurgus Theden ernannt. 1792 Generalchirurg und Mitdirektor des Feldlazarettwesens, Teilnahme an der Kanonade von Valmy, bis 1795 als Lazarettchirurg tätig,vor allem in Frankfurt/M. 1795 Dr. med. et chir. Universität Erlangen. 2. August 1795 Begründung der Pépinière in Berlin als Ausbildungsanstalt für Medikochirurgen der preußischen Armee. 1797 Erster Generalstabschirurg und Chef des Medizinalwesens der gesamten Armee. Weiterer Ausbau der Pépinière. Während der napoleonischen Kriege im Fronteinsatz als Chirurg. 1806–1809 in Königsberg und Memel als Betreuer des preußischen Königspaares. Erhielt 1807 Rang eines Obersten, 1811 Schaffung eines eigenen Lehrkörpers für die Pépinière. 12. Mai 1822 verabschiedet, bekam als königlichen Gunstbeweis

Wohnung in den Neuen Kammern im Park Sanssouci, dort verstorben. Grabstätte auf dem Bornstedter Friedhof.

Graatz, Johannes (Hans) geb. 3. April 1888 Potsdam, gest. März 1959 Herrsching/Ammersee. Abitur 1906 Viktoria-Gymnasium. Militärärztl. Ausbildung Kaiser-Wilhelms-Akademie Berlin. Aktiver Sanitätsoffizier, entlassen 1920 als Oberstabsarzt. In den zwanziger Jahren Leitender Polizeiarzt in Potsdam, Polizei-Med.-Rat. 1934 reaktiviert, zuletzt Oberstarzt u. stellv. Korpsarzt Wehrkreis III. Nach 1945 allgemeinärztliche Praxis Kastanienallee 35.

Graefe, Albrecht von Sohn von Carl Ferdinand von Graefe; geb. 22. Mai 1828 Berlin, gest. 20. Juli 1870. Medizinstudium 1843 Berlin, Dr. med. 1847, 1847/48 Staatsprüfung. Studienreise nach Prag, entschied sich für die Ophthalmologie, 1849–1850 Paris und London. Einführung des Augenspiegels in die praktische Medizin, 1852 Habilitation, Private Augenklinik in Berlin. 1857 außerordentlicher, 1866 ordentlicher Professor. Erkrankte an Lungentuberkulose, daran verstorben. Gehört zu den Begründern der modernen Augenheilkunde.

Graefe, Carl Ferdinand (von) geb. 8. März 1787 Warschau, gest. 4. Juli 1840 Hannover. Studium d. Medizin am Collegium medico-chirurgicum Dresden, 1805 Halle, 1807 Leipzig. Dort 1807 Dr. med. et chir. 1808 Hofrat u. Leibarzt d. Herzogs von Anhalt-Bernburg. 1810 ord. Professor an der neu errichteten Universität Berlin, Direktor des klinisch-chirurgischen-augenärztlichen Instituts. 1813 Divisions-General-Chirurgus, Leitung des Lazarettwesens der preußischen Armee bis 1815. Geheimer Medizinalrat, 1822 dritter General-Stabsarzt u. Mitdirektor der militärmedizin. Bildungsanstalten. 1826 erblicher Adel durch russ. Zaren Nikolaus, bestätigt durch preußischen König. Starb anläßlich einer Konsultationsreise nach Hannover, um den dortigen Kronprinzen zu operieren. Bekannt als erfolgreicher Operateur, auch auf dem Gebiet der plastischen Chirurgie, sowie als Augenarzt. Geschätzt als Augenoperateur, Studien über die Verbreitung des Trachoms.

Haeckel, Ernst Heinrich geb. 16. Februar 1834 Potsdam, gest. 9. August 1919 Jena. Studium der Medizin u. Naturwissenschaften in Würzburg und Berlin. Dr. med. 1857 Berlin. 1 Jahr ärztliche Praxis in Berlin. Zoologische

Studien in Neapel und Messina. 1861 Habilitation Jena, 1862 außerord., 1865–1909 ord. Prof. d. Zoologie in Jena. Studienreisen : 1867 Kanarische Inseln, 1873 Griechenland, Türkei, Kleinasien, 1881 Indien, 1900 Sundainseln. Besuchte Charles Darwin (1809–1882) 1866, 1876 und 1879. Herausragender Verfechter der Deszendenzlehre Darwins im deutschen Sprachraum.

Haeckel, Julius geb. 1866 Landsberg/Warthe; gest. 15. Oktober 1940 Potsdam. Neffe von Ernst Haeckel. 1884 Reifeprüfung Viktoria-Gymnasium. Jurastudium in München und Heidelberg. 1898 Amtsrichter in Seelow (Krs. Lebus), 1903 Amtsrichter in Potsdam, zuletzt Amtsgerichtsdirektor. 1911–1940 Vorsitzender des Vereins für die Geschichte Potsdams. Zahlreiche stadtgeschichtliche Arbeiten.

Hammer, Heinrich Ernst geb. 14. Dezember 1891 Altona, gest. 18. Dezember 1972 Kiel. Dr. med., Dr. med. dent. Arzt und Zahnarzt. Habilitiert f. Zahnheilkunde Univ. Berlin 1930. Zahnärztliche Praxis in Potsdam, Charlottenstr. 45/47 bis Kriegsende. 1937 apl. Prof. 1947 ord. Prof. u. Direktor d. Zahn-, Mund- u. Kieferklinik d. Universität Kiel. Emeritiert 1960. Dr. odont. h. c. u. Dr. med. dent. h. c. Beigesetzt in Schleswig.

Hausmann, Heinz geb. 16. Februar 1890 Dinslaken/Rhld., gest. 13.Januar 1971 Bad Pyrmont. Abitur Gymnasium Hameln, Medizinstudium 1910–1919 Münster i. W., Greifswald, Berlin, Marburg und Göttingen. Im Kriege 1914–1918 Feldhilfsarzt. 1919 Staatsexamen in Göttingen. Tätigkeit an der Hautklinik der Berliner Charité. Dr. med. 1920 Berlin. 1924–1945 in Potsdam allgemeinärztliche Praxis (1924–1927 Jägerallee 28/Ecke Marienstr., 1927–1930 Hoditzstr. 8, 1930–1936 Wilhelmplatz 5, 1936–1945 Neue Königstr. 111). Bei Kriegsende als Volkssturmarzt in sowjet. Gefangenschaft (April–Juli 1945). August 1945 Praxis in Bad Pyrmont, zeitweilig auch hautärztliche Fachpraxis.

Hausmann, Johannes gest. 6. November 1929 Potsdam. Ärztl. Approbation 1873. Niederlassung in Potsdam Oktober 1874. Gründungsmitglied des Potsdamer Ärztevereins 1884, Kassierer des Vereins, seit 1905 Vorsitzender. 1897

Oberstabsarzt I. Kl. d. Landwehr. 1903 Teilnahme am XIV. Intern. medizin. Kongreß in Madrid. San. Rat, 1906 Geheimer San. Rat.

Hecker, Paul-Gerhard geb. 29. April 1897, gest. 26. Mai 1981 Itzehoe. Teilnahme am 1. Weltkrieg als aktiver Infanterie-Offizier. 1919–1924 Medizinstudium Berlin. Dr. med. 1925. 1926 Assistenzarzt, dann Oberarzt der Chirurg. Abt. d. Städtischen Krankenhauses in Potsdam (Prof. Rosenbach). 1933 Chefarzt d. Augusta-Viktoria-Kreiskrankenhauses in Eberswalde. Nach 1945 allgemeinärztliche Praxis in Schleswig-Holstein.

Heinemann-Grüder, Kurt geb. 5. November 1880 Erfurt, gest. 10. Juli 1958 Berlin, 1899–1903 Ausbildung Kaiser-Wilhelms-Akademie für das militärärztliche Bildungswesen Berlin. Dr. med. 1905., 1908 zur Chirurg. Universitätsklinik Gießen kommandiert. Als aktiver Sanitätsoffizier Teilnahme am Ersten Weltkrieg. Bis 1934 Chefarzt des Versorgungskrankenhauses (ehem. Garnisonlazarett) Potsdam, Oberregierungs- und Medizinalrat. Reaktiviert als Oberstarzt, zuletzt beim Stellv. Generalkommando d. III. Armeekorps in Berlin. Wiss. Veröffentl. z. Themen der Kriegschirurgie (u.a. in „Feldchirurgie" von H. Käfer, Dresden u. Leipzig 1940, 6. Aufl. 1943). Nach 1945 allgemeinärztl. Praxis Potsdam, Brandenburger Str. 62.

Heinze, Hans geb. 18. Oktober 1895 Elsterberg/Vogtland, gest. 4. Februar 1983 Wunstorf b. Hannover. Assistent u. Oberarzt d. Psychiatrischen Universitätsklinik Leipzig. Leiter der Heil- und Pflegeanstalt Potsdam vom 1. Mai 1934 bis 14. November 1938, danach der Landesanstalt Görden bei Brandenburg. 1935 Habilitation für Neurologie und Psychiatrie an der Friedrich-Wilhelms-Universität Berlin, 6. April 1943 apl. Professor. Im Oktober 1945 von der sowjetischen Besatzungsmacht inhaftiert, Anfang 1946 von einem sowjetischen Militärgericht zu 7 Jahren Zwangsarbeit verurteilt. Ende 1952 in die Bundesrepublik gekommen. Seit April 1954 Leiter der Jugendpsychiatrischen Klinik des Niedersächsischen Landeskrankenhauses in Wunstorf bei Hannover. 1962 staatsanwaltliche Voruntersuchungen wegen „Vernehmungsunfähigkeit" von H. nicht aufgenommen, 1966 vom Landgericht Hannover „außer Verfolgung" gesetzt.

Helmholtz, Hermann von geb. 31. August 1821 Potsdam, gest. 8. September 1894 Berlin-Charlottenburg. Sohn des Gymnasialprofessors Ferdinand Helmholtz (1792–1859), Besuch des Gymnasiums in Potsdam, 1838–1842 Studium an den militärärztlichen Bildungsanstalten in Berlin. Dr. med. 1842 Berlin. 1843–1848 als Militärarzt bei d. Garde- Husaren und dem Regt. der Gardes du Corps in Potsdam. 1848 Lehrer der Anatomie a.d. Kunstakademie in Berlin, 1849–1855 ord. Prof. d. Physiologie in Königsberg/Pr. 1851 Bekanntgabe seiner Entdeckung des Augenspiegels, 1855 Prof. der Anatomie u. Physiologie Universität Bonn, 1858 Prof. d. Physiologie in Heidelberg, 1871 als Prof. d. Physik a. d. Universität Berlin berufen. Geheimer Regierungsrat, 1883 erbl. Adel. 1888 Präsident der neu gegründeten Physikalisch-technischen Reichsanstalt. 1891 Ehrenbürger von Potsdam. Bedeutende Entdeckungen a. d. Gebieten der Physiologie, der Optik, Akustik, der Elektrizitätslehre, der Thermodynamik u. a.

Hirschberg, Julius geb. 18. September 1843 Potsdam, gest. 17. Februar 1925 Berlin. Reifeprüfung Ostern 1862 Gymnasium Potsdam. Medizinstudium Berlin, dort 1866 Dr. med., Assistent bei Albrecht von Graefe. 1868 Niederlassung als Augenarzt in Berlin, 1869 private Augenklinik u. -poliklinik. 1870 habilitiert, 1879 außerordentlicher, 1900 ordentl. Honorarprofessor. 1907 aus der Praxis zurückgezogen, um seine „Geschichte der Augenheilkunde" (1899–1918) zu schreiben. Führte den Elektromagneten i. d. Ophthalmologie ein. Wichtige Untersuchungen über Augenveränderungen bei Syphilis. Begründete 1877 das „Centralblatt für Augenheilkunde", gab es 43 Jahre lang heraus. Viele Reisen in Europa und nach Übersee zu Studienzwecken und Kongressen. Veröffentlichte interessante Reiseberichte, u.a. „Um die Erde" (1894).

Hoeck, Werner geb. 17. Juli 1894, gest. 28. April 1945 Potsdam. Facharzt für Gynäkologie und Geburtshilfe. Praxis: Nauener Str. 17, Belegarzt Privatklinik Roonstr. 12 (Eigentümer: Potsdamer Ärzte GmbH).

Hoffmann, Friedrich geb. 19. Februar 1660 Halle/S., gest. 12. November 1742 Halle/S. 1678 bis 1680 Medizinstudium in Jena und Erfurt. In Jena 1680 Dr. med., dort Dozententätigkeit. 2 Jahre ärztliche Praxis in Minden, Studienreise nach England. 1685 Garnisonarzt in Minden, 1688 Landphysikus in Halberstadt. 1694 als erster Professor der Medizin an die neu gegründete preußische Universität Halle berufen. Dort ebenso wie G. E. Stahl gesuchter Lehrer der Medizin, ernsthafte persönliche und wissenschaftliche Rivalität beider Professoren. H. gehörte zu den wichtigsten Systemschöpfern der Medizin seiner Zeit (mechanistische Lehre, pragmatische Arzneimittelanwendung). 1709 bis 1712 als Leibarzt Friedrichs I. in Berlin, Auseinandersetzungen mit dem königlichen Leibarzt Andreas Gundelsheimer (gest. 1715). 1734 für 4 Monate in Potsdam zur Behandlung Friedrich Wilhelms I.

Holtzendorff, Ernst Conrad geb. 27. September 1688 Berlin, gest. 1751 Rittergut Colbitz/Prov. Sachsen. 1706 Regimentsfeldscher der Garde, Teilnahme am Feldzug in Brabant, 1707 Studienreise Wien, Venedig, Turin, Paris. Durch Friedrich Wilhelm I. 1716 zum General- und Leibchirurgus sowie Direktor sämtlicher Chirurgen Preußens ernannt. Besondere Verdienste für den Aufbau einer militärchirurgischen Ausbildung durch Erweiterung des Anatomischen Theaters in Berlin (1719) und Schaffung des Collegium medicochirurgicum als Lehrkörper einer Chirurgenschule in Berlin. 1716 Mitglied der Königl. Sozietät der Wissenschaften, 1728 Dechant des Stiftes Lübbecke in Westfalen.

Horch, Andreas geb. 1629, gest. 1692 Berlin. Seit 1664 Regimentsfeldscher der Leibgarde zu Fuß des Großen Kurfürsten, war beteiligt an der ersten intravenösen Injektion am Menschen durch Elsholtz 1665.

Horch, Christoph geb. 1667 Berlin, gest. 20. April 1754 Berlin. Sohn von Andreas Horch. Chirurg. Unterricht beim Vater, 1684 bis 1687 Medizinstudium in Königsberg. Danach 1 Jahr bei dem Chirurgen und Stadtarzt Matthaeus Gottfried Purmann (1648–1711) in Breslau. Als Arzt im Dienst der Schweizer Armee und des Herzogs von Württemberg. 1692 Dr. med. in Pavia, im gleichen Jahr nach Berlin zurückgekehrt. Seit 1703 Leibarzt bei König Friedrich I. und Friedrich Wilhelm I.

Johannsen, Max geb. 14. August 1908 Altona, gest. 28. Dezember 1973 Berlin. Medizinstudium in München und Hamburg, Dr. med. 1934. Chirurg. Ausbildung Städt. Krankenhaus Danzig 1933, Rudolf-Virchow-Krankenhaus Berlin 1933/34, 1934 Assistenzarzt Städt. Krankenhaus Potsdam, nach abgeschlossener Fachausbildung Oberarzt der Chir. Abtlg. Im 2. Weltkrieg als Chirurg Fronteinsatz in Polen, Frankreich und Südrußland. 1944 Leit. Arzt d. Chir. Abt. als Nachfolger von Prof. Rosenbach. 1945 als politische Maßregelung Zwangsversetzung in die neugeschaffene Poliklinik, 1950 Umzug in den Ostsektor Berlins, dort als Fachgutachter tätig, 1952–1973 Chefarzt der Chir. Abt. des Elisabeth-Krankenhauses in West-Berlin.

Käfer, Hans geb. 11. Oktober 1882 Leipzig-Gohlis, gest. Dezember 1943 Berlin. aktiver Militärarzt, Ausbildung Kaiser-Wilhelms-Akademie Berlin 1902–1907, Assistenzarzt 1908. 1910 Oberarzt Inf. Regt. Nr. 158 Paderborn. 1932 Standortarzt Potsdam, Chefarzt Standortlazarett Potsdam, Generaloberarzt. Zuletzt Korpsarzt stellv. III. AK Berlin, Generaloberstabsarzt z. V.

Kania, Hans geb. 10. Juli 1878 Berlin, gest. 16. April 1947 Potsdam. Abitur Ostern 1897 Viktoria-Gymnasium Potsdam. Studium der Geschichte und Germanistik. Dr. phil 1901. Von 1904 bis 1918 Oberlehrer am Friedrich-Realgymnasium Berlin. 1916 Gymnasialprofessor. 1918 als Studienrat und Professor an das Viktoria-Gymnasium Potsdam versetzt. Bedeutende Arbeiten zur Stadtgeschichte, vor allem bau- und kunstgeschichtliche Forschungen. Veröffentlichte u. a. „Geschichte des Viktoria-Gymnasiums zu Potsdam“ 1939 anläßlich der Zweihundertjahrfeier. 1935 unter Beurlaubung vom Schuldienst Ernennung zum Stadthistoriographen. 1945 erneut im Dienst der Stadt und Kulturreferent i. d. Provinzialverwaltung Mark Brandenburg. 1946 aus allen Ämtern entlassen.

Kanzow, Karl geb. 20. April 1820 Prenzlau/Uckerm., gest. 29. Dezember 1902 Potsdam. Medizinstudium Berlin 1840–1844, Dr. med. 1844 Berlin. Physikus in Halberstadt, dann in Gumbinnen. Seit 1867 Regierungsmedizinalrat in Potsdam. 1898 als Geheimer Medizinalrat im Ruhestand. 1898 Ehrenmitglied des Potsdamer Ärztevereins. Zahlreiche Veröffentlichungen zu Fragen des öffentlichen Gesundheitswesens.

Kasack, Hermann geb. 24. Juli 1896 Potsdam, gest. 10. Januar 1966 Stuttgart. Sohn von San. Rat Dr. Richard Kasack. Verlagslektor bei G. Kiepenheuer, S. Fischer u. P. Suhrkamp. Schrieb 1942–1944 und 1946 in Potsdam den

Roman „Die Stadt hinter dem Strom“ (erschienen 1947), eine surrealistische Schilderung des Nachkriegslebens in Ruinen. 1953–1963 Präsident der Deutschen Akademie für Sprache und Dichtung.

Kasack, Richard geb. 18. April 1870 Potsdam, gest. 1. April 1941 Potsdam. Abitur Viktoria-Gymn. Potsdam Michaelis 1888. Medizinstudium in Berlin 1888–1894, 1894 Dr. med. Berlin. 1895–1940 allgemeinärztl. Praxis, auch Polizeiarzt in Potsdam. 1917/18 Kriegsarzt Lazarett Zossen und Reservelaz. Potsdam. San. Rat. Praxissitz: 1895–1900 Schwertfegerstr. 10, 1900–1935 Am Kanal 15, 1935–1940 Jägerallee 4. Bis in die 20er Jahre wiederholt Mitglied der Stadtverordnetenversammlung.

Kathen, Theodor geb. 26. März 1879 Bremen. Ausbildung Kaiser-Wilhelms-Akademie Berlin. Dr. med. 1905 Berlin. 1909 a. d. aktiven Dienst ausgeschieden, zuletzt Ass. Arzt b. Husaren-Regt. Nr. 15 in Wandsbeck. 1910 Ass. Arzt am Anschar-Krankenhaus Kiel. Niederlassung in Potsdam 1918. Praxis Spandauer Str. 17 (Friedrich-Ebert-Str. 61), praktizierte noch nach 1945.

Keller, Paul geb. 4. April 1869 Loevenich (Bez. Aachen), gest. 1931 Potsdam. Militärärztl. Ausbildung Berlin, 1893 Dr. med. Univ. Berlin. 1894 bis 1900 Stabsarzt 1. Garde-Regt. z. F., 1901 bis 1903 kommandiert a. d. Frauenklinik der Charité. 1903 Mitglied d. Potsdamer Ärztevereins. 1905 bis 1909 Leibarzt der Kronprinzessin. 1910 Oberstabsarzt u. Regimentsarzt 1. Garde-Ulanen-Regt. Potsdam. Frauenärztliche Praxis in Potsdam.

Köhler gest. 1784 Potsdam, Regimentschirurg beim Regiment Prinz von Preußen in Potsdam, bekannt als geschickter Operateur und Konstrukteur von chirurgischen Instrumenten. Nahm erfolgreich eine Behandlung mit einer intravenösen Injektion vor. Grabstätte auf dem Bornstedter Friedhof.

Körbin, Gustav geb 1845 Potsdam, gest. 1912 Potsdam. Abitur Ostern 1866 Gymnasium Potsdam, Medizinstudium. Allgemeinärztliche Praxis. Beliebter Arzt, über dessen besonderen Umgangston und Eigenarten zahlreiche Anekdoten in Umlauf waren. Erfreute sich großer Beliebtheit bei der armen Bevölkerung, half mit Geldzuwendungen und Medikamenten. Stadtbekannte

Persönlichkeit, begleitet von zwei Dackeln, ließ sich auch aus seinem Stammlokal zu Besuchen holen. Grabstätte Neuer Friedhof.

Lamettrie, Julien Offray geb. 25. Dezember 1709 St. Malo, gest. 11. November 1751 Berlin. Französ. Philosoph. Medizinstudium in Leyden, Schüler von Boerhaave. Militärarzt bis 1745. Entlassung wegen seiner frühen materialistischen Publikationen (Histoire naturelle de l'âme 1745, L'homme machine 1748). Friedrich II. bot ihm Asyl an seinem Hof, L. dort als Vorleser. Der König schrieb Nachruf auf L. 1752.

Landt, Fritz geb. 2. März 1891, gest. 15. Oktober 1969 Hamburg. Seit 1920 in Potsdam als Hautarzt tätig. Praxis: Luisenplatz 1. 1949 von sowjetischem Geheimdienst inhaftiert, in die Sowjetunion verschleppt, entlassen 1955. Rückkehr zur inzwischen nach Hamburg umgezogenen Familie.

Lange, Ernst Philipp (Philipp Galen) geb. 21. Dezember 1813 Potsdam, gest. 20. Februar 1899 Potsdam. Gymnasium Potsdam, 1835–1839 Ausbildung militärärztliche Bildungsanstalten Berlin. 1839 Dr. med. Berlin. 1840 als Kompaniechirurg nach Potsdam, 1845 Kompanie-Arzt am Kadettenhaus in Potsdam. 1845 Stabsarzt u. Batl. Arzt 15. Landwehrregiment Bielefeld. Teilnahme am Feldzug in Schleswig-Holstein 1849 als Leiter eines Feldlazaretts. Von 1857–1878 Stabsarzt a. d. Unteroffizierschule Potsdam. Als Oberstabsarzt verabschiedet. Bekannt zu seiner Zeit als Verfasser zahlreicher, meist mehrbändiger Romane unter dem Pseudonym „Philipp Galen". Grabstätte auf dem Bornstedter Friedhof (Gedenktafel).

La Pierre, Paul geb. 8. Februar 1854 Berlin; gest. 10. Dezember 1914 Berlin. Nach Beendigung des Medizinstudiums und der Promotion a. d. Univ. Berlin 1880 Niederlassung als prakt. Arzt in Potsdam. Wurde 1882 Chefarzt des Städt. Krankenhauses Potsdam, das er bis 1912 als ungeteilte Klinik leitete. 1901/02 Leiter der Chir. Abt. des Krankenhauses Hermannswerder. 1912 Umzug nach Berlin. Geh. San. Rat.

Masius, Max geb. 24. August 1859 Breslau; gest. 12. Juni 1939 Potsdam. Medizinstudium. Approbation u. Dr. med. 1882. Niederlassung in Potsdam

1884. 1908 San. Rat. Mehrfach Stadtverordneter u. unbesoldeter Stadtrat (1910). Gesuchter Hausarzt, aktiv in der Gesundheitsfürsorge und im Ärzteverein tätig. Stadtältester u. Geh. San.-Rat. Praxis: Nauener Str. 25.

Menckhoff, Walter geb. 6. August 1890 Arolsen, gest. 19. April 1988 Potsdam. Seit 1923 in Potsdam als Facharzt für Orthopädie niedergelassen. Orthopädisches Institut (1932) Breite Str. 27. Während des 2. Weltkriegs neben der Praxis militärärztlich tätig. Praxis bis ins hohe Alter ausgeübt. Grabstätte Neuer Friedhof.

Mentzel, Christian geb. 15. Juni 1622 Fürstenwalde/Spree, gest. 17. Januar 1701 Berlin. Medizinstudium in Frankfurt/Oder, Königsberg, Bologna und Padua, dort 1654 Dr. phil. et med. Ausgedehnte wissenschaftliche Reisen (Holland, Frankreich, Spanien, Italien). 1658 Hof- und Lagerarzt d. Großen Kurfürsten, 1660 Leibarzt und kurfürstlicher Rat. Begleitarzt des Kurfürsten und seiner Familie, ausgedehnte Praxis in Berlin. Bedeutend als Arzt und Botaniker. Um 1685 vom Kurfürsten beauftragt, dessen Sammlung chinesischer Bücher zu katalogisieren und zu ergänzen. Verbindung zu europäischen Forschern in Ostasien. Verfaßte wertvolle sinolgische Arbeiten. Zwischen 1677 und 1680 wiederholt mit dem Kurfürsten in Potsdam. Besaß ein ländliches Anwesen in Potsdam.

Möller, Siegfried (nach 1949: Möller-Schönherr) geb. 25. Juni 1898 Braunschweig, Medizinstudium Göttingen, München, Berlin, Würzburg. Staatsexamen 1921 Würzburg, dort Dr. med. 1922, Approb. 1922. Tätigkeit an neurologisch-psychiatr. Kliniken u. Heilanstalten in Würzburg, Braunschweig, Königslutter, Blankenburg/Harz, Charité Berlin. 1926 Niederlassung als Facharzt in Braunschweig, 1931 in Potsdam, Charlottenstr. 85. 1949 nach West-Berlin verzogen, dort Gutachter Landesversorgungsamt, 1954 Kassenpraxis als Nervenarzt. Zahlr. wiss. Publikationen, vor allem auf d. Gebiet d. ärztlichen Fortbildung.

Negwer, Max(imilian) geb. 4. Februar 1872, gest. 27. Januar 1943 Potsdam. Apotheker. Drogeriegeschäft in Berlin W 57. Entwickelte das Präparat „Ohropax“, 1924 nach Potsdam verzogen. Betrieb zuerst in Mieträumen in der Jägerstraße 40 seine „Fabrik pharmazeutischer und kosmetischer Spezialitäten“, 1935 in eigene Räume in die Marienstraße 5 umgezogen. 1950 Errichtung einer „Filiale“ in Bad Homburg v. d. H., die seit 1960 von seinem Sohn Wolfgang als „Ohropax Wolfgang Negwer KG“ eigenständig weitergeführt wurde.

Netto, Friedrich geb. 5. Juni 1869 Potsdam, gest. 14. August 1926 Potsdam. Medizinstud. 1890 Halle, Berlin, Rostock. Staatsexamen Berlin. 1898 Dr. med. Berlin. Allgemeinärztliche Praxis Potsdam. Gehörte zu den Neugründern (zus. m. Friedrich Backschat) d. Vereins f. d. Geschichte Potsdams, der schon von 1862–1880 bestanden hatte (Erstgründung durch Louis Schneider). Zahlreiche Veröffentlichungen u. Vorträge zur Potsdamer Stadtgeschichte in Buchform und in Zeitschriften, sowie Romane und Theaterstücke. 1922 wegen standes- und strafrechtlicher Vergehen Ausschluss aus Schutzverband der Ärzte.

Neumann, Hermann gest. 1935 Potsdam. Approbation 1885. Dr. med. Niederlassung in Potsdam 1886. Als Stabsarzt d. R. Teilnahme am 1. Weltkrieg. Aktives Mitglied des Potsdamer Ärztevereins. Wissenschaftlich-publizistisch tätig, Vorträge vor dem Ärzteverein in Potsdam und der Berliner medizinischen Gesellschaft. 1905 Wahl zum Kassierer des Ärztevereins. Praxis: Nauener Str. 41. San.-Rat.

Niemeyer, Otto geb. 3. April 1888 Potsdam, gest. 11. September 1971 Potsdam. Abitur Michaelis 1906 Viktoria-Gymnasium. Militärärztliche Ausbildung Kaiser-Wilhelms-Akademie Berlin. 1919 Niederlassung in allgemeinärztlicher Praxis in Potsdam. Praxissitz: Am Kanal 12, nach 1945 Eisenhartstr. 3. Beliebter praktischer Arzt. Grabstätte Bornstedter Friedhof.

Pochhammer, Conrad geb. 22. September 1873 Greifenberg/Pommern, gest. 25. März 1932 Potsdam. Militärärztliche Bildungsanstalten Berlin 1892–1896. Dr. med. 1896 Berlin. 1903–1906 kommandiert zur Chirurg. Univ. Klinik Greifswald, 1907 zur Chirurg. Klinik der Charité. 1917 Oberstabsarzt, wurde Chefarzt d. Chirurg. Abt. d. St. Josefs-Krankenhauses in Potsdam. Prof.-Titel. Zahlr. Veröff. zu chirurg. Themen. Grabstätte Bornstedter Friedhof.

Poczka, Niels geb. 10. Dezember 1901 Rastenburg/Ostpr., gest. 24. September 1962 Berlin. Medizinstudium Königsberg, Berlin und München. Fachausb. Innere Medizin a. d. Univ. Kliniken Heidelberg und München. Daneben abgeschlossenes Chemiestudium. 1934 Chefarzt der Inneren Abteilung des Städtischen Krankenhauses Potsdam. Zahlreiche Fachveröffentlichungen, insbesondere über Probleme des Diabetes mellitus. Schriftleiter der „Fortschritte der Therapie“ und des „Medizinalkalenders“. 1945 in die Sowjetunion verschleppt, 1953 Rückkehr. 1959 Aufbau eines Hilfskrankenhauses des Deutschen Roten Kreuzes in Berlin-Tempelhof. 1960 Chefarzt der Inneren Abteilung des Graf-Botho-Schwerin-Krankenhauses in Berlin-Lichterfelde.

Puhlmann, Friedrich Wilhelm Anton geb. 2. April 1797 Potsdam, gest. 1882 Potsdam. Sohn des Johann Gottlieb Puhlmann (1751–1826), Inspektor der Bildergalerie in Potsdam. Nach dem Studium der Medizin wurde P. Militärarzt. Seit 1828 Regimentsarzt des Garde-Husaren-Regiments, zuletzt im Range eines Generalarztes II. Klasse (Oberstleutnant). Teilnahme an den Kriegen 1864, 1866 und 1870/71. Vielseitig künstlerisch begabt, malte und musizierte. Enge freundschaftliche Verbindung zu Adolph von Menzel (1815–1905). P. spielte eine wichtige Rolle im kulturellen Leben Potsdams, war u. a. Mitbegründer und langjähriger Vorsitzender des Kunstvereins. Von 1831 bis 1881 Meister vom Stuhl der Loge Teutonia.

Puhlmann, Oskar Emil Wilhelm geb. 30. Juni 1831 Potsdam. Sohn von Dr. Friedrich Wilhelm Anton P. Eintritt i. d. Armee am 1. Oktober 1856 als Charité- Unterarzt. 1858 1. Garde-Regt. z. F., im gleichen Jahr zum Garde-Husaren-Regt. Bis 1860 in Potsdam. Als Stabsarzt Teilnahme am Krieg 1866 und 1870/71 (Chefarzt eines Feldlazaretts). 1879 Oberstabsarzt 1. Klasse. Im Ruhestand wieder in Potsdam ansässig gewesen.

Richter, Hermann Eberhard Friedrich geb. 14. Mai 1808 Leipzig, gest. 24. Mai 1876 Dresden. 1826–1830 Medizinstudium in Leipzig, 1834 Dr. med. Dresden, dort 1837 Prof. der allgemeinen und speziellen Therapie an der medizinisch-chirurgischen Akademie und Direktor der medizinischen Poliklinik. 1849 in Hochverratsprozess verwickelt, seiner Ämter enthoben, 1850 freigesprochen. Große Praxis und literarische Tätigkeit. 1864 Berufung zum

Mitglied des neuen sächsischen Landes-Medizinal-Kollegiums. Veranlasste 1865 auf der Versammlung der Gesellschaft Deutscher Naturforscher und Ärzte die Gründung einer ständigen Kommission zur Durchführung der Medizinalreform, auf der Naturforscher-Versammlung in Leipzig 1872 erfolgte unter seiner Mitwirkung die Gründung des Deutschen Ärztevereinsbundes. R. übernahm die Geschäftsführung des Geschäftsausschusses, die er bis zu seinem Tode behielt.

Roller, Wolfgang geb. 24. Juli 1895 Trier, gest. 19. August 1942 Potsdam. Approbation 1922, Assistenzarzt, dann Oberarzt d. Chirurgischen Abteilung des St. Josefs-Krankenhauses, wurde als Nachfolger von Prof. Pochhammer 1932 Chefarzt. Grabstätte Bornstedter Friedhof.

Rosenbach, Fritz geb. 1. April 1878 Göttingen, gest. 3. März 1943 Potsdam. Urenkel des Göttinger Chemikers Friedrich Wöhler, Sohn d. Geh. Med. Rats Prof. Dr. Julius Rosenbach. Med. Studium in Lausanne, Jena, München, Göttingen, dort 1903 Dr. med., Approb. 1902. 1902–1905 Assist. Pathol. Inst. Univ. Berlin; 1905–1912 Assist. Chir. Klinik d. Charité (Dir.: Prof. Dr. Otto Hildebrand), 1911 Priv.-Doz. f. Chirurgie. 1912 Leiter der „Äußeren Abteilung“ d. Städt. Krankenhauses Potsdam. Prof.-Titel. 1934 Chefarzt d. Städtischen Krankenhäuser, 1942 Ärztlicher Direktor des Städt. Krankenhauses I Potsdam.

Roth, Emanuel geb. 14. Oktober 1850 Gohren (Pommern), gest. 26. Juni 1917 Potsdam. Medizinstudium Tübingen, München u. Berlin, dort 1874 Dr. med. 1875 Niederlassung als Arzt in Belgard(Pommern), dort 1882 Kreisphysikus, 1894 in gleicher Stellung in Oppeln, 1898 an die Regierung in Potsdam versetzt. Verdient um das öffentliche Gesundheitswesen und die Gewerbehygiene(Berufskrankheiten).

Schaarschmidt, Samuel geb. 24. November 1709 Terki bei Astrachan, gest. 17. Juni 1747 Berlin. Studium Universität Halle, zuerst Theologie, dann Medizin. 1729 Dr. med. Halle. 1736 Prof. der Physiologie und Pathologie am Collegium medico-chirurgicum in Berlin. Leibarzt Friedrichs II., Garnisonarzt.

Schlichting, Paul geb. 13. März 1873, gest. 1958 Potsdam. Approbation als Arzt 1897. Seit 1899 allgemeinärztliche Praxis in Potsdam. Eigenes „Röntgenlaboratorium“. Vorträge im Potsdamer Ärztlichen Verein (bereits 1903 über die medizinische Anwendung der Röntgenstrahlen). Praxis: Hoditzstr. 20

Schmid, Max geb. 20. März 1880, gest. 9. Juni 1948 Bad Liebenzell. Dr. med., Facharzt f. Innere Krankheiten, seit 1907 am Städtischen Krankenhaus Potsdam als Oberarzt zuständig für die Patienten mit inneren Krankheiten, 1912 Gliederung des Krankenhauses in eine innere und eine äußere (chirurgische) Abteilung, Sch. wurde Chefarzt u. leitender Arzt der inneren Abteilung. 1934 Kündigung des Dienstverhältnisses, Chefarzt eines Sanatoriums in Bad Liebenzell.

Schmucker, Johann Leberecht geb. 1712, gest. 5. März 1786 Berlin. Vor 1737 Kompaniefeldscher bei den großen Gardegrenadieren in Potsdam. 1737 bis 1739 auf Kosten des Königs Lehrzeit bei bekannten Chirurgen in Paris. 1739 bis 1749 Regimentschirurg bei verschied. Regimentern. 1749 bis 1753 Regimentsfeldscher bei der Garde in Potsdam. 1758 Erster Generalchirurg. Teilnahme an allen Feldzügen Friedrichs des Großen, mehrfach verwundet. 1771 erfolgreiche Operation des hannoverschen Leibarztes Johann Georg Zimmermann an einem Leistenbruch. Verfasser wichtiger kriegschirurgischer Schriften.

Schneider, Georg geb. 14. Juni 1875 Frankfurt/Oder, gest. 26. Oktober 1949 Potsdam. Abitur 1893 Viktoria-Gymnasium Potsdam, Medizinstudium. Staatsexamen Königsberg i. Pr., Approbation 1898. 1898/99 Dienst als einjährig-freiwilliger Arzt in Berlin und Brandenburg/H. 1899 bis 1906 Landpraxis in Vierraden b. Schwedt/Oder. 1906 bis 1926 allgemeinärztliche Privatpraxis in Potsdam. Mitglied d. Ärztevereins Potsdam, Beginn berufspolitischer Tätigkeit. Gründer des Schutzverbandes der Ärzte des Bezirks Potsdam und Vorsitzender von 1911–1931, dann Ehrenvorsitzender. 1919 bis 1926 Mitglied d. gerichtsärztlichen Ausschusses der Provinz Brandenburg. 1921 bis 1930 Mitbegründer und Vorsitzender des Ärzteverbandes der Provinz Brandenburg. 1919 bis 1929 Stadtverordneter in Potsdam. 1928 bis 1934 Vorsitzender der Ärztekammer für die Provinzen Brandenburg und Grenzmark Posen-Westpreußen. Seit 1922 Mitglied des Geschäftsausschusses des Deutschen Ärztevereinsbundes, 1926 bis 1934 Hauptgeschäftsführer des Deutschen Ärztevereinsbundes, seit 1929 auch Zweiter Vorsitzender. Aus allen standespolitischen Ämtern 1934 ausgeschieden. Gründung der Fachgruppe Ärzte September 1945 in Potsdam, Abschluß von Kassenarztverträgen mit der Sozialversicherungsanstalt. Gründung des Landesarbeitsausschusses der Ärzte des Landes Brandenburg im FDGB 1946. Abgeordneter des Landtags des Landes Brandenburg 1946, Fraktionsvorsitzender der Liberal-Demokratischen Partei, Mitglied des Ältestenrates des Landtags.

Schneider, Louis geb. 29. April 1805 Berlin, gest. 16. Dezember 1878 Potsdam. Entstammte Berliner Künstlerfamilie, 1820–1848 Schauspieler a. Königlichen Schauspielhaus Berlin. Außerdem Übersetzer von Bühnenstücken, Herausgeber von Zeitschriften und Verfasser von unterschiedlichen Schriften zu aktuellen Ereignissen. Seit 1848 Vorleser, Bibliothekar und Begleiter Friedrich Wilhelms IV. und Wilhelms I., berichtete auch aus den Kriegen 1866 und 1870/71. Veranlasste die Gründung des „Vereins für die Geschichte Potsdams", der unter seiner Leitung reges wissenschaftliches Leben entwikkelte. Nach Sch.'s Tode hörte die Arbeit des Vereins 1880 auf, wurde 1902 wieder aufgenommen und bis 1945 fortgesetzt.

Schollwer, Kurt geb. 20. November 1872 Potsdam, Abitur Ostern 1893 Viktoria-Gymnasium. Ärztl Approbation 1898. Seit 1901 allgemeinärztliche Praxis in Potsdam. 1911 Schriftführer des Schutzverbandes der Ärzte Potsdams, 1931 dessen Vorsitzender als Nachfolger von Georg Schneider. 1915 Königl. Hofarzt. 1932 Wohnung Luisenstr. 79. Auch nach 1945 noch praktiziert.

Schrank, Hans geb. 15. April 1899 Wiesbaden. Promotion 1924 München. Chir. Ausbildung 1924–1927 III. Chir. Univ. Klinik Krankenhaus Berlin-Moabit, 1927–1929 Hindenburg-Krankenhaus Berlin-Zehlendorf, 1929–1935 St. Josefs-Krankenhaus Berlin-Tempelhof. 1942–1957 Chefarzt d. St. Josefs-Krankenhauses Potsdam. Dann Gutachter der Berufsgenossenschaften in West-Berlin.

Schulze, Fritz geb. 23. November 1879 Neuruppin, gest. 20. Februar 1939 Babelsberg. Militärärztliche Ausbildung Kaiser-Wilhelms-Akademie Berlin 1898–1903. Assistenzarzt 1904. 1910–1912 kommandiert zur Chirurg. Abt.

Städt. Krankenhaus Frankfurt/M. 1914–1918 Stabsarzt beim Chef des Feldsanitätswesens. 1919–1924 Assistent Chirurg. Univ.-Klinik Berlin (Prof. Bier). 1924–1928 Regierungsmedizinalrat im Versorgungswesen. 1928–1933 Oberarzt Chirurg. Abt. Stubenrauch-Krankenhaus Berlin-Lichterfelde. 1933–1939 Chefarzt des Kreiskrankenhauses Nowawes.

Schumacher, Bertram Hubert (Bruno) geb. 23. Januar 1883 Düsseldorf, gest. 28. April 1945 Potsdam. Städt. Gymnasium u. Realgymnasium Düsseldorf bis zur Obersekundareife(„Einjähriges") 1899. 1899–1902 Apothekerlehre. Erxamen als „Apotheker-Gehülfe" 1902. 1905–1906 drei Semester Pharmaziestudium München u. Berlin, dort 1907 Staatsexamen u. Approbation als Apotheker. Tätigkeit als Provisor und Verwalter in verschied. Apotheken, vorwiegend in Berlin. 1917–1927 Verwalter der Kronen-Apotheke in Potsdam, 1927 Erwerb der 1735 privilegierten Hofapotheke zum goldenen Hirsch, Lindenstr. 48/49.

Seebald, Gustav Approbation 1892. Dr. med. Niederlassung in Potsdam 1895, Schützenplatz (Brauhausberg)1, für viele Jahre einziger Arzt i. d. Teltower Vorstadt. San.-Rat. Seit 1922 Anstaltsarzt d. Staatlichen Bildungsanstalt Potsdam (vorher Kadettenhaus).

Selle, Christian Gottlieb geb. 7. Oktober 1748 Stettin, gest. 9. November 1800 Berlin. Studium am Collegium medico-chirurgicum in Berlin, 2 Jahre Universität Göttingen, danach Universität Halle, dort 1770 Dr. med. Rückkehr nach Berlin. Begleitarzt fürstlicher Persönlichkeiten. 1778 Ernennung zum Arzt an der Charité. Übersetzungen englischer Fachbücher, wertvolle eigene Publikationen, u. a. „Medicina clinica" (Berlin 1781). Wurde 1784 Leibarzt Friedrichs II., wichtige Beschreibung der letzten Krankheit des Königs. Prof. am Collegium med.-chir., 1798 zu dessen 2. Direktor ernannt. Zahlreiche philosophische Schriften. Seit 1786 Mitglied der Kgl. Preuß. Akademie der Wissenschaften, 10 Jahre lang Direktor ihrer philosophischen Klasse. Starb an Lungentuberkulose.

Stahl, Georg Ernst geb. 21. Oktober 1659 Ansbach, gest. 14. Mai 1734 Berlin. Medizinstudium in Jena, dort 1684 Dr. med., Hofmedikus des Herzogs von Sachsen-Weimar. 1694 auf Veranlassung von Fr. Hoffmann an die neu gegründete Universität Halle als Professor berufen. 1716 nach Berlin als Leibarzt Friedrich Wilhelms I., dort bis zum Lebensende als solcher tätig gewesen. Bedeutend als Chemiker (Phlogistontheorie) und medizinischer Systematiker („Animismus").

Starke, Georg geb. 25. Oktober 1882 Weida (Sachsen-Weimar), gest. 11. März 1962 Flensburg. Ausbildung Kaiser-Wilhelms-Akademie 1902–1907. Dr. med. Berlin 1909. Ass. Arzt 1908, als Oberarzt am Kadettenhaus Potsdam 1910. Aktiver San.-Offz. bis 1919, zuletzt Oberstabsarzt. Niederlassung in Potsdam in allgemeinärztlicher Praxis. Brauhausberg 2. Schwiegersohn von Dr. Gustav Seebald. 1934 reaktiviert. Bis 1949 in Potsdam ansässig.

Stauder, Alfons geb. 12. April 1878 Nürnberg, gest. 17. Dezember 1937 Nürnberg. Medizinstudium in Erlangen, Würzburg und Berlin. Dr. med. 1891 in Würzburg. Nach Fachausbildung am Urban-Krankenhaus in Berlin 1905 Niederlassung als Spezialarzt für Magen-Darmkrankheiten in Nürnberg. Truppenarzt im Ersten Weltkrieg, schwer verwundet, hoch dekoriert. 1911 Bezirksobmann für Nürnberg im Beirat des Ärztevereinsbundes. Nach dem Ersten Weltkrieg Vorsitzender des Landesausschusses der bayerischen Ärzte. Begründer der bayerischen Ärzteversorgung. 1920 Mitglied des Geschäftsausschusses des Deutschen Ärztevereinsbundes, 1925 dessen Stellvertretender Vorsitzender, 1926 Erster Vorsitzender. 1929 Vorsitzender auch des Hartmannbundes. 1927 v.d. Bayerischen Staatsregierung zum Geh. San. Rat ernannt, obwohl formell dieser Titel 1919 abgeschafft war. Dr. rer. pol. h.c. der Universität Erlangen in Würdigung der Errichtung der bayerischen Ärzteversorgung. Am 7. Juni 1933 Rücktritt von allen Ämtern.

Stern, Jakob seit 1918 als Augenarzt in Potsdam niedergelassen. Praxis: Wilhelmplatz 18. 1925 Übernahme der Leitung der Augenabteilung im Städt. Krankenhaus nach dem Tode von Dr. Schwartzkopff. Konsiliarärztlich auch am Oberlin-Kreiskrankenhaus tätig. 1938 nach Mandschukuo emigriert.

Stier, Ewald geb. 28. Oktober 1874 Neuruppin, gest. 16. Dezember 1962 Potsdam. 1893–1897 Ausbildung militärärztliche Bildungsanstalten Berlin. Dr. med. 13. Juli 1897 Berlin, Kommando z. Psychiatr. Univ.-Klinik Jena 1900–1902. Juni 1906–1912 u. 1915–1919 kommandiert a. d. Poliklinik für Nervenkranke der Charité in Berlin. 1911 habilitiert f. Neurologie u. Psychiatrie. 1917 a. o. Prof. Im I. Weltkrieg Chef einer San. Komp. a. d. Ostfront, im II. Weltkrieg Beratender Neurologe. Zahlreiche Veröffentlichungen u.a. über gerichtspsychiatrische Themen des Militärdienstes und neurologische Erkrankungen des Kindesalters. Wichtigste Schrift „Über die sogenannten Unfallneurosen" (Leipzig 1926). Nach 1920 als Gutachter und Konsiliararzt tätig. Wohnhaft in Potsdam, Straßburger Str. (Tizianstr.) 4/5, nach 1945: Geschw.-Schollstr. 39

Stolte, Theodor geb. 19. Juli 1815 Hausneindorf/Krs. Aschersleben, gest. 2. Mai 1910 Potsdam. Gymnasium Halberstadt bis Sekunda, 3 Jahre Studium Medizin.-chir. Lehranstalt Magdeburg. 1836 Wundärztl. Prüfung in Berlin abgelegt. 3 Jahre Kompaniechirurg. Geburtshilfliche und forensische Staatsprüfung 1839. Wundärztliche Praxis bis 1842 in Magdeburg-Sudenburg. 1842 nach Potsdam als Chirurgus forensis und Polizeiarzt, Erlaubnis zur Ausübung der Praxis bei inneren Krankheiten. 1864 Ernennung zum Hofchirurgus, 1874 zum Zweiten Hofarzt. Pensionierung 1891. 1886 Ehrenmitglied des Potsdamer Ärztlichen Vereins. 1906 Sanitätsrat, 1908 Geheimer Sanitätsrat. Wohnte in Potsdam, Schloßstr. 13.

Süring, Bruno geb. 14. Januar 1895, gest. 14. November 1971 Potsdam. 1923 nach Potsdam zugezogen, Praxis als Hautarzt (Hoditzstr. 1), später als Facharzt für innere Krankheiten (Am Alten Markt 17). Im Zweiten Weltkrieg neben der Praxis militärärztlich tätig. Nach 1945 leitender Arzt d. Inn. Abteilung des Städtischen Krankenhauses Potsdam Babelsberg. Medizinalrat. Grabstätte Bornstedter Friedhof.

Trendelenburg, Friedrich geb. 24.5.1844 Berlin, gest. 15. Dezember 1924 Berlin. Dr. med. 1866 in Berlin, Dienst als einjährig-freiwilliger Arzt 1867/68 in Potsdam. 1868–1874 Assistent b. Bernhard von Langenbeck in Berlin. Teilnahme an den Kriegen 1866 u. 1870/71. 1874 Chefarzt d. Chir. Abt. d. Krankenhauses Friedrichshain. 1875 ord. Prof. Chirurgie Rostock, 1882 Bonn, 1895–1911 Leipzig. Begründer der neuzeitlichen Gefäßchirurgie, 1898 Ehrenmitglied d. Deutschen Gesellschaft für Chirurgie

Wellmann, Max geb. 15. März 1863 Stettin, gest. 9. Oktober 1933 Potsdam. Studium der klassischen Philologie in Greifswald, dort 1886 Dr. phil. Danach Gymnasialprofessor in Stettin, 1902 am Viktoria-Gymnasium in Potsdam, dann in Berlin-Charlottenburg. 1919 ord. Honorarprofessor für Geschichte der antiken Medizin und Naturwissenschaften an der Friedrich-Wilhelms-Universität Berlin. Verdienstvoller Forscher auf dem Gebiet der antiken Medizin, zahlreiche Editionen wichtiger Schriften im Auftrage der Preuß. Akademie d. Wissenschaften. 1933 Ehrendoktor der Berliner Med. Fakultät. Wohnte bis zu seinem Tode in Potsdam, Waisenstr. 46.

Widenmann, August geb. 4. Februar 1865 in Biberach/R., gest. 1949 Potsdam. Militärärztliche Bildungsanstalten Berlin 1882–1886. Dr. med. 1886 Berlin. 1898–1901 Kaiser-Wilhelms-Akademie Berlin, 1891/92 kommandiert a. d. Chir. Univ. Klinik Tübingen, 1899–1901 a. d. II. Medizin. Klinik d. Charité. 1893–1896 Arzt der Schutztruppe in Deutsch-Ostafrika. Anthropologische und ethnologische Studien. 1901–1903 kommandiert a. d. Univ. Bonn, seit 1901 Leibarzt d. Kronprinzen, 1905–1910 Oberarzt d. inneren Abt. d. St. Josefs-Krankenhauses in Potsdam. 1909 Prof.-Titel. 1910 Oberstabsarzt u. Regimentsarzt d. 4. Garde-Feld-Art. Reg. in Potsdam. 1910/11 Begleiter d. Kronprinzen auf dessen Reise nach Ceylon und Indien. Im Ersten Weltkrieg u.a. Korpsarzt in Serbien 1916/17. 1919 als Generalarzt aus dem aktiven Dienst verabschiedet. Wohnhaft Potsdam, Burggrafenstr. 25 (= Gutenbergstr. 58), dort auch allgemeinärztliche Praxis nach 1945. Grabstelle Bornstedter Friedhof. Zahlr. Veröffentlichungen, u. a. „Die Kilimandscharo-Bevölkerung“ (Gotha 1899).

Wildegans, Hans geb. 22. Februar 1888 Groß-Mantel/Neumark, gest. 15. Juli 1967 Berlin. Militärärztl. Ausbildung Kaiser-Wilhelms-Akademie. 1913 kommandiert a. d. Chirurg. Abt. d. Urban-Krankenhauses in Berlin. 1914–1917 Oberarzt und Adjutant beim Beratenden Chirurgen Generalarzt Werner Körte (1853–1937) an der West- und Ostfront, dann Chirurg in Frontlazaretten. 1919–1928 Oberarzt d. Chirurg. Abt. d. Urban-Krankenhauses Berlin. 1925 für Chirurgie habilitiert. 1929–1933 Chefarzt des Kreiskrankenhauses Nowawes. 1930 a. o. Professor, 1933–1935 Dirig. Arzt d. II. Chirurg. Abt. d. Krankenhauses Friedrichshain, 1935–1961 Chefarzt d. Chir. Abt. des Krankenhauses Bethanien in Berlin. Zahlr. Publik. zu verschied. Themen der großen Chirurgie und der Kriegschirurgie.

Wolff, Heinrich geb. 13. Oktober 1872 Kitzingen/Main, gest. 11. Juli 1933 Potsdam. Medizinstudium in Würzburg, Berlin und München. Dr. med. 1894 München. 1895 Med. Staatsexamen. Studienreise nach England aufgrund einer Prämie des Königs von Bayern. 1896–1902 Chirurg. Univ. Klinik Berlin (Ernst v. Bergmann). 1902 Direktor des Krankenhauses Hermannswerder der Hoffbauerstiftung, dank Befürwortung durch Ernst v. Bergmann. 1912 Leiter eines Lazaretts in Athen im Zweiten Balkankrieg. 1914–1918 Leitung eines in Hermannswerder eingerichteten Reservelazaretts. Zahlreiche Fachpublikationen. Röntgenschäden an der linken Hand, zuerst Geschwürsbildung, seit 1931 zunehmend bösartig, Anfang 1933 Entfernung des linken Arms im Schultergelenk. Gestorben an den Folgen des Röntgenkarzinoms.

Wünn, Gerhard geb. 5. Mai 1876 Potsdam. Abitur Ostern 1895 Viktoria-Gymnasium. Medizinstudium. 1911 Stabsarzt d. Schutztruppe Deutsch-Ostafrika in Moschi. Zuletzt Oberstabsarzt. Veröffentlichungen über Tropenkrankheiten. Prof.-Titel. Beamteter Arzt. Medizinalrat. Wohnung in Potsdam 1932: Seestr. 25. Nach 1945 Spandauerstr 2 (= Friedrich-Ebertstr. 34), dort allgemeinärztliche Praxis.

Ziegler, Karl geb. 18. November 1848 Peitz. Ausb. militärärztl. Bildungsanstalten Berlin 1867–1870, Dr. med. 1881. 1872 Ass. Arzt d. Armee, trat 1875 zur Marine über, aus dem aktiven Militärdienst 1877 als Marineass. Arzt 1. Kl. ausgeschieden. 1884 bereits Oberarzt am Großen Militärwaisenhaus in Potsdam, auch Königl. Hofarzt, Geh. San. Rat.

Zimmermann, Johann Georg geb. 28. Dezember 1728 Brugg (Kanton Bern), gest. 7. Oktober 1795 Hannover. 1747 Medizinstudium in Göttingen, 1751 dort Dr. med. Studienreise Holland (Leyden) und Paris. 1752 Praxis in Bern, 1754 dort Stadtphysikus. Schrieb in dieser Zeit: „Über die Einsamkeit“ (1756, 1784/85) und „Von der Erfahrung in der Arzneikunst“ (1763), zahlreiche Auflagen u. fremdsprachl. Übersetzungen. 1768 Berufung als Hofrat und Leibarzt nach Hannover. 1784 bis 1792 Briefwechsel mit Katharina II. von Rußland, nannte sich nach Verleihung des Wladimirordens (1787) „Ritter von Zimmermann“. 1771 in Berlin von Schmucker an Leistenhernie operiert. 1786 von Friedrich II. zur Konsultation nach Potsdam berufen. War einer der gesuchtesten Ärzte des 18. Jahrhunderts, eitel und intrigant, kenntnisreich und einfühlsam.

Zuelzer, Richard geb. 21. September 1870 Berlin; gest. 19.September 1950 London. Ärztl. Approbation 1897. 1898–1901 Fachausbildung Würzburg (Prof. Hoffa), Berlin (Urban-Krhs, Prof. Körte), Breslau (Prof. v. Mikulicz). 1902 Niederlassung in Potsdam, seit 1909 in der Spandauer Str. 5 (Orthopädisches Institut). Teilnahme am Ersten Weltkrieg, zuletzt Oberstabsarzt d. R., 1938 nach England emigriert. Z. starb als Opfer der frühen, ungeschützten Anwendung von Röntgenstrahlen. 1925 erste Strahlenschäden an bd. Händen, zahlreiche Amputationen von Fingern, 1948 rechte Arm amputiert wegen Knochenmetastasen, 1950 auch Operation von Hautveränderungen a. d. li. Hand erforderlich

Literaturverzeichnis

A. Ungedruckte Materialien

1. Im Besitz des Verfassers

Stechow, Walther: Biographie Brandhorst. (handschr. Ms. o. J.)
Schneider, Georg: Geschichte der wirtschaftlichen ärztlichen Organisation und des Schutzverbandes der Ärzte des Bez. Potsdam 1909–1931. 3 Bde. (handschr.)
Schneider, Georg: Handakten Sonderfonds Deutscher Ärztevereinsbund, Ausscheiden aus den Ämtern 1933/34, Briefwechsel mit Standespolitikern.
Schneider, Georg: Patienten-Protokollbuch für die Zeit vom 30. November 1923 bis 14. Juni 1925. (handschr.)
Schneider, Georg: Testament v. 2. September 1940 und Nachträge. (handschriftliche Originale)
Urkunden, Verträge, Kaufakten und familiengeschichtliche Dokumente zur Geschichte der Hofapotheke zum Goldenen Hirsch
Privatarchiv d. Verf. (u. a. maschinenschriftliche Protokolle der Sitzungen des Geschäftsausschusses d. DÄVB 1926 bis 1931; Handakten z. Medizin in Potsdam 1945–50)
Exzerpte aus Akten verschied. Öffentl. u. privater Archive (vor 1990).

2. Andere

Stadtarchiv Potsdam: Einwohnerverzeichnisse, Adreßkalender
Stadtarchiv Potsdam: Hauskartei Kania (Sign. Kania 11), Grundstückskartei Hermann Fellien (Sign. 2944)

B. Gedruckte Veröffentlichungen

Adler, Frank: Leben und Wirken des preußischen Generalstabschirurgus Johann Friedrich Goercke (1750–1822). Med. Diss. Leipzig 1988

Adressbuch der Kranken-, Pflege- und Wohlfahrtsanstalten Deutschlands. Leipzig 1912

Adreßbuch der Städte Potsdam, Nowawes und Werder 1932. Potsdam 1932

Adressbuch der Städte Potsdam, Babelsberg, Werder 1938/39. Potsdam 1938

Adress-Kalender für die Kgl. Haupt- und Residenzstädte Berlin und Potsdam. Berlin 1872

Ahlefeldt, von: Der Aufenthalt des Großen Kurfürsten in Potsdam. Mitteil. d. Vereins für die Geschichte Potsdams. Bd. 2 (1866) S. 175–189

Alexander, S.: Geschichte des Verbandes der Berliner ärztlichen Standesvereine. Berlin 1903

Arkona, W. S.: 125 Jahre St. Josefs-Krankenhaus Potsdam 1862–1987. Potsdam 1987

Artelt, Walter: Christian Mentzel, Leibarzt des Großen Kurfürsten, Botaniker und Sinologe. Leipzig 1940

Artelt, Walter: Medizinische Wissenschaft und ärztliche Praxis im alten Berlin in Selbstzeugnissen. Berlin 1948

Artelt, Walter: Ärzte um Friedrich den Großen. Ciba-Zschr., Wehr 6 (1955) S. 2384–2392.

Artelt, Walter: Das preußische Heeressanitätswesen unter Friedrich dem Großen. Ciba-Zschr. 6 (1955) S. 2393–2397

Artelt, Walter: Christian Mentzel und der Hof des Großen Kurfürsten als Mittelpunkt weltweiter Forschumg. Med. hist. J. 11 (1976) S. 1–7

Asen, Johannes: Gesamtverzeichnis des Lehrkörpers der Universität Berlin. Teil I: 1810–1945. Leipzig 1955

Badstübner-Gröger, Sibylle: Die Friedenskirche zu Potsdam. 5. Aufl. Berlin (Ost) 1986

Bary, A. de: In memoriam Georg Schneider. Ärztl. Mitt. 35 (1950) S. 14 f.

Bauer, Frank; Knitter, Hartmut; Ruppert, Heinz: Vernichtet-Vergessen-Verdrängt. Militärbauten und militärische Denkmäler in Potsdam. Berlin, Bonn, Herford 1993.

Bauer, H(ans), J(oachim): Johann Philipp Becker. Pharmazie 18 (1963) S. 158–163

Becker, Johann Philipp: Selbstbiographie. In: Elwert, J. K. P.: Nachrichten von dem Leben und den Schriften jetztlebender teutscher Aerzte, Wundaerzte, Thieraerzte, Apotheker und Naturforscher. Bd. 1. Hildesheim 1799, S. 26–71. In: Hürlimann, Martin, Die Residenzstadt Potsdam. Berlin 1933 S. 55–57

Berg, Alexander: Hufeland und die Cholera-Epidemie in Berlin 1831. Berl. Med. 14 (1963) S. 454–460

Bergmann, Gustav v.: Rückschau. München 1953

Berliner Baedeker. Kießlings Berliner Baedeker. Praktischer Führer durch Berlin und Potsdam. 20. Aufl. Berlin 1895/96

Berlin-Potsdam. Griebens Reisebuch. Berlin 1894

Beschreibung der Garnison Potsdam. Bd. 6 der Garnisonbeschreibung. Hrsg. v. d. Medizinal-Abt. d. Kgl. Preuß. Kriegsministeriums. Berlin 1900

Beuchel, Dietmar: Die St. Nikolaikirche in Potsdam. München, Berlin 1991

Biela, Paul: Die Geschichte der Apotheken der Stadt Potsdam von den Anfängen bis zum Jahre 1989. Nat. wiss. Diss. Greifswald 1990

Biela, Paul: Der Potsdamer Apothekerverein. Brand. Neuest. Nachr. 30./31.3.; 1.4.1991

Biela, Paul: 260 Jahre Löwen-Apotheke in Potsdam. o. O. (Potsdam) o. J. (1993)

Biela, Paul: 145 Jahre Stadt-Apotheke in Potsdam. o. O. (Potsdam) o. J. (1993)

Biela, Paul: 145 Jahre Stadt-Apotheke in Potsdam. Pharm. Ztg. 138 (1993) S. 3036 f.

Biela, Paul: 100 Jahre Linden-Apotheke in Potsdam-Babelsberg. Pharm. Ztg. 139 (1994) S. 2502 f.

Biela, Paul: 260 Jahre Apotheke zum Goldenen Hirsch in Potsdam. Pharm. Ztg. 140 (1995) S. 1360 f.

Biela, Paul: 75 Jahre Plantagen-Apotheke in Potsdam-Babelsberg. Pharm. Ztg. 140 (1995) S. 4618

Biela, Paul: Zur Geschichte des Potsdamer Apothekervereins. Pharm. Ztg. 142 (1997) S. 62–64

Biographisches Lexikon der hervorragenden Ärzte aller Zeiten und Völker. Hrsg.: E. Gurlt, A. Wernich, A. Hirsch, 2. Aufl., 5 Bde., 1 Erg.bd. Berlin, Wien 1929–1935

Bock, O.; Hasenkopf, H.: Johannes Goercke (1750–1822). In: Die Kriegschirurgen und Feldärzte Preußens und anderer Staaten in Zeit- und

Lebensbilder. Hrsg. Med. Abt. d. Preuß. Kriegsministerium. Heft 2. Berlin 1901, S. 219–260
Böse, Maximilian C.: Im Zeichen der Eule. Geschichte und Geschichten vom Helmholtz-Gymnasium Potsdam. Wilhelmshorst 2001.
Bois-Reymond, Emil du: Hermann von Helmholtz. Gedächtnisrede. Leipzig 1897
Bongart, Oscar: Die Reise des Deutschen Kronprinzen durch Ceylon und Indien. Berlin 1911
Bornmüller, Franz: Biographisches Schriftstellerlexikon der Gegenwart. Leipzig 1882
Boschan, Richard: Das Bildungswesen in der Stadt Potsdam. Potsdam 1912
Brass, August: Chronik von Berlin, Potsdam und Charlottenburg. Berlin 1843
Braun, Fritz-Ulrich: Das Goercke-Denkmal in Sorquitten. Wehrmed. Mschr. 29 (1985) S. 410– 413
Bresler, J. (Hrsg.): Deutsche Heil- und Pflegeanstalten für Psychischkranke in Wort und Bild. Bd. 2. Halle 1912
Buchholtz, Arend: Ernst von Bergmann. Leipzig 1911
Ciba-Zeitschrift Basel: Friedrich der Große und seine Ärzte. 6 (1939) H. 68 (April 1939) S. 2345–2380
Ciba-Zeitschrift Wehr/Baden: Friedrich der Große und seine Ärzte. 6 (1955) H. 72
Cohn-Wiener, Ernst: Potsdam mit den Königlichen Schlössern und Gärten. Berlin o.J.
Deutscher Ärztevereinsbund: Geschäftsbericht 1926, 1927, 1928, 1929
Deutscher Ärztevereinsbund. Jahresbericht 1930, 1931, 1932
Deutscher Ärztevereinsbund: Merkbuch. Potsdam 1929
Diepgen, Paul und Goerke, Heinz: Aschoff-Diepgen-Goerke, Kurze Übersichtstabelle zur Geschichte der Medizin. 7. Aufl. Berlin, Göttingen, Heidelberg 1960
Dietz, Johann: Meister Johann Dietz, des Großen Kurfürsten Feldscher und Königlicher Hofbarbier. Hrsg. v. Ernst Consentius. Ebenhausen 1915
Disqué, (Ludwig): Diätetische Küche. 6. Aufl. Stuttgart 1913
Disqué, Ludwig (jun.): Entstehung und Verlauf des Skorbuts im Jahre 1916 unter den deutsch-österreichischen Kriegsgefangenen in Taschkent (Turkestan). Med. Klin. (1918) S.10–13

Ditfurth,Theodor von: Zu Geschichte der Königlich-Preußischen Ober-Rechnungskammer. Berlin 1909
Drescher, Horst; Kroll, Renate: Potsdam, Ansichten aus drei Jahrhunderten. Weimar 1981
Ebert, Hermann: Hermann von Helmholtz. Stuttgart 1949
Ehlert (Hrsg.): 200 Jahre Heiligengeistkirche und -gemeinde. Potsdam 1930
Elsholtz, Johann Sigismund: Flora marchica seu catalogus plantarum, quae in hortis electoralibus Brandenburgicis Berolinensi, Auraniburgico et Potsdamiensi excoluntur. Berlin 1663
Elsholtz, Johann Sigismund: Clysmatica nova. 2. Aufl. Berlin 1667. Nachdruck m. Vorwort v. H. Goerke. Hildesheim 1966
Elsholtz, Johann Sigismund: Diaeteticon – das ist Newes Tisch-Buch oder Unterricht von Erhaltung guter Gesundheit usw. Cölln a. d. Spree 1682. Nachdruck Leipzig 1984
Festschrift zur Jahrhundertfeier der Berlin-Potsdamer Eisenbahn. Hrsg. v. d. Reichsbahndirektion Berlin. Leipzig 1938
Fetzer, Wolfgang: Johann Kunckel. o. O. 1977
Fidicin, E.: Das Potsdamer Stadtbuch. Mitt. d. Vereins f. d. Gesch. Potsdams, Bd. 2. 1866, S. 377–434,
Fidicin, E.: Geschichte der Stadt und Insel Potsdam. Berlin 1858
Finch, George Ingle: Der Kampf um den Everest. Leipzig 1925
Fischer, Alfons: Geschichte des deutschen Gesundheitswesens. 2 Bde. Berlin 1933
Fischer, Isidor (Hrsg.): Biographisches Lexikon der hervorragenden Ärzte der letzten fünfzig Jahre. 2 Bde. Berlin, Wien 1932
Frankfurth, Hermann: Berlin und Potsdam in der Sprache ihrer Kirchen und Friedhöfe. Berlin 1924
Friedenskirche. Die F. bei Sanssouci, ein Rückblick auf die ersten 50 Jahre ihres Bestehens 1848–1898. Potsdam 1898
Friedrich II. von Preußen: Œuvres posthumes de Fréderic II. Bd. III. Berlin 1788
Friedrich-Wilhelms-Universität zu Berlin: Personal- und Vorlesungsverzeichnis. Wintersemester 1944/45. Berlin 1944
Garde-Jäger-Bataillon. Bd. 356 der Reihe Erinnerungsblätter deutscher Regimenter. Oldenburg/O. 1934

Gemeindekirchenrat (Hrsg.): Die Hof- und Garnisonkirche zu Potsdam. Potsdam 1935
Gertler, Carljürgen: Die Nikolaikirche zu Potsdam. Berlin 1984
Geschichte des Königlichen Potsdamschen Militärwaisenhauses. Berlin u. Posen 1824
Graf, Eduard: Das ärztliche Vereinswesen in Deutschland und der Deutsche Ärztevereinsbund. Leipzig 1890
Giersberg,Hans-Joachim: Das Potsdamer Bürgerhaus um 1800. Veröff. d. Bezirksheimatmuseums Potsdam. H. 10. Potsdam 1965
Giersberg, Hans-Joachim: Potsdam. Stadtansichten aus drei Jahrhunderten. Potsdam 1976
Giersberg, Hans-Joachim: Friedrich als Bauherr. Berlin 1986.
Giersberg, Hans-Joachim (Hrsg.): Der Große Kurfürst. Sammler, Bauherr, Mäzen. Katalog einer Ausstellung, Neues Palais 10.7.–9.10.1988. Potsdam 1988
Giese, Gerd: Sammeln, Ordnen, Sichten. Louis Schneider-Begründer des „Vereins für die Geschichte Potsdams. In: 1000 Jahre Potsdam. Blätter aus der Stadtgeschichte. Teil 2. Potsdam 1989, S. 114–116.
Gins, Heinrich A.: Krankheit wider den Tod. Schicksal der Pockenschutzimpfung. Stuttgart 1963
Goercke, Johann: Dr. Johann Goercke's Fünfzigjährige Dienstjubelfeier am 16. Oktober 1817. Mit Gedichten und Lebensbeschreibung (J. D. E. Preuß: Dr. Johann Goercke nach seinem Leben und Wirken). Berlin 1818
Goerke, Heinz: Georg Schneider †. Zschr. ärztl. Fortb. 44 (1950) S. 59 f.
Goerke, Heinz: Die Geschichte der intravenösen Injektion von Arzneimitteln. Pharmazie 5 (1950) S. 290–295
Goerke, Heinz: Der medizinische Unterricht an der Universität Frankfurt/ Oder von 1506 bis 1811. Dtsch. med. J. 4 (1953) S. 179–182
Goerke, Heinz: Geschichtliches über die intravenöse Injektion. Therap. Gegenw. 98 (1959), S. 242–245
Goerke, Heinz: Zweihundertfünfzig Jahre Berliner Charité. Ärztl. Mitt./Dtsch. Ärztebl. 45 (1960) S. 1716–1722
Goerke, Heinz: Das Bild der Diphtherie im 18. Jahrhundert. Forsch. Prax. Fortb. 17 (1966) S. 30–37

Goerke, Heinz: Die „General-Instruction für das Land-Irrenhaus in Neu-Ruppin“ vom Jahre 1801. Berliner Med. 19 (1968) S. 453–457
Goerke, Heinz: Max Johannsen †. Berliner Ärztebl. 87 (1974) S. 164–166
Goerke, Heinz: Ernst von Bergmann und die Kriegschirurgie seiner Zeit. Wehrmed. Wehrpharm. 6 (1982) H. 3, S. 95–98
Goerke, Heinz: Berliner Ärzte. Selbstzeugnisse. 2. Aufl. Berlin 1984
Goerke, Heinz: 250 Jahre Hofapotheke zum Goldenen Hirsch in Potsdam. München 1985
Goerke, Heinz: Der Gedenkstein für Johann Goercke in Sorquitten. Wehrmed. Mschr. 30 (1986) S. 83 f.
Goerke, Heinz: Ernst von Bergmann. In: Treue, Wilhelm und Winau, Rolf (Hrsg.), Berlinische Lebensbilder: Mediziner. Berlin 1987, S. 203–211
Goerke, Heinz: Friedrich Wilhelm Anton Puhlmann (1797–1882) – Militärarzt, Künstler und Freimaurer. Wehrmed. Wehrpharm. 12 (1988) H. 3, S. 50
Goerke, Heinz: Generalfeldstabsmedicus Christian Andreas Cothenius (1708–1789) Wehrmed. Wehrpharm. 13 (1989) H. 4, S. 111
Goerke, Heinz: Militärchirurgen als Notfallmediziner in Friedenszeiten im 18. Jahrhundert. Wehrmed. Wehrpharm. 14 (1990) H. 1, S. 86
Goerke, Heinz: Ehrenmal des Deutschen Sanitätskorps von 1929 in Potsdam. Wehrmed. Wehrpharm. 14 (1990) H. 4, S. 70
Goerke, Heinz: Hermann von Helmholtz (1821–1894), Arzt und Physiker, Professor an der Albertina von 1849–1855. Jb. Albertus- Universität zu Königsberg/Pr., Bd. 29, Berlin 1994, S. 417–424
Goerke, Heinz: Am Puls der Medizin. Autobiographie. Hildesheim 1996
Goerke, Heinz: Arzt und Heilkunde. 3. Aufl. Köln 1998
Goerke, Heinz: Ärztliche Schweigepflicht einst und jetzt. Zschr. ärztl. Fortb. 93 (1999) S. 716–722
Grabner, Sigrid; Kiesant, Kurt (Hrsg.): 1000 Jahre Potsdam. Berlin 1992
Graefe, Carl Ferdinand: Ueber Potsdams Heilquellen. Journ. d. Chir. u. Augenheilk. 5 (1823) S. 1–11
Graf, Eduard: Das ärztliche Vereinswesen in Deutschland und der Deutsche Ärztevereinsbund. Leipzig 1890
Grieben-Reiseführer: Potsdam und Umgebung. 45. Aufl. Berlin 1928
Grieben-Reiseführer: Potsdam und Umgebung. 47. Aufl. Berlin 1939

Grünhagen, Konrad: Über den Bau und die Einrichtung von Apotheken in alter und neuerer Zeit. Phil. Diss. Techn. Hochsch. Berlin 1939
Guttstadt, Albert: Die naturwissenschaftlichen und medicinischen Staatsanstalten Berlins. Berlin 1886.
Guttstadt, Albert: Krankenhaus-Lexikon für das Königreich Preußen. Berlin 1885
Häberlin, C. L. gen. Belani: Sanssouci, Potsdam und Umgebung. Berlin, Potsdam 1855
Haeckel, Julius (Hrsg.): Geschichte der Stadt Potsdam. Potsdam 1912.
Haeckel, Julius: Die Potsdamer Riesengarde (1713–1740). Potsdam 1913
Haeckel, Julius: Drei berühmte Potsdamer Buchhändler. Potsdamer Jahresschau 1931, S. 39–44
Hagspihl, Klaus: Prof. Dr. med. Ewald Stier †. Berl. Med. 14 (1963) S. 81 f.
Handbuch des Landtages des Landes Brandenburg. Potsdam 1947
Harms, Bruno: Die Entdeckung des Choleraerregers. Berl. Med. 14 (1963) S. 453 f.
Haslingen, Graf von: Geschichte des Kadettenhauses in Potsdam. Berlin 1906
Hauffe,Werner: Das Potsdamer Marstallveterinärwesen. Diss. Berlin 1937
Hausmann, Johannes: Geschichte des Ärztevereins zu Potsdam von 1884 bis 1909. Berlin 1909
Heffter: Potsdam im „Riedel'schen Codex diplomaticus Brandenburgensis". Mitt. d. Vereins f. d. Geschichte Potsdams. Bd. 2. Potsdam 1866, S. 197–204
Hein, W. H.; Schwarz, H.-D. (Hrsg.): Deutsche Apotheker – Biographie. Bd. I. Stuttgart 1975
Heinze, Marie: Aus dem geistigen und gesellschaftlichen Leben Potsdams. In: Haeckel, Julius (Hrsg.), Geschichte der Stadt Potsdam. Potsdam 1912, S. 159–239
Hellwig, Albert: Der Spuk von Resau. Potsdamer Jahresschau 1928, S. 28–32
Herter: Ein Gesundbrunnen zu Potsdam. Mitt. d. Vereins f. d. Gesch. Potsdams. N. F. 1875, Teil 1, S. 205 ff.
Hirschberg, Julius: Um die Erde. Eine Reisebeschreibung. Leipzig 1894
Hoffmann-Axthelm, Walter: Geschichte der Zahnheilkunde. Berlin 1973

Holthusen, Hermann, Meyer, Hans u. Molineus, Werner: Ehrenbuch der Röntgenologen und Radiologen aller Nationen. 2. Aufl. München, Berlin 1959

Hufeland, Christoph Wilhelm: Selbstbiographie. Hrsg. v. Walter von Brunn u. d. T. Hufeland, Leibarzt und Volkserzieher. Stuttgart 1937

Hürlimann, Martin: Die Residenzstadt Potsdam. Berlin 1933

Jensen, Jens Christian: Adolph Menzel. Köln 1982

Jetter, Dieter: Das europäische Hospital. Von der Spätantike bis 1800. Köln 1986

Jeutner, Martin: Die Entwicklung des Oberlinhauses 1874–1999. Presseinformation v. 26.10.2000. Pressestelle Oberlinhaus Potsdam-Babelsberg

Käfer, Hans (Hrsg.): Feldchirurgie. 5. u. 6. Aufl. Dresden, Leipzig 1940

Kania, Hans: Potsdamer Baukunst. 3. Aufl. Berlin 1926

Kania, Hans: Potsdamer Anekdotenschatz. In: Potsdamer Jahresschau 1927. Potsdam 1927, S. 19–24

Kania, Hans: Gesammelte Studien zur Kunst- und Kulturgeschichte Potsdams. 3. Von Friedrich Wilhelm II. bis zu Friedrich Wilhelm IV. Mitt. d. Vereins f. d. Geschichte Potsdams, Neue Folge, Bd. 6, Heft 3. Potsdam 1929, S. 173–218

Kania, Hans: Gesammelte Studien zur Kunst- und Kulturgeschichte Potsdams. 4. Heimatkundliche Spaziergänge in den Straßen Alt-Potsdams. Mitt. d. Vereins f. d. Geschichte Potsdams; Neue Folge, Bd. 7, Heft 1. Potsdam 1933, S.16–62

Kania, Hans: Potsdamer, die weltberühmt wurden. Potsdamer Jahresschau 1933. Zwischen S. 64 u. 65

Kania, Hans: Aus dem Tagebuch eines Potsdamer Offiziers der Zeit Friedrichs des Großen. In: Potsd. Jahresschau 1935. S. 19–28

Kania, Hans: Unter ruhmreichen Adlern. In: H. Zappe (Hrsg.): Die Soldatenstadt Potsdam. Potsdam (1935) S. 30–52

Kania, Hans: Zum Gedenken an Julius Haeckel. Mitt. d. Vereins f. d. Gesch. Potsdams. Bd. XII. Potsdam 1941, S. 3–6

Kania, Hans: Hundert Jahre Stadtsparkasse Potsdam 1840–1940. Potsdam 1940

Kanzow, C.: Bericht über den Stand und die Verwaltung des Sanitäts- und Veterinärwesens im Regierungsbezirk Potsdam in den Jahren 1869 bis 1874. Potsdam 1876

Kessel, G. von: Geschichte des Königl. Preuß. Ersten Garde-Regiments zu Fuß. Berlin 1881

Keßler, Georg Wilhelm: Der alte Heim. Leben und Wirken Ernst Ludwig Heim's. 3. Aufl., 2 Teile. Leipzig 1879

Klövekorn, G. H.: Das Porträt des Arztes. Leverkusen 1956

Knitter, Hartmut: Aufklärung verpflichtet. In: Grabner, Sigrid; Kiesant, Knut (Hrsg.): 1000 Jahre Potsdam. Frankfurt/M., Berlin 1992, S. 105–107

Knüpling, Harm: Untersuchungen zur Vorgeschichte der Deutschen Ärzteordnung von 1935. Med. Diss. FU Berlin 1965

Köhler: Ein Beispiel von der nützlichen Wirkung der Infusion. In: Schmukker, Johann Leberecht: Vermischte Chirurgische Schriften. Bd. 1. Berlin 1776

Koehler, Albert: Kriegschirurgen und Feldärzte des 17. und 18. Jahrhunderts. Heft 13 der Veröffentlichungen a. d. Gebiete d. Militärsanitätswesens. Berlin 1899

Königliches Preußisches ... Medicinal-Edict. Berlin 1725

Körte, Werner: Erinnerungen aus dem Welt-Kriege 1914 bis 1918. Berlin 1929

Kolmsee, P.: Ärzte und Patienten. Brandenburg. Neueste Nachr. 26.6.1991

Kolmsee, P.: Unter dem Zeichen des Äskulap. Einführung in die Geschichte des Militärsanitätswesens. Beitr. Wehrmed. Wehrpharm. Bd. 11. Bonn 1997

Kraft, Eva S.: Frühe chinesische Studien in Berlin. Med. hist. J. 11 (1976) S. 92–128

Krausch, H.-D.: Die älteste Flora der Mark Brandenburg. Potsdamer Neueste Nachr., Brandenburg. Seiten Nr. 32 v. 23. Dezember 1993, S. 2

Kreisausschuß des Kreises Teltow: Die Krankenanstalten des Kreises Teltow. Berlin 1914

Kress, Hans von: Niels Poczka †. Dtsch. med. Wschr. 87 (1962) S. 2549 f.

Kroener, Bernhard R. (Hrsg.): Potsdam. Staat, Armee, Residenz. Frankfurt/ Main, Berlin 1993 (m. ausf. Bibliographie v. Luitger Dietze, S. 555–611)

Kudlien, Fridolf: Ärzte im Nationalsozialismus. Köln 1985

Kurall, Bert: Mit Geschick und erfolgreichen Spekulationen kam er zu Gewinn. August Friedrich Eisenhart. Potsd. Neueste Nachr. v. 18.1.1992
Kurzweg, Adolf: Die Geschichte der Berliner „Gesellschaft für Experimental-Psychologie“ mit besonderer Berücksichtigung ihrer Ausgangssituation und des Wirkens von Max Dessoir. Med. Diss. FU Berlin 1976, S. 136–322
Lammel, Hans-Uwe: Christian Andreas Cothenius – 14. Februar 1708 bis 5. Januar 1789. Zschr. ärztl. Fortb., Jena 83 (1969) S. 47–51
Langer, Karin: Heinrich Laehr und das Asyl Schweizerhof in Zehlendorf bei Berlin. Med. Diss. FU Berlin 1966
Laude, Inge: Ärzte als Schriftsteller: Ernst Philipp Lange (Philipp Galen, 1813–1899) und Friedrich Netto (1868–1926). Med. Diss. München 1970
Lowenberg, Julius: Der Fremde in Berlin und Potsdam. 5. Aufl. Berlin 1845
Luck, (Ludolf) von: Arzt und Kammerhusar. Mitt. d. Vereins f. d. Gesch. Potsdams. Bd. III. Potsdam 1867, S. 9–44
Mamlock, G. L.: Friedrichs des Großen Korrespondenz mit Ärzten. Stuttgart 1907
Manger, Heinrich Ludewig: Baugeschichte von Potsdam. 2 Bde. Berlin, Stettin 1789
Martens, Gerhild: Zeichenabend in der Gilde. In: Rat der Stadt, 1000 Jahre Potsdam. Teil II. Potsdam 1989
Mielke, Friedrich: Das Bürgerhaus in Potsdam. Tübingen 1972
Militz, Joachim: Die Bettler wichen erst aus Sanssouci, wenn sie „Ranzion“ erhalten hatten. Potsd. Neueste Nachr. v. 12.9.1998, S. 13
Militz, Joachim: Potsdamer Arzt wurde zum Erfolgsautor. Potsd. Neueste Nachr. v. 3.3.1999, S. 13
Militz, Joachim: Potsdamer Schlösser als Zuflucht vor der Cholera. Potsd. Neueste Nachr. v. 17.12.1999, S.12
Militz, Joachim: Pockenstuben im Armen- und Arbeitshaus. Potsd. Neueste Nachr. v. 14.7. 2000, S. 16
Moll, Albert.: Ein Leben als Arzt der Seele. Dresden 1936
Movius, Caecilie: Erinnerungsblätter aus der Geschichte des St. Josephs-Waisen- und Krankenhauses zu Potsdam. Potsdam 1907
Müller, Claudius C. u. Raunig, Walter: Der Weg zum Dach der Welt. Innsbruck 1982

Murken, Axel Hinrich: Vom Armenhospital zum Großklinikum. Die Geschichte des Krankenhauses vom 18. Jahrhundert bis zur Gegenwart. 2. Aufl. Köln 1991
Netto, Friedrich u. Backschat, Friedrich: Die Lange Brücke zu Potsdam. Potsdam 1901
Netto, Friedrich: Ostasiatische Kunst in Alt-Potsdam. Potsdam 1906
Neuburger, Max: Briefe Galls an Andreas und Nannette Streicher. Arch. Gesch. d. Med. 10 (1917) S. 3–70.
Nicolas, Ilse: Jedes Potsdamer Haus war seine Braut (Hans Kania). Welt (Berliner Ausg.) v. 22. Juli 1966
Oberlinverein Potsdam-Babelsberg (Hrsg.): 125 Jahre Oberlinverein 1871–1996. Potsdam 1996
Ostman: Potsdam während der Französischen Invasion. I. Das Jahr 1806. Mitt. d. Vereins f. d. Gesch. Potsdams. Bd. 2. Potsdam 1866, S. 77
Paepke, Karola: Künstlervereinigungen und Kunstvereine in Potsdam. Ein Beitrag zu ihrer Geschichte zwischen 1800 und 1950. Beiträge zur Potsdamer Geschichte. Veröff. d. Bezirksheimatmuseums Potsdam, Heft 17. Potsdam 1969, S. 109–150
Pagel, (Julius): Die Entwicklung der Medizin in Berlin. Wiesbaden 1897
Pape, Friedrich-Wilhelm: Ein Ort zum Leben. Oberlinhaus Potsdam-Babelsberg. Potsdam 1999
Parreidt, Julius: Geschichte des Central-Vereins Deutscher Zahnärzte 1859–1909. Berlin 1909
Pehle, Max: Zur Kulturgeschichte der Biedermeierzeit in Potsdam. Mitt. d. Vereins f. d. Gesch. Potsdams., Bd. 12 N. F., Bd. VII, Potsdam 1939 S. 81–89
Pehle, Max (Hrsg.): Potsdam. Ein Heimatbuch. Potsdam 1938
Pierer, D. (Hrsg.) Taschen- und Addreßbuch für practische Aerzte und Wundärzte auf das Jahr 1813. Altenburg (1813)
Pistor, Moritz: Grundzüge einer Geschichte der Preußischen Medizinalverwaltung bis 1907. Braunschweig 1909
Poensgen, G.: Kunstwerke im Besitz des Reichsarbeitsministeriums. Berlin 1928
Potsdamer Verkehrsverein (Hrsg.): Führer durch Potsdam und Umgebung. Bearbv. F. Mügge, ergänzt v. Dr. Netto. 6. Aufl. Potsdam 1906; 7. Aufl. 1908

Rademacher, Hermann: Politische und wirtschaftliche Entwicklung unter der Selbstverwaltung. In: Haeckel, Julius (Hrsg.): Geschichte der Stadt Potsdam. Potsdam 1912, S.119–158

Rassow, H.: Königliches Viktoriagymnasium in Potsdam. Festschrift zur Feier der 100jährigen Anerkennung als Gymnasium am 10. und 11. November 1912. Potsdam 1912

Rau, H. Günter: Johann Kunckel, Geheimer Kammerdiener des Großen Kurfürsten, und sein Glaslaboratorium auf der Pfaueninsel in Berlin. Med. hist. J. 11 (1976) S. 129–148

Reiche, E. u. Wisanowski, A.: Potsdamer Wanderfreund. Potsdam 1927

Revidirte Ordnung nach welcher die Apotheker in den Königlichen Preußischen Landen ihr Kunst-Gewerbe betreiben sollen. Berlin 1801

Riché, Pierre: Die Karolinger. Stuttgart 1987

Ribbe, Wolfgang (Hrsg.): Geschichte Berlins. 2 Bde. München 1987

Riehl, W.: Zur Geschichte der Apotheken in Potsdam. Mitt. d. Vereins f. d. Gesch. Potsdams. N. F. 1874, T. 1, S. 228–234

Schäfer, Karlheinrich: Die Heilkunde im märkischen Mittelalter. Med. Welt (1936) H. 23 u. 24; Sonderdr. 18 S.

Scheibe, (Oskar): 1710–1910. Zweihundert Jahre des Charité-Krankenhauses zu Berlin. Berlin 1910

Schelenz, Hermann: Geschichte der Pharmazie. Berlin 1904

Schelowsky: Ist der General-Lieutenant v. Einsiedel in seinem Haus (jetzt Hôtel Einsiedler) enthauptet worden? Mitt. d. Vereins f. d. Gesch. Potsdams. Bd. III (1867) S. 341–351

Schickert, Otto: Die Militärärztlichen Bildungsanstalten von ihrer Gründung bis zur Gegenwart. Berlin 1895

Schieke, Karin Ingrid: Der Arzt Philipp Lange (1813–1899) als Unterhaltungsschriftsteller. Med. Diss. Mainz 1996

Schmucker, Johann Leberecht: Vermischte chirurgische Schriften. Bd.1. Berlin 1776; Bd. 2. Berlin 1779; Bd. 3 Berlin 1782

Schmuhl, Hans-Walter: Hirnforschung und Krankenmord. Das Kaiser-Wilhelm-Institut für Hirnforschung 1937–1945. Ergebnisse 1, Vorabdrucke aus dem Forschungsprogramm „Geschichte der Kaiser-Wilhelm-Gesellschaft im Nationalsozialismus". Berlin 2000

Scholz, Albrecht: Geschichte der Dermatologie in Deutschland. Berlin, Heidelberg, New York 1999

Schulze, Gerhard: Kunckels Glaslaboratorium auf der Pfaueninsel – Bericht über chemische Untersuchungen an einigen Fundobjekten. Med. hist. J. 11 (1976) S. 149–156

Schwerz, F.: Die Ärzte Friedrichs des Großen. Ciba-Zeitschr., Basel 6 (1939) S. 2360–2365

Schwerz, F.: Das Sanitätswesen im Heere Friedrichs des Großen. Ciba-Zeitschr., Basel 6 (1939) S. 2366–2370

Sello, Georg: Potsdam und Sanssouci. Breslau 1888

Strukat, Albert: Pestzeiten in Potsdam. Potsdamer Jahresschau 1935, S. 69–71

Stürzbecher, Manfred: Cothenius und die Berliner Hofapotheke. Berliner Ges. bl. 5 (1954) S. 575–577

Stürzbecher, Manfred: Zur Geschichte der brandenburgischen Medizinalgesetzgebung im 17. Jahrhundert. In: Stürzbecher, Manfred, Beiträge zur Berliner Medizingeschichte. Berlin 1966, S. 66

Stürzbecher, Manfred: Über die medizinische Versorgung der Berliner Bevölkerung im 18. Jahrhundert. In: Stürzbecher, Manfred, Beiträge zur Berliner Medizingeschichte. Berlin 1966, S. 67–155

Trendelenburg, Friedrich: Aus heiteren Jugendtagen. Berlin 1924

Uschmann, Georg: Ernst Haeckel. Forscher, Künstler, Mensch. Jena 1954.

Versen, Friedrich Leopold von: Geschichte der Unteroffizierschule in Potsdam 1824 bis 1899. Berlin 1899

Vester, Helmut: Topographische Literatursammlung zur Geschichte der deutschen Apotheken. Veröff. Int. Ges. Gesch. Pharm., N. F., Bd. 17. Stuttgart 1960; I. Hauptteil: Deutsche Städte und Ortschaften L-R.

Wätzold, (Paul): Stammliste der Kaiser-Wilhelms-Akademie für das militärärztliche Bildungswesen. Berlin 1910

(Walder, K.): Dr. Georg Schneider †. Schlesw. Holsteinsch. Ärztebl. (1949) S. 267

Wedel, (Karl-Wilhelm): Sanitäter-Denkmal in Potsdam wieder eingeweiht. Wehrmed. Wehrpharm 16 (1992) S. 225

Wendlandt, Hans-Karl: Das Sankt Josephs-Krankenhaus in Potsdam. Potsdam 1937

Weltzien, Viktor v.: Lungenheilstätten. In: Schmitt, Eduard (Hrsg.), Handbuch der Architektur. IV. Teil, 5. Halbbd., 2. Heft. Stuttgart 1903, S. 162–164

Wernicke, Thomas: Hans Kania und das städtische Museum. Potsd. Neueste Nachr. v. 11.4.1997

Wimmer, Clemens Alexander: George Steiner, Königlich preußischer Hofgärtner. Mitt. d. Vereins f. d. Geschichte Berlins 81 (1985) S. 322–329

Wimmer, Clemens Alexander: Hofgärtner war ein Sohn des Königs Friedrich Wilhelm II. Potsdamer Neueste Nachr. v. 22.1.1992

Winau, Rolf: Christian Mentzel, die Leopoldina und der ferne Osten. Med. hist. J. 11 (1976) S 72–91

Winau, Rolf: Johann Goercke. In: Treue, W. u. Gründer, K. (Hrsg.), Berlinische Lebensbilder. Wissenschaftspolitik in Berlin. Berlin 1987, S. 47–61

Winau, Rolf: Medizin in Berlin. Berlin, New York 1987

Winkler, F.: Beitrag zur Geschichte der Potsdamer Apotheken. Apoth. Ztg. 21 (1906) S. 225–228, 237–239

Winter, Reinhold: Das Lehrfach der Anatomie an der ehemaligen Universität Frankfurt (Oder). Anatom. Anz. 100 (1954) S. 249–257

Wirth, Irmgard: Berliner Maler. Selbstzeugnisse. Berlin 1964

Wittmann, Reinhard: Lange, Philipp. In: Neue Deutsche Biographie Bd.13. Berlin (1982) S. 568 f.

Wolf, Werner: Zur Geschichte des Armen- und Arbeitshauses in Potsdam 1774–1800. Veröffentl. d. Bezirksheimatmuseums Potsdam. Heft 2. Potsdam 1963

Wolff, Hans: Adolph von Menzel. Briefe. Berlin 1914

Zappe, Hans (Hrsg.): Die Soldatenstadt Potsdam. Berlin 1935

Zimmermann, (Johann Georg): Über Friedrich den Großen und meine Unterredungen mit ihm kurz vor seinem Tode. Wien u. Ofen 1788

Zimmermann, Johann Georg: Fragmente über Friedrich den Großen. 3 Bde. Leipzig 1788